実験医学 増刊 Vol.36-No.15 2018

動き始めた がんゲノム医療

深化と普及のための基礎研究課題

監修＝中釜　斉
編集＝油谷浩幸，石川俊平，竹内賢吾，間野博行

Precision Medicine に向けた
次の一手はいかに─

羊土社

【注意事項】本書の情報について───────────────────

　本書に記載されている内容は，発行時点における最新の情報に基づき，正確を期するよう，執筆者，監修・編者ならびに出版社はそれぞれ最善の努力を払っております．しかし科学・医学・医療の進歩により，定義や概念，技術の操作方法や診療の方針が変更となり，本書をご使用になる時点においては記載された内容が正確かつ完全ではなくなる場合がございます．また，本書に記載されている企業名や商品名，URL等の情報が予告なく変更される場合もございますのでご了承ください．

序
～がんゲノム医療の次なる一手～

　近年のゲノム解析技術の革新的な進歩により，がん医療においてゲノム情報に基づく個々人に最適な医療提供が可能となっています．EGFR変異を有する非小細胞肺がんに対するEGFR阻害剤やALK融合遺伝子陽性肺腺がんに対するALK阻害剤の劇的な臨床的有用性は，抗がん治療薬の臨床試験に対する考え方や進め方に関して大きな意識変革をもたらしました．マルチプレックス遺伝子パネル（多遺伝子パネル）を用いたがんのゲノム検査の国民皆保険制度のもとでの医療提供，いわゆる「がんゲノム医療」が実現に向けて動きはじめています．

　がんゲノム解析の医療実装が大きく展開しようとしているなか，現状のゲノム医療提供体制が抱えるいくつかの課題が浮き彫りになっています．そのなかの大きな課題は，ゲノム検査で同定された変異に対応する分子標的治療薬の開発研究の爆発的な加速化です．遺伝子変異に応じた適切な治療薬の提供が可能な症例は，現状では全体の10～20％程度に留まっており，ゲノム検査の結果に見合う医療提供のための創薬が喫緊の課題です．加えて，がんの罹患率および死亡率の低減に資する早期診断や治療効果予測のためのバイオマーカーの開発も重要な課題です．

　全国規模でがんゲノム医療を推進する体制として，2018年に入ってからがんゲノム医療中核拠点病院および連携病院が選定され，診療情報およびゲノム情報の患者レポジトリーの体制として「がんゲノム情報管理センター（C–CAT）」が設置されました．ゲノム医療において，日本が世界をリードする新たな医療モデルの提示をめざしています．C–CATに構築される患者レポジトリーデータとがんゲノム知識データベース（CKDB）は，がんゲノム医療の全国実装等の臨床応用に留まらず，複雑で多様な病態を呈するがんという病態の本態解明を含め，国内のみならず国際的なさまざまな開発研究および基礎研究の飛躍的推進のための貴重な基盤・ツールとなることは疑いの余地がありません．C–CATに蓄積されたデータはわが国の保険診療の共通の資産であり，創薬や最適医療（個別化医療）等の種々の医療シーズ開発のための研究基盤として，広くアカデミアや企業等の研究者が二次利活用する体制を早急に確立することは，がん研究者および医療者の威信をかけて一丸となって取り組むべき重要なテーマと考えています．

　同時に，機微な個人情報を有するデータベースの利活用の促進にあたっては，倫理的・法的・社会的な視点からの人文科学的な議論をこれまで以上に深化させるとともに，ゲノム医療にかかわるあらゆる局面での人材育成への取り組みや，ゲノムおよびゲノム医療に対する国民のリテラシーを高める必要があります．ゲノム教育という観点からも新たな課題を提示してくれるはずです．また，ゲノム医療の実装とその体制整備は開発的な側面での改革に留まらず，臨床現場においても大きな変革が期待されます．従来の臓器縦割り的な診療体制に加え，ゲノム異常を切り口とした臓器横断的な診療体制の構築です．現在一部の大学病院やがん専門機関においては，Oncology（腫瘍学）部門・診療科の設置がすでに進められていますが，まだまだ一般的とはいえないのが現状です．

　本書の企画が，真のPrecision Medicineの実現に向けた「がんゲノム医療の次の一手」として，日本におけるがんの基礎研究のさらなる深化に加え，臨床と基礎研究者の協働によるトランスレーショナル研究（TR）やリバースTRを一層加速し，世界をリードするがん研究者の創出の一助となることを大いに期待します．

2018年8月

中釜　斉

実験医学 増刊 Vol.36-No.15 2018

動き始めた がんゲノム医療

深化と普及のための基礎研究課題

序 ·· 中釜　斉

概論 がんゲノム医療の可能性を切り拓く基礎研究の深化への期待
·· 中釜　斉　10 (2462)

第1章　ゲノム医療の体制：現状と課題

1. がんクリニカルシークエンスのプラットフォーム開発·············· 間野博行　19 (2471)

2. 形態病理学と分子病理学の統合······························ 竹内賢吾　25 (2477)

3. 遺伝子パネル検査
   —意義付けの標準化やデータ利活用に向けて················ 河野隆志　30 (2482)

4. がんゲノム医療用知識データベース········ 鎌田真由美，中津井雅彦，奥野恭史　36 (2488)

5. 知識統合に向けた意義不明変異の解釈······················· 高阪真路　41 (2493)

6. 変異原・変異シグネチャーの理解からゲノム予防へ··············· 柴田龍弘　48 (2500)

7. ゲノム医療の経済評価における研究動向と課題········ 齋藤英子，片野田耕太　55 (2507)

CONTENTS

第2章　actionable パスウェイ

1. チロシンキナーゼの基礎研究がもたらした分子標的治療の現状と課題
　　　　　　　　　　　　　　　　　　　　　　　　　　　　矢野聖二　61（2513）

2. ゲノム異常がもたらすTGF-βシグナルの二面性と
治療標的としての有用性　　　　　　　　西田　純, 江幡正悟, 宮園浩平　67（2519）

3. 発がん性チロシンホスファターゼSHP2　　　　　　　　　　畠山昌則　73（2525）

4. RAS/MAPK系に対する治療開発と課題　　　　　　　　　　衣斐寛倫　78（2530）

5. がんにおけるPI3K/Akt/mTOR経路の異常と
それを標的とした治療法の開発　　　　　　　　　　　　　　且　慎吾　83（2535）

6. PARP阻害剤：がん治療における新しい合成致死アプローチ　　三木義男　91（2543）

7. がんにおけるエピジェネティクス異常　　　　　　　勝本拓夫, 北林一生　101（2553）

8. ユビキチン・プロテアソーム系（UPS）とがん治療戦略
　　　　　　　　　　　　　　　　　　　　　　　　弓本佳苗, 中山敬一　107（2559）

9. がん代謝　　　　　　　　　　　　　　　　　　　　　　　曽我朋義　114（2566）

10. がんゲノムからみた免疫チェックポイント異常　　　斎藤優樹, 片岡圭亮　121（2573）

11. CAR-T細胞療法開発の現況と将来展望　　　　　　　森　純一, 玉田耕治　127（2579）

12. 上皮間葉移行とがん幹細胞のシグナルパスウェイ　　西尾和人, 坂井和子　131（2583）

実験医学 増刊

第3章　倫理・遺伝カウンセリング

1. 遺伝性腫瘍の遺伝カウンセリング　大瀬戸久美子　135 (2587)

2. 人を対象とする医学研究のインフォームド・コンセント
―医学・生命科学の基礎研究で必要な手続きを中心に　永井亜貴子，武藤香織　141 (2593)

3. 人材育成　吉田輝彦　147 (2599)

4. がんゲノム医療におけるプライバシー保護　森田瑞樹，荻島創一　153 (2605)

第4章　技術革新・創薬開発

1. FFPE検体を用いた遺伝子パネル検査の限界と今後の方向性
西原広史，柳田絵美衣，松岡亮介　159 (2611)

2. ゲノム医療とクラウドの利用　白石友一，岡田　愛，落合　展，千葉健一　164 (2616)

3. ゲノム医療におけるエピゲノム解析　油谷浩幸　168 (2620)

4. ゲノム医療における一細胞解析　鹿島幸恵，鈴木絢子，関　真秀，鈴木　穣　174 (2626)

5. 腫瘍環境の網羅的免疫ゲノム解析　加藤洋人，石川俊平　179 (2631)

6. がんゲノム解析での長鎖シークエンサー活用法　森下真一　184 (2636)

7. 臨床医から見たcfDNAの今とこれから　清水　大，三森功士　188 (2640)

8. ゲノム医療のバイオインフォマティクス・パイプライン　加藤　護　193 (2645)

9. ゲノム医療におけるビッグデータサイエンス　宮野　悟　201 (2653)

CONTENTS

10. ゲノム医療における深層学習 ────────── 河村大輔, 石川俊平 207 (2659)

11. ゲノム医療における *in vivo* イメージング, 分子イメージング
────────────────── 柳下薫寛, 濱田哲暢 212 (2664)

12. リアルワールドと *in vitro* をつなぐモデル系①
ゲノム医療の時代の患者由来がんモデル ────── 近藤 格 216 (2668)

13. リアルワールドと *in vitro* をつなぐモデル系②
患者由来がんオルガノイドによる表現型駆動のがんゲノム研究
────────────────── 利光孝太, 佐藤俊朗 220 (2672)

14. リアルワールドと *in vitro* をつなぐモデル系③
臨床応用を目的としたヒトがんを再現するマウスモデル ───── 大島正伸 224 (2676)

15. 治療薬開発のためのがん遺伝子スクリーニングプログラム ─────── 土原一哉 229 (2681)

16. がんゲノムにおける国際連携体制の構築 ─────────────── 中川英刀 234 (2686)

索 引 ────────────────────────────── 238 (2690)

執筆者一覧

●監 修

中釜 斉　国立がん研究センター

●編 集

油谷浩幸　東京大学先端科学技術研究センターゲノムサイエンス分野
石川俊平　東京医科歯科大学難治疾患研究所ゲノム病理学分野
竹内賢吾　公益財団法人がん研究会がん研究所病理部
間野博行　国立がん研究センター

●執 筆 (五十音順)

油谷浩幸　東京大学先端科学技術研究センターゲノムサイエンス分野

石川俊平　東京医科歯科大学難治疾患研究所ゲノム病理学分野

江幡正悟　東京大学大学院医学系研究科分子病理学分野/東京大学大学院医学系研究科ゲノム医学

衣斐寛倫　愛知県がんセンター研究所がん標的治療トランスレーショナルリサーチ分野/愛知県がんセンター中央病院個別化医療センター

大島正伸　金沢大学がん進展制御研究所腫瘍遺伝学研究分野

大瀬戸久美子　東京大学医学部附属病院ゲノム診療部

岡田 愛　国立がん研究センターがんゲノム情報管理センターゲノム解析室

荻島創一　東北大学東北メディカル・メガバンク機構医療情報ICT部門

奥野恭史　京都大学大学院医学研究科

落合 展　国立がん研究センターがんゲノム情報管理センターゲノム解析室

鹿島幸恵　東京大学大学院新領域創成科学研究科メディカル情報生命専攻

片岡圭亮　国立がん研究センター研究所分子腫瘍学分野

片野田耕太　国立がん研究センターがん対策情報センターがん統計・総合解析研究部

勝本拓夫　国立がん研究センター研究所造血器腫瘍研究分野

加藤洋人　東京医科歯科大学難治疾患研究所ゲノム病理学分野

加藤 護　国立がん研究センター研究所バイオインフォマティクス部門

鎌田真由美　京都大学大学院医学研究科

北林一生　国立がん研究センター研究所造血器腫瘍研究分野

高阪真路　国立がん研究センター研究所細胞情報学分野

河野隆志　国立がん研究センター研究所ゲノム生物学研究分野/国立がん研究センター先端医療開発センターゲノムTR分野

河村大輔　東京医科歯科大学難治疾患研究所ゲノム病理学分野

近藤 格　国立がん研究センター研究所希少がん研究分野

齋藤英子　国立がん研究センターがん対策情報センターがん統計・総合解析研究部

斎藤優樹　国立がん研究センター研究所分子腫瘍学分野/慶應義塾大学医学部消化器内科

坂井和子　近畿大学医学部ゲノム生物学

佐藤俊朗　慶應義塾大学医学部消化器内科

柴田龍弘　東京大学医科学研究所ゲノム医科学分野/国立がん研究センターがんゲノミクス分野

清水 大　九州大学病院別府病院外科/名古屋大学大学院医学系研究科消化器外科学

白石友一　国立がん研究センターがんゲノム情報管理センターゲノム解析室

鈴木絢子　東京大学大学院新領域創成科学研究科メディカル情報生命専攻

鈴木 穣　東京大学大学院新領域創成科学研究科メディカル情報生命専攻

関 真秀　東京大学大学院新領域創成科学研究科メディカル情報生命専攻

曽我朋義　慶應義塾大学先端生命科学研究所/国立研究開発法人日本医療研究開発機構

竹内賢吾　公益財団法人がん研究会がん研究所病理部

玉田耕治　山口大学大学院医学系研究科免疫学分野

旦 慎吾　公益財団法人がん研究会がん化学療法センター分子薬理部

千葉健一　国立がん研究センターがんゲノム情報管理センターゲノム解析室

土原一哉　国立がん研究センター先端医療開発センタートランスレーショナルインフォマティクス分野

利光孝太　慶應義塾大学医学部消化器内科

永井亜貴子　東京大学医科学研究所ヒトゲノム解析センター公共政策研究分野

中釜 斉　国立がん研究センター

中川英刀　理化学研究所生命医科学研究センターがんゲノム研究チーム

中津井雅彦　京都大学大学院医学研究科

中山敬一　九州大学生体防御医学研究所分子医科学分野

西尾和人　近畿大学医学部ゲノム生物学

西田 純　東京大学大学院医学系研究科分子病理学分野

西原広史　慶應義塾大学医学部腫瘍センターゲノム医療ユニット

畠山昌則　東京大学大学院医学系研究科微生物学分野

濱田哲暢　国立がん研究センター研究所分子薬理研究分野

松岡亮介　国際医療福祉大学医学部病理学教室

間野博行　国立がん研究センター

三木義男　東京医科歯科大学難治疾患研究所分子遺伝分野

三森功士　九州大学病院別府病院外科

宮園浩平　東京大学大学院医学系研究科分子病理学分野

宮野 悟　東京大学医科学研究所ヒトゲノム解析センター

武藤香織　東京大学医科学研究所ヒトゲノム解析センター公共政策研究分野

森 純一　山口大学大学院医学系研究科免疫学分野/山口大学大学院医学系研究科泌尿器科学分野

森下真一　東京大学大学院新領域創成科学研究科メディカル情報生命専攻

森田瑞樹　岡山大学大学院医歯薬学総合研究科

柳下薫寛　国立がん研究センター研究所分子薬理研究分野

柳田絵美衣　慶應義塾大学医学部腫瘍センターゲノム医療ユニット

矢野聖二　金沢大学がん進展制御研究所腫瘍内科/金沢大学ナノ生命科学研究所

弓本佳苗　九州大学生体防御医学研究所分子医科学分野

吉田輝彦　国立がん研究センター中央病院遺伝子診療部門

実験医学 増刊 Vol.36-No.15 2018

動き始めた がんゲノム医療

深化と普及のための基礎研究課題

監修＝中釜　斉
編集＝油谷浩幸，石川俊平，竹内賢吾，間野博行

概 論

がんゲノム医療の可能性を切り拓く
基礎研究の深化への期待

中釜 斉

がんのゲノム情報に基づき個々人に最適な医療を提供する「がんゲノム医療」が，マルチプレックス遺伝子パネル検査の薬事承認および保険収載を経たうえで，国民皆保険の下での医療実装に向けていままさに大きく動きはじめている．遺伝子パネル検査で得られるがんゲノム情報と臨床情報を集積・統合することにより，世界に類を見ない大規模ながんゲノム情報レポジトリーが構築されることになり，創薬開発研究の一層の展開が期待される．将来のさらなる展開として，全ゲノム解読に基づくがんの高次ゲノム機能の理解と臨床への応用を見据えた基礎研究の一層の深化と新たな学際的研究の醸成が求められる．

はじめに

　　がんはさまざまな要因により体細胞に誘発されるゲノム異常が，段階的に蓄積することにより発生する疾患である．最近のゲノム解析技術の急速な進歩により，誘発されるゲノム変異には発がん要因に特徴的なパターンが存在することが明らかにされた（http://cancer.sanger.ac.uk/cosmic/signatures）[1]．さらに，同じがん種でも異常が認められる遺伝子のプロファイルは患者ごとに異なることもわかってきた[2]．これらの事実は，がんの発生・進展に重要な役割を果たしているドライバー変異の組合わせが症例ごとに異なる可能性を示唆し，さらに個々の症例におけるドライバー変異を同定することにより，それぞれの症例により効果的で副作用の少な

[略語]
EGFR：epidermal growth factor receptor（上皮成長因子受容体）
EMT：epithelial-mesenchymal transition（上皮間葉転換）
MDSC：myeloid-derived suppressor cell（骨髄由来免疫抑制細胞）
MSC：mesenchymal stem cell（間葉系幹細胞）
NGS：next generation sequencer（次世代シークエンサー）
STK：serine/threonine kinase（セリン・スレオニンリン酸化酵素）
TK：tyrosine kinase（チロシンリン酸化酵素）
Treg：regulatory T cell（制御性 T 細胞）

Deeper insights and exploration into cancer biology, higher structure of cancer genome and functional cancer genomics open up new fields of basic research and further possibility of cancer genomic medicine
Hitoshi Nakagama：National Cancer Center（国立がん研究センター）

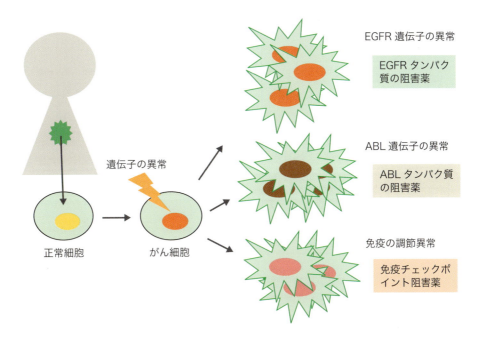

図1　がんのゲノム医療

い治療法を提供できることが期待できる．これがまさにゲノム情報に基づく「精密医療（Precision Medicine）」，あるいは「最適医療」の実現である．ゲノム異常の診断（ゲノム検査）に関してはいくつかの方法が考えられるが，がんゲノム医療の全国レベルでの均てん化をめざして，日本では現在，一定数の候補遺伝子の変異を同時に調べる「マルチプレックス遺伝子パネル（多遺伝子パネル）」を用いた次世代シークエンサー（NGS）によるゲノム検査法が，保険収載をめざして薬事承認申請され，あるいは先進医療として進められている．

　本書では，がんのゲノム医療がもたらす，がんの医療提供体制の変革と将来展望についての理解を深めるとともに，ゲノム解読技術のさらなる革新による「高次ゲノム機能」の解明と深化する基礎研究との融合による「ゲノム医療」のさらなる展開の可能性についてさまざまな角度から論じてみた．がんのゲノム医療は，多遺伝子パネル検査によるゲノム診断の均てん化とがんゲノム知識データベースの構築のみに留まるものではない．個々人のゲノムに内包されている高次のゲノム情報とその機能を明らかにすることにより，がん生物学の全容解明に基づくがんの克服へのより具体的な道筋が提示されるものと期待される．

1．ゲノム医療の実装のための全国レベルでの体制構築に向けて

　がん医療においては，個々のがんの増殖や浸潤・転移にかかわるドライバー遺伝子の変異に対応した治療法の選択により，個々人に最適な治療を行う「がんゲノム医療」がまさに実装されようとしている（図1）．全国で11カ所のがんゲノム医療中核拠点病院が指定され，さらに中核拠点病院と連携して，多遺伝子パネル検査による「がんゲノム医療」を実践する連携病院もこれまでに全国100カ所が選定された．「がんゲノム医療」の全国的な展開を可能とするネッ

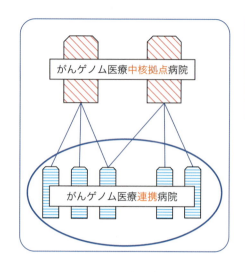
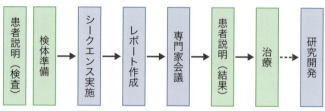

図2　がんゲノム医療中核拠点病院とがんゲノム医療連携病院の機能
第10回がん診療提供体制のあり方に関する検討会（H29.10.18）資料2より引用．

トワーク形成と，がんゲノム知識データベース（CKDB）の構築に向けて大きな第一歩が踏み出されたことになる（**図2**）．

「多遺伝子パネル」を用いた遺伝子検査の特徴の1つは，治療薬選択等の臨床的な有用性が期待できる遺伝子等に限定してゲノム解析を行うことで，解析に要するコストと解析結果の臨床現場への回付時間を抑えることができる点である．さらに，解析する遺伝子数を限定することで，病理診断後のホルマリン固定パラフィン包埋標本などの質・量に制限のある核酸試料に対しても，臨床的に十分な精度を担保したゲノム解析が可能となる．また，「多遺伝子パネル」を用いた変異解析では搭載されている遺伝子数が限られているため，塩基配列を高深度に重複して読みとることで，比較的低頻度の体細胞変異も検出できる．一方で，ゲノム異常に関する探索範囲がパネルに搭載されている遺伝子に限定されるため，新規治療薬のための標的探索のツールとしては必ずしも最適とはいえない．

日本では今後，「多遺伝子パネル」を用いたがんゲノム医療を公的な保険医療（国民皆保険）の下で実施することが急ピッチで進められようとしている．年間100万人以上が新規にがんを発症し，うち40万人弱の方ががんで亡くなっている現状を踏まえると，がん治療の経過中にゲノム検査を受ける可能性のある患者数は将来的に数十万人にも及ぶことが想定される．がんゲノム医療の全国展開において発生する，がん治療を受ける個々人の薬物への反応性や重篤な副作用等の貴重な情報を，ゲノム情報とともに集積するしくみが「がんゲノム情報管理センター」（C-CAT）である（**図3**）．

C-CATには，将来的に年間数万〜数十万人のがん患者のゲノム情報が集積されると予想され，世界に類を見ない規模とスピードで診療ゲノム情報を伴うレジストリーデータベースを構築できることが期待される．集積される膨大な診療ゲノム情報は，がんの新たな本態解明研究や診断法の開発，新規治療標的遺伝子の同定等の創薬開発研究などのために，広い範囲のアカデミアや企業の研究者により利活用（二次利用）されることが期待され，日本のみならず国際的な大きな財産となることは疑問の余地がない．このような大規模なレジストリーデータベースの価値・可能性については計り知れないものがある．さまざまな開発研究への利活用を加速する

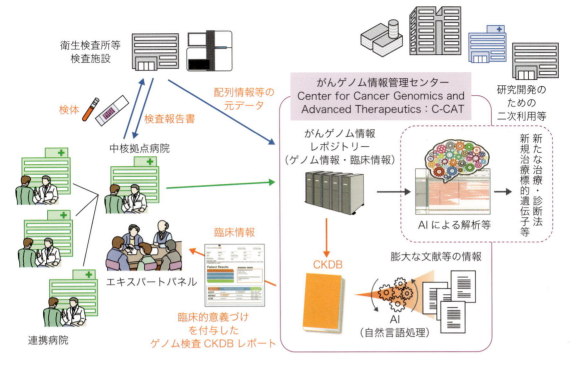

図3　がんゲノム情報管理センター

ためにも，個人情報保護の観点からの十分にセキュアな体制下での，より開かれたデータ利活用のルールづくりが必須であり，今後の慎重な議論に委ねる必要がある．

当面は一定数の遺伝子に限定した多遺伝子パネルという検査モダリティが用いられることになるが，ゲノム解析や得られる情報の解析技術のさらなる進化や個々のゲノム異常の機能的な意味付け，データストレージの小型化，大量データ通信の高速化などの技術革新等により，近い将来には全エクソーム解析や全ゲノム解析等のより網羅的な解析ツールの開発が期待されている．ゲノム（クロマチン）の高次構造に伴う複雑で多様な機能については，まだまだ未踏の領域であり，将来的な全ゲノム解析への展開とその成果への期待は大きい．

2. がんゲノム解析の医療実装がもたらす新たな治療標的の同定や治療抵抗性獲得機構の全容解明への期待

がんの発生・進展過程において，さまざまなゲノム・エピゲノム異常がもたらす増殖シグナルや不死化シグナルの活性化が，がん細胞の外的因子非依存的な増殖能獲得，細胞死・細胞周期制御の異常，がん幹細胞性の獲得，上皮間葉転換（EMT）などのがん細胞に固有な特性を付与している．正常細胞において増殖シグナルを制御する主要な酵素であるチロシンリン酸化酵素（チロシンキナーゼ；TK）やセリン・スレオニンリン酸化酵素（セリン・スレオニンキナーゼ；STK）は，がん細胞の異常増殖能の獲得においても重要な役割を果たしている．例えば，膜型のチロシンキナーゼはさまざまながん種において点突然変異や染色体転座・逆位等による新規の融合遺伝子の形成により，増殖シグナルの異常活性化をもたらす．ゲノム解析技術の革新

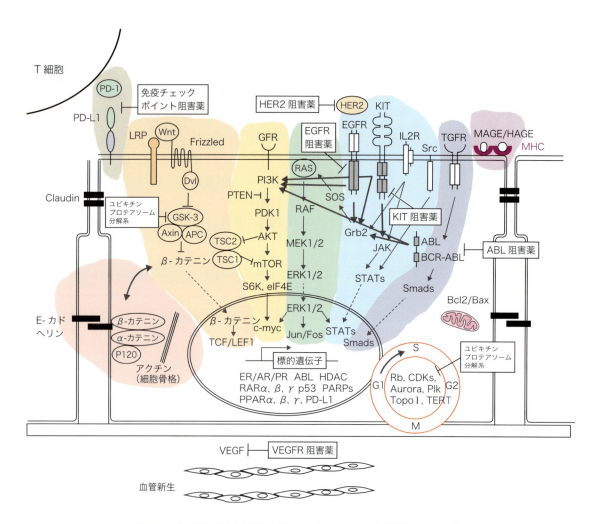

図4　がん細胞内外の情報伝達ネットワークと分子標的抗がん薬

的な進歩は，増殖シグナル経路にかかわるさまざまな分子の変異や，細胞内シグナルの相互作用やシグナルネットワークにかかわる分子異常に関して包括的な解明を可能とした（**図4**）．例えば，胆管がんでは，各種のキナーゼやRASシグナル経路の活性化に加え，SWI/SNFクロマチンリモデリング系やIDH1/2等の異常によるエピジェネティックな制御機構にかかわる分子群の変異が高頻度に認められる[3]．EGFR阻害剤に対する耐性を獲得した非小細胞肺がん症例では，EGFR遺伝子の二次変異に加え，EGFRシグナルとは直接関連のないMET（HGF受容体）遺伝子の増幅による増殖シグナルの活性化が認められる[4]．がん細胞の生存や治療抵抗性の獲得においては，細胞内の複雑なシグナル間の相互作用が明らかにされるなど，それぞれのがん種で重要な役割を果たしている分子群のネットワークが次々に明らかにされている．

クロマチン構造を介した転写やDNA修復の制御にかかわるクロマチンリモデリング因子の1つであるSWI/SNF複合体のサブユニット遺伝子（ARID1A，ARID2，SMARCA4，SMARCB1など）にも，さまざまなヒトのがんで高頻度に変異を認めることもわかってきた[5]．また，ヒストン修飾を介して細胞の分化・増殖の制御にかかわるポリコーム抑制複合体（PRC1，PRC2）

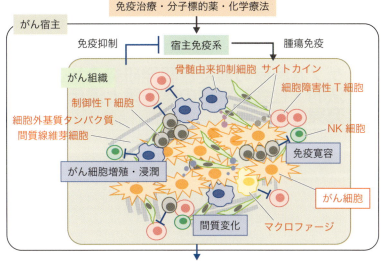

図5 がん組織でのネットワーク遮断に基づく新たな治療法

のサブユニット遺伝子（EZH1，EZH2など）においても，がん種によっては比較的高頻度に変異が認められ，これらの分子異常がエピジェネティックな制御機構の破綻や異常をもたらすことにより，細胞のがん化に寄与することもわかってきた[6]．これらの遺伝子異常に対応する合成致死治療法など，効果の高い治療法が現在，基礎研究，あるいは臨床試験によって模索されている．またエンハンサー等の発現制御領域におけるゲノム構造異常が新たなドライバー異常として注目されている[7]．今後，ゲノム変異とエピジェネティック異常を統合的に解析することにより，より広汎な患者さんへの精密医療や，より高精度ながん層別化と治療の最適化が実現できる可能性が示唆される．

　最近では，腫瘍組織内における免疫系細胞や間質細胞とがん細胞との相互作用が，がんの増殖や治療抵抗性，薬剤耐性等の獲得に重要な役割を果たしていることが明らかにされてきた（図5）．特に，PD-1とPD-L1，CTLA-4/CD28とB7-1/2の相互作用による免疫チェックポイント機構を介した免疫寛容状態の惹起など，腫瘍細胞と免疫担当細胞との相互作用や免疫細胞同士の相互作用の機序解明はがんの治療戦略上においても重要な役割を果たしていることが明らかになっている[8]．さらに，腫瘍組織内に浸潤している制御性T細胞（Treg）や骨髄由来免疫抑制細胞（MDSC），間葉系幹細胞（MSC），マクロファージ等のさまざまな免疫抑制性の性質をもつ細胞が，免疫微小環境を構築し，がんの維持・進展に重要な役割を果たしている[9]．

　これらの細胞群間での相互作用とその腫瘍細胞に及ぼす影響を詳細に解析する技術として，最近ではシングルセル解析といった技術も急速に開発が進んでおり，また単細胞レベルでのがん細胞の特性解明による「がんの多様性と可塑性」に関する分子基盤の解明も精力的に進められている．一方で，シングルセル解析においては，細胞の位置情報をいかに取り込めるかが課題となっている．がん組織における同種・異種の細胞同士の相互作用を解析するには，組織内での各細胞の位置情報は必須であり，組織内で個々の細胞の挙動を分析できる高解像度のイメージング技術の開発が求められる．さらに，種々のチロシンキナーゼ（TK）の活性化に細胞内の

特定のオルガネラへの局在が重要な役割を果たしていることも明らかにされており[10]，がんの進展過程におけるさまざまな分子種の細胞内局在を可視化できる技術開発も期待されている．ゲノム医療の発展において，独創性のある基礎研究のさらなる深化が望まれる．

3. ゲノム医療の普及と開発研究の加速に求められる倫理・法的・社会的課題の解決策と遺伝カウンセリング体制の充実

　現在，がんゲノム医療の実装をめざして展開しているゲノム検査は多遺伝子パネル（NCCオンコパネル，東大オンコパネル，Oncomine Dx Target Test，FoundationOne CDxなど）に基づくものであり，解析される遺伝子の数は限定的である．基本的には，がん細胞が後天的に獲得した体細胞変異を検出するシステムである．しかしながら，BRCA1/2遺伝子やp53遺伝子，ミスマッチ修復遺伝子などの一部の遺伝子は「遺伝性腫瘍・家族性腫瘍」の原因遺伝子でもあることから，多遺伝子パネル検査の結果には，低頻度ではあるが生殖細胞系列のゲノム変異の存在を示唆する所見が含まれる可能性がある．特に，NCCオンコパネルや東大オンコパネル等では正常細胞（固形がんにおける末梢血の細胞成分）のゲノムも同時に解析するため，生殖細胞系列の変異と体細胞変異とを明確に区別できることになる．

　このように，多遺伝子パネルでのがんのゲノム検査は，生殖細胞系列の遺伝子変異を同定する可能性を有している．したがって，ゲノム解析において，本来の治療や診断目的の遺伝子検査の結果，遺伝性腫瘍・家族性腫瘍の発生にかかわるゲノム変異を検出する可能性に十分に留意する必要がある．担当医や検査実施者の意図しない形でincidentalに発見するゲノム変異（incidental findings：IF）や，secondaryなゲノム変異（secondary findings：SF）を検出する可能性があるため，事前に的確かつ必要にして十分な説明を行い，検査に対する同意を得るといった検査の流れを構築することが求められる．臨床現場におけるこれらのワークフローのすべてのステージにおいて，個人情報の機密性を担保したうえで，正確な情報を個々の患者さんに提供できる体制を整えることが求められる．

　臨床現場においては，遺伝医学の専門的知識をもつ医師に加え，遺伝カウンセラーやゲノム医療コーディネーター（仮称）のような専門家を日常臨床のフローのなかで配備する必要があり，これらの人材の育成が急務である．現行の認定遺伝カウンセラーや臨床遺伝専門医などの学会認定の専門家の育成制度に加え，手術検体や生検試料から高品質のDNA/RNAの抽出を精度管理されたシステムのもとで実施できる人材，ゲノム情報に基づいた治療薬選択に関して十分な知識をもった臨床腫瘍医の育成など，さまざまな人材の育成を急ピッチで進める必要がある．ゲノム医療は現行の医療提供体制の基本的コンセプトを大きく変貌させるポテンシャルを秘めている．10年後，20年後のがん医療の姿を常にイメージしながら，治療・診断体系の再構築に必要な医療体制の整備や法的・社会的な規制を整えていく必要がある．いまだ明解な答えはないのかもしれないが，既成概念では収まりきれないシステムの構築に向けて医療全体を大きく前進させる必要があり，医療経済，社会医学的な考察も必須であり，継続性のあるシステムの構築をめざす必要がある．ゲノムに関する基礎的な知識や臨床現場での利活用，個人情報保護に対する国民のリテラシーの向上，就学過程におけるゲノム教育なども重要な課題である．

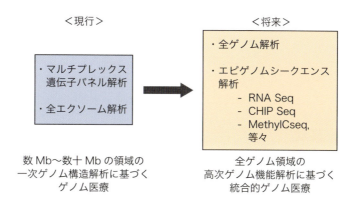

図6 パネル解析から全ゲノム（高次ゲノム機能）解析へ

4．さらなる技術革新と創薬等開発研究の加速

　NGS技術の開発は，がん領域におけるゲノム医療の実装を可能とした．ゲノム情報に基づく創薬および最適医療の開発も，過去10年の間に加速度的に進んできたことは間違いのない事実である．冒頭述べたように，現在のNGSによるゲノム検査の実装の中心は，多遺伝子パネルによる数百個の遺伝子異常の解析に留まっている．パネル検査の出口が，がん医療の現場において利用可能な治療薬選択のための患者層別化である点が1つの理由であるが，同時に，全ゲノム解析の医療への導入の準備も進めることが求められる．全ゲノム解析がもたらす情報量のリッチさはパネル遺伝子検査とは比較にならない．ゲノム全体はクロマチン構造の高次元な空間に収められた情報であり，三次元の位置情報は遺伝子発現や臓器特異的な発現様式の決定において重要な役割を果たしている（図6）．クロマチン構造をとるゲノム全体の解析には，全ゲノム解析，NET-シークエンス（NET-Seq），GRO-Seq，CHIP-Seq，RNA-Seqなどの高次のゲノム機能を反映する情報の取得が必須であり[11]，長鎖DNAシークエンス技術の開発に加えて，NET-/GRO-/CHIP-/RNA-Seq等のエピゲノムシークエンス技術の高速化と標準化も求められる．がんの複雑性や多様性について，継時的かつ低侵襲で解析するための「リキッドバイオプシー」の技術開発も重要な課題と考える．さらには，がん治療に対する免疫学的なアプローチをさらに確実なものにするためには，HLA領域のシークエンスや腫瘍特異的抗原（neo-antigen）の同定に基づく新たな治療戦略の確立が喫緊の課題である．個々人のHLA領域のゲノム配列の決定には短鎖DNAのシークエンス技術のみでは困難であり，技術革新に向けて異分野領域との連携研究により，新たな学際的研究の醸成を一層加速する必要がある．シークエンス技術とデータ処理能力の革新的進歩や医療AI（人工知能）の技術開発に加え，解析時間やコストの飛躍的な削減による全ゲノム解析の医療実装への展開が，今後に課せられた大きな課題と考えている．

おわりに

　近年のがん治療における免疫学的な治療アプローチの有効性が大きなインパクトを与えている．がん研究は，がん細胞に固有な分子病態の解明にもっぱら注力していた時代から，研究の方向性について大きな転換を求められている．がん組織には免疫細胞の他にもさまざまな細胞

が混在しており，これらの細胞同士のネットワークによる複合的な影響が，がんの個体レベルにおける病態形成に本質的な影響を与えていると考えられる．多遺伝子パネル検査に基づく「がんゲノム医療」は基礎研究と臨床研究の協働による成果の一起点に過ぎない．「ゲノム医療」の実装がもたらす新たな課題克服のための基礎研究の育成に向けたチャレンジとその醸成が，日本におけるがん研究の発展のための次なる一手となることを強く望んでいる．

文献

1) Alexandrov LB, et al：Nature, 500：415–421, 2013
2) Sanchez-Vega F, et al：Cell, 173：321–337.e10, 2018
3) Shibata T, et al：Cancer Sci, 109：1282–1291, 2018
4) Camidge DR, et al：Nat Rev Clin Oncol, 11：473–481, 2014
5) St Pierre R & Kadoch C：Curr Opin Genet Dev, 42：56–67, 2017
6) Nakagawa M & Kitabayashi I：Cancer Sci, doi: 10.1111/cas.13655, 2018
7) Takeda DY, et al：Cell, 174：422–432.e13, 2018
8) Ribas A & Wolchok JD：Science, 359：1350–1355, 2018
9) Binnewies M, et al：Nat Med, 24：541–550, 2018
10) Choudhary C, et al：Mol Cell, 36：326–339, 2009
11) Soon WW, et al：Mol Syst Biol, 9：640, 2013

＜著者プロフィール＞
中釜　斉：1982年，東京大学医学部卒業．'90年，同第三内科助手．'91年より米マサチューセッツ工科大学がん研究センター・研究員（指導教官Prof. David Housman）．'95年，以降国立がんセンター研究所発がん研究部室長，生化学部長，副所長，所長を歴任し，2016年4月より国立がん研究センター理事長・総長．ヒト発がんの環境要因および遺伝的要因の解析とその分子機構に関する研究に従事してきた．分子腫瘍学，がんゲノム，環境発がんが専門．

第1章 ゲノム医療の体制：現状と課題

1. がんクリニカルシークエンスのプラットフォーム開発

間野博行

> 腫瘍のゲノムを調べて治療介入の方針を決定する医療を，一般に「がんのゲノム医療」という．がんのゲノム医療が適正に行われるためには，さまざまなインフラを有機的に連携するクリニカルシークエンスプラットフォームを構築することが必要である．そこには，品質保証下のシークエンス室，がん遺伝子パネル，がんゲノム医療用知識データベース，病院の体制，遺伝カウンセリングなどさまざまな要素がある．2019年春頃と予想されるターゲット遺伝子パネル検査保険収載に向けて，わが国においてもこのプラットフォームを早急に整備する必要がある．

はじめに

　がんはゲノム・エピゲノム異常に起因する疾患であり，そのような異常・エラーが多段階に蓄積することによりがんの進展（clonal evolution）がもたらされると考えられる．大規模ながんゲノムリシークエンスプロジェクトによって，がん細胞には数万種類の配列異常が存在することが明らかになった．そのなかで実際の発がんに寄与する変異を一般にドライバー変異とよぶ．特に，変異した遺伝子のタンパク質産物ががん化能をもつ場合（ドライバーがん遺伝子[※1][1]），その産

物に対する特異的阻害薬（分子標的薬）はしばしば著明な治療効果を有する．このような発がん責任遺伝子異常が数多く同定され，また，それらに対応した分子標的薬がつくられるようになると，がんを診断する際に，治療薬があるような遺伝子変異は一度に網羅的に解析しようという流れが出現した．また次世代シークエンサーの登場はその実現を広く可能にしたといえる．こうして，「がんゲノム医療」が世界のさまざまな国で，さまざまな形で実現しようとしている．

　米国では2015年1月20日に当時のオバマ大統領が「Precision Medicine Initiative」を宣言し，ゲノムなどさまざまな情報を駆使して，個人個人に最適な疾患の治療法・予防法を開発することを打ち出した．この後押しもあって，米国では主に企業主導でがんのゲノ

［略語］
APL：acute promyelocytic leukemia
　　　（急性前骨髄球性白血病）
EGFR：epidermal growth factor receptor
　　　（上皮成長因子受容体）
VUS：variants of unknown［またはuncertain］
　　　significance（意義不明変異）

※1　ドライバーがん遺伝子
がんの発生・進展に関与する遺伝子．

Development of clinical sequencing platform for cancer
Hiroyuki Mano：National Cancer Center（国立がん研究センター）

ム医療が進んでいる．フランスにおいてもGenomic Medicine Franceという大規模な国家プロジェクトが立ち上がっている．

ゲノム医療においては，医療行為としてのシークエンス解析（クリニカルシークエンス※2）が中心的役割を果たすが，ゲノム医療の実現にはクリニカルシークエンスを含むさまざまな体制整備が必要となる．本稿では，がんのクリニカルシークエンスに必要なプラットフォームを概観したい．

1 がんゲノム医療の登場

殺細胞性抗がん薬による治療は基本的にがん種ごとに大規模な臨床試験を行い，その結果標準治療が確立されてきた．そこにはバイオマーカー・genotypeで対象患者を選択することはほとんどない．しかし，分子標的薬の登場がそれを変えたといえる．

まずは造血器悪性腫瘍の世界で新しいパラダイムが登場した．1980年代終わりに，急性前骨髄球性白血病（acute promyelocytic leukemia：APL）の特徴的染色体転座t(15;17)が*PML*遺伝子とレチノイン酸受容体α遺伝子（*RARA*）との融合遺伝子をつくること[2]，またAPLがオールトランスレチノイン酸により強制的に分化誘導され臨床的に寛解がもたらされることが明らかになった[3]．同様なことは，*BCR-ABL1*融合遺伝子陽性の慢性骨髄性白血病に対して，ABL1特異的阻害剤イマチニブが著効すること[4]によって「発がん原因分子—特異的阻害剤」の理念は確立したといえる．また固形腫瘍においてもHER2遺伝子（*ERBB2*）の増幅が認められる乳がんに抗HER2抗体治療が有効なこと，*EGFR*遺伝子変異陽性肺腺がんに対してEGFR阻害剤が臨床的効果を有することが証明され[5]，造血器悪性腫瘍と同じパラダイムが確立した．こうして，分子標的薬と，その標的がん遺伝子を診断するキット（コンパニオン診断薬）の組合わせで，治療薬開発がなされる時代になったのである．

しかしやがて，薬と診断法の1対1対応では効率的

> ※2　**クリニカルシークエンス**
> がん医療の場合は，治療介入を目的として腫瘍のゲノム解析を行うこと．

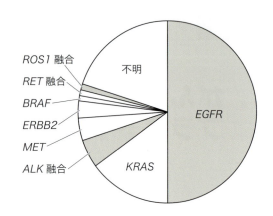

図1　日本人肺腺がんにおけるがん遺伝子
肺腺がんの原因となる活性化遺伝子の頻度をあらわす．灰色で示す遺伝子は対応する分子標的薬が日本で承認済み．

表　ALKoma

がん種	ALK変異
肺がん	EML4-ALK KIF5B-ALK
悪性リンパ腫	NPM-ALK CLTC-ALK
炎症性筋線維芽細胞性腫瘍	TPM3/4-ALK
腎髄様がん	VCL-ALK
卵巣肉腫	FN1-ALK
Spitz腫瘍	さまざまな*ALK*融合遺伝子
神経芽腫	活性化点突然変異
甲状腺未分化がん	活性化点突然変異

ながん医療ができなくなってきた．例えば，肺腺がんに関しては，がん研究が進んで数多くの原因遺伝子が存在することがわかってきた．日本人の肺腺がんにおいて，本質的な原因遺伝子の頻度を見たのが図1である．旧来は「肺腺がん」を単一のがん種として，同じ化学療法で治療していたが，肺腺がんはそれぞれ異なる原因遺伝子によるサブグループの集合体であることが明らかになった．すでに，*EGFR*遺伝子変異，*ALK*融合遺伝子，*ROS1*融合遺伝子陽性肺がんに対してはそれぞれ別の阻害薬が日本でも承認されている．そのため，肺がん患者はそれぞれに対応したコンパニオン診断薬による検査を順番に受けねばならず効率が悪い．

一方，*EML4-ALK*は肺腺がんに認められる融合型が

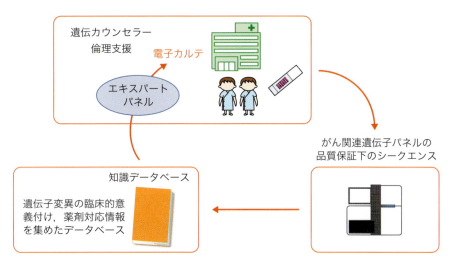

図2 がんゲノム医療に必要な要素

ん遺伝子であるが，ALKは表に示すようにさまざまなパートナー遺伝子と融合して，あるいは点突然変異による活性化によって，ヒトにおける多くのがん種の原因となることがわかった．これら，ALKキナーゼの異常な活性化によって生じるがんをまとめて「ALKoma」とよぶことを筆者は提唱した[6]．これらALKomaは同じALK阻害剤で治療できることが期待される（実際，少なくとも*ALK*融合遺伝子陽性がんはALK阻害剤が有効であることが示された）．

図1は「1つのがん種が，実は異なったがん遺伝子によるがんの集合体である」ことを示し，逆に表は「1つの遺伝子が，異なったがんの原因となる」ことを意味している．このような時代にあっては，どの臓器のがんの患者であっても，少なくとも保険で認められた薬剤の対応遺伝子変異は，すべて網羅的に解析して，その結果に基づいて化学療法を行うべきであろう．これこそががんのゲノム医療である．また，それを簡便に実現したのが次世代シークエンサーの発展であった．それまでのキャピラリーシークエンサーが500塩基対×96クローン＝4.8万塩基対のシークエンス能力しかなかったのに，次世代シークエンサーでは数十ギガ塩基対〜1テラ塩基対もの塩基量が一度の解析で可能なのである．こうして，いよいよがんのゲノム医療の時代が訪れた．

2 クリニカルシークエンスのプラットフォーム

実際にクリニカルシークエンスを中心としたゲノム医療のプラットフォームに必要な要素を図2に示す．

1）がん遺伝子パネル

がんのゲノム医療においては，遺伝子変異・遺伝子発現量を測定することで治療介入に有用な情報がもたらされる可能性のある遺伝子は一度に解析したい．そのために用いる，数百種類のがん関連遺伝子を患者検体から純化し，次世代シークエンサーにかけるための調整システムを「がん遺伝子パネル」とよぶ．その手法には，大きく分けて，遺伝子DNAあるいはcDNAを特異的プライマーによるPCRで増幅して次世代シークエンサーにかける方法と，遺伝子DNA・cDNA断片をあらかじめ用意したキャプチャープローブでハイブリダイズして純化し，それを次世代シークエンサーにかける方法の2通りがある．PCRの性質上前者のキットは狭い範囲の解析しかできないが感度が高い．また後者の方法は広い範囲を読むことができるが，感度はPCRを用いた方法に劣るといえる．なお，いずれの場合も医療の一環として行われる検査であり，検査の信頼性・再現性に一定の水準が要求される．

クリニカルシークエンスを行って治療介入するということは，化学療法の対象になるということであり，そ

の多くは進行期のがん患者である．したがって解析に用いる検体は（固形腫瘍の場合）外科切除標本であることは稀であり，生検などからつくられたホルマリン固定標本となる．したがってクリニカルシークエンスは，ホルマリン固定標本を用いて精度の高い解析を行わなくてはいけない．その結果によって治療方針が変わることもあるので，信頼性が担保される必要がある．

米国では企業主導でがん遺伝子パネルの開発が進んでいる．最初にはじめたのはFoundation Medicine社のFoundation Oneというサービスであり，326遺伝子の点突然変異・挿入・欠失と28遺伝子の融合を検出できる．またMemorial Sloan Kettering Cancer Centerは独自のMSK–IMPACTというがん遺伝子パネルを開発し，468遺伝子の解析を可能にしている[7]．上記2キットはいずれもキャプチャー法であるが，Thermo Fisher Scientific社はOncomine Dx Target Testという23遺伝子を解析するPCRを用いた純化キットを開発した．とりわけ重要なことは，上記いずれの診断薬も2017年にアメリカFDAによって正式に承認されたことである．上記以外にも数多くの企業が遺伝子パネル開発に乗り出している．

日本においても国立がん研究センターにおいてNCCオンコパネルが開発された[8]．これはキャプチャー法で114遺伝子の点突然変異・挿入・欠失を測定し，また13遺伝子の融合を検出する方法である．まずは同センター病院内の研究プロジェクトとして有用性を検討した後，厚生労働省の先駆け審査指定制度の体外診断用医薬品に指定されている．

また筆者らは，別にTOPパネルというがん遺伝子パネルを開発した．われわれの研究グループ内での検討の結果，遺伝子融合の検出精度はパラフィン固定標本であってもRNAを純化しcDNAに置換後次世代シークエンサーで解析する方法が，パラフィン固定標本からゲノムDNAを抽出し，イントロンキャプチャーを行う方法よりも精度・感度ともに優れているという結論が得られた．そこで，点突然変異・挿入・欠失・コピー数異常の検出のためにはDNAを抽出してキャプチャーするパネル（TOP DNAパネル）を，遺伝子融合・エキソンスキッピング・発現量異常の検出のためにはRNAを純化して行うパネル（TOP RNAパネル）を利用し，1人の患者に両パネルを用いて解析する．

また体細胞変異の検出を主眼に置いたパネル以外にも，遺伝性腫瘍にかかわる遺伝子の病的バリアントをめざすがん遺伝子パネルや，末梢血中の遊離DNA（cell free DNA：cfDNA）を用いてリキッドバイオプシー[※3]をめざす遺伝子パネルシステムなど，国内外で急速に遺伝子パネルの開発が行われている．

2）変異の臨床的意義付け

次世代シークエンサーでパネル遺伝子を解析した配列データから，患者腫瘍ゲノムの変異をバイオインフォマティクスによって導き出すことになる．遺伝子パネルによっては，同じ患者の正常部の遺伝子パネル解析を同時に行い，腫瘍部特異的な体細胞変異を正確にコールするとともに，正常部のゲノム解析によって遺伝性腫瘍原因遺伝子の生殖細胞系列ゲノムの変異を探索する．遺伝子のコピー数異常が治療介入に有用な遺伝子（*HER2*，*MET*など）については，リードデータからコピー数を予測する必要がある．またRNAパネルを用いる場合は，別に遺伝子発現量，遺伝子融合などを測定する．これらの目的のためには，各パネルごとに最適となるコンピューターパイプラインを構築する必要がある．

しかし，より重要なことは，任意の遺伝子のアミノ酸置換変異・増幅などが薬剤の選択に役立つかを，それぞれの患者データごとに判定しなくてはならないことである．遺伝子ごとにどのように発がんとかかわっているのか，その遺伝子変異があったときに分子標的薬を使用するエビデンスは何があるのか，さらには，具体的な変異のパターンのどれが薬剤使用の根拠となるのか，といった判断を行う必要がある．変異の臨床的意義付け（クリニカルアノテーション）は大きな問題で，患者をシークエンスするたびに過去の論文を調べていては多くの患者を処理できないし信頼性が担保されない．

したがって，ゲノム医療をするためには，信頼性の高い「がんゲノム医療用の知識データベース」を構築する必要がある．そのようなデータベースとしてすでに公的なものもいくつかつくられており，ClinVar

---

※3　リキッドバイオプシー

末梢血の解析により，腫瘍の特性（ゲノム変異など）をモニターすること．

(https://www.ncbi.nlm.nih.gov/clinvar/）を代表として，OncoKB（http://oncokb.org/#/）やCIViC（https://civicdb.org/home）[9] などが知られている．また遺伝性腫瘍の原因となる遺伝子の病的バリアントについては，BRCA Exchange（http://brcaexchange.org），BRCA Share（http://www.umd.be/BRCA1/），InSiGHT（https://insight-database.org/genes）などがある．日本においても，日本臨床腫瘍学会・日本癌治療学会・日本癌学会が合同で「次世代シークエンサー等を用いた遺伝子パネル検査に基づくがん診療ガイダンス」を作成し，各遺伝子の治療介入におけるエビデンスを整理して2017年10月11日提示した（https://www.jca.gr.jp/researcher/topics/2017/171013.html）．同様な知識データベースを商用で作成している会社も国内外に存在しており，それらを利用することもできる．

　現在，体細胞変異も生殖細胞系列の病的バリアントもすべて信頼性よく網羅している知識データベースは存在しておらず，国際連携を視野に入れて日本でも構築する必要がある．今後ゲノム医療が進んでいく際に，信頼できる知識データベースは，ますます重要になっていくであろう．

3）病院の体制

　がんのゲノム医療のためには病院全体でそれに取り組む必要がある．まずもって，ゲノム医療を行う病院においては，それにたずさわる医師・コメディカルスタッフが，ゲノム医療について適正に理解していることが必要である．そのうえで，患者への過不足のない，しかもわかりやすい説明を行い，適切なインフォームドコンセントを取得しなくてはいけない．

　実際の患者のシークエンス解析を行う際には，検体処理のロジスティクスを病院検査部・病理部で構築する必要がある．がんは所得した検体における含有量がまちまちであり，患者ごとに検体を適切に処理することはクリティカルであり，特に病理医の関与は重要であろう．

　さらにシークエンスが終了しクリニカルアノテーションがついたレポートが作成されたら，そのレポートのうちどの情報を最終的に患者に返却するべきかを議論するエキスパートパネル（あるいはキャンサーボードなどとよばれる）を各病院で運営することが重要である．

エキスパートパネルは臨床医，病理医，がんゲノム研究者，バイオインフォマティシャン，遺伝カウンセラーなどからなり，当該患者の臨床像・家族歴などから，最終的に患者に返却する情報を決定する．例えば，遺伝性腫瘍遺伝子のアミノ酸置換変異が見つかり，それががんの原因となるかどうか判定できない変異（variants of unknown［またはuncertain］significance：VUS）であっても，患者に遺伝性腫瘍の濃厚な家族歴，あるいは多重がんなどがあれば，患者にそれを説明するべきかもしれない．

　遺伝性腫瘍の可能性があることを患者あるいは家族に告げることはさまざまな影響を及ぼす可能性があるので，慎重に検討するべきである．そのためには，がんを専門とする遺伝カウンセラーを組込んだ診療体制を構築することが望ましいし，遺伝性腫瘍について，最初のインフォームドコンセントを取得する際にも説明しておくべきであろう．遺伝性腫瘍の原因となる遺伝子は，それぞれ発症寄与率・浸透率が異なっており，また日本で遺伝子診断が商用でできないものもある．どの遺伝子であれば病的バリアント情報を患者に伝えるか，あらかじめ病院で決定しておくことが望ましい．

おわりに

　がんのゲノム解析を研究として行っていた時代から，ついに医療の一環として行う時代に日本は突入しようとしている．後者においては，シークエンス操作自体の検査としての信頼性が必要とされることは当然ながら，これまで述べてきたように，遺伝子パネルの開発，良質ながんゲノム医療用知識データベース，さらには適切な病院内体制の構築，遺伝カウンセラーの養成など，越えなければいけないハードルは多い．がんゲノム医療は夢の医療ではなく，それによって治療薬に到達できる患者数は1～2割かもしれない．しかし，このシステムで実際に救われる患者もおり，さらに皆保険でゲノム医療を行うことで，日本ならではの臨床試験，薬剤の早期承認制度などへの道が開ける可能性がある．がんゲノム医療を行う体制整備が強く望まれるし，行政からのサポートも必要であろう．

文献

1) Weinstein IB：Science, 297：63-64, 2002
2) Borrow J, et al：Science, 249：1577-1580, 1990
3) Huang ME, et al：Blood, 72：567-572, 1988
4) Druker BJ, et al：N Engl J Med, 344：1031-1037, 2001
5) Mok TS, et al：N Engl J Med, 361：947-957, 2009
6) Mano H：Cancer Discov, 2：495-502, 2012
7) Zehir A, et al：Nat Med, 23：703-713, 2017
8) Asano N, et al：Oncotarget, 8：12941-12952, 2017
9) Griffith M, et al：Nat Genet, 49：170-174, 2017

＜著者プロフィール＞

間野博行：1984年東京大学医学部医学科を卒業．東京大学医学部第三内科助手，自治医科大学ゲノム機能研究部教授等を経て，2013年より東京大学大学院医学系研究科細胞情報学分野教授，'16年より国立がん研究センター研究所所長 兼 がんゲノム情報管理センター長．紫綬褒章，慶應医学賞，武田医学賞等受賞多数．最新のゲノミクスと機能スクリーニングを統合したアプローチによる発がん原因の解明を行うとともに，クリニカルシークエンス技術の開発も行っている．

第1章　ゲノム医療の体制：現状と課題

2. 形態病理学と分子病理学の統合

竹内賢吾

> がんの兆候は大抵が形態の異型として感知できる．この事実に基づいた学問分野が形態病理学で，その臨床応用が病理診断だ．これらが，わかる者に重宝がられ，わからない者に忌避されるのは，アートの要素を多分に含むため言語による伝達可能性が乏しいからである．病理診断とは，形態情報だけでなく，病変から得られるあらゆる情報を統合して行う，もっと広いものであると考えたい．その方が診療面でも研究面でも有用だ．「広い病理学」を行うには，形態病理学に分子病理学や機械学習の手法をマージさせることが必要で，これらの領域を相応に体得し習得した学際的人材の養成と増員が急務となる．

はじめに

　病理学とは疾患そのものを対象とする学問分野である．治療よりはむしろ，疾患の原因や発症機序の解明を主目的としてきた．しかしながら，個々の疾患において，その原因や発症機序の研究を行うことは，今や何も病理学分野だけで行われているわけではない．一方で，疾患研究のいしずえや骨格となる，個々の疾患概念の創生（疾患の発見）や，疾患概念の分類の作成もまた，病理学の守備範囲であり続けてきた．これらは，ある健康異常を1つの疾患概念として提唱・確立し，既知の疾患概念群のなかで適切な位置づけを行うという行為だ．したがって，多くの疾患概念を熟知し相互の類似性や相違点を理解できなくては遂行できな

い．すなわち，近年の疾患研究のなかで，個別の疾患の理解を深化する方向（原因や発症機序の解明）への仕事は，もっぱら病理学に携わる者の専権事項でなくなって久しいが，概念の創生・分類を行う分野の一員としてならば，それは多数の疾患概念を水平的に俯瞰的にとらえずにはできないということで，いまだ病理学者はおのれの特異性を主張できるのだと思う．

　疾患とはつまるところ，正常（健康）状態からの「度を超した」逸脱である．逸脱は機能や形態の異常として自然が表現し，人間が感知してきた．感知を意識化したうえで，種々の程度の客観性を付与し，記録する行為が観察である．すなわち，他の自然科学の分野と同様に病理学の入り口も観察からはじまる．機能の逸脱を観察するうえでのリファレンスが生理学であり，形態の逸脱に関するリファレンスが解剖学や組織学である．病理学の位置づけは，これらのリファレンス学問の守備範囲を逸脱した事象を扱うところにある．

[略語]
WHO：World Health Organization
（世界保健機関）

Integration of pathology fields: morphological pathology and molecular pathology
Kengo Takeuchi：Division of Pathology, Cancer Institute, Japanese Foundation for Cancer Research（公益財団法人がん研究会がん研究所病理部）

1 がんの形態病理学

本書が対象とする，がん（悪性腫瘍）に話を絞ろう．がんが重要な疾患として認知されているのは，新生物の生物学的・臨床的異常性により宿主が死に到るからである．がんの兆候は多くの場合，形態の異常（異型）として感知できる．この事実によって立つ学問分野が，がんの形態病理学ということになり，その臨床応用がいわゆる（狭義の）がんの病理診断（組織病理診断と細胞診断）である．しかしながら，形態の異常（異型）と，がんをがんたらしめる生物学的・臨床的異常性との間に直接の因果関係はない．あるのは相関関係とその積み重ねから得られた経験則というショートカットである．経験則の集大成が診断病理学だ．一方で，形態異型と，がんの生物学的・臨床的異常性とを，因果関係という「正道」によって結ぶのは，病因とそれが機能するメカニズムである（図）．

形態病理学の現場で交わされる会話や判断は，この経験則・ショートカットによってきた．そしてその結論は多くの場合において正答であり，そうであるから，がん診療の根幹となってきた．「細胞の顔つきが悪いのでがん」，「各細胞のたたずまいがおかしいのでがん」等々．形態病理学上の術語を使えば，「細胞異型が強いのでがん」，「正常ではみられない構造異型や組織反応があるのでがん」となる．いずれにせよ，ここで形態病理学者ないし病理診断医が使っている「ので」は，理由や根拠をあらわす接続助詞には違いないが，その理由や根拠は因果関係によるものではなく相関関係によっている．自然科学の「正道」である因果関係を理解したい者や診療現場にいない者にとって，この相関関係や経験則は，理解不能な現実であり，ときには打破すべき対象ともなる．数学の試験の論述問題にたとえれば，問題文を見て論証をせずにいきなり答えを書いているようなものが（狭義の）病理診断だ．にもかかわらず，実際にがん診療の根幹として機能しているところを見てもわかるように，先人たちの知見の積み重ねにより，回答自体はかなり当たっている．いや，正確に言えば論証はしている．病理診断報告書であれば，その所見欄に診断に到った根拠を記載することになっているのだが，上記のごとく問題文と正答との間の相関関係に基づいた論述なので点にならない．つま

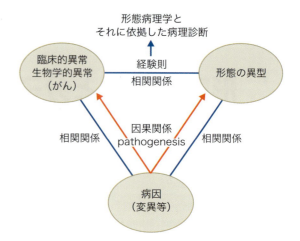

図　がんの形態病理学

り，ヒューリスティック（経験的，直感的）なアプローチで，実用に耐えうる正答を高い精度で提示してはいるのだが，その根拠を因果関係に基づいて論証していないので，形態病理学や（狭義の）病理診断のならわしを試験の場（一般的な自然科学のフィールドと読み替えればよい）にそのまま持ち込んでも，それだけで高得点（高インパクトファクター雑誌での採択と読み替えてみてもよい）はもらえない，というのが今の常識となっている．

がん診療の現場にいる者にも，もちろん言いぶんがある．不十分な知見や情報しかなくても，誰かが決断しなくては先に進めないし，疾患や患者は科学的正しさの完全証明を待ってくれない．すべての問題において必ずしもその理由がわからなくとも，経験的にこうだとわかっていることはいちいち意味を問わず，利用可能な情報にだけ基づいて決めていかねばならない．最も確からしい診断に誰かが早く定めて，次の目的地である治療開始に進まないといけないのが現場なのだ．

しかしながら，前述の通り，個々の疾患において，その原因や発症機序の研究を行うことは，もはや病理学分野だけで行われているわけではない．特に，この十余年の間に普及した次世代シークエンシング技術により爆発的に増大した知見は，それを専門的に扱っている研究者のフィールドには最早とどまっていない．臨床的・生物学的重要性が確認された情報として，診断，予後予測，治療選択，病態の真の理解などという，

まさにがん診療・研究の現場で生じている個々の局面において普通に利活用されつつある．Phenotype-basedであったがんの実臨床において，genotype-basedな側面が爆発的な勢いで加わっているという，腫瘍学の歴史の潮目にわれわれはいるのである．

名前からしてそもそもがphenotype-basedである形態病理学，そしてそれに基づき行われている（狭義の）病理診断は，この潮目において，passingされそうだという肩身の狭さと，いっそうのevolvingにつなげたいという希望の灯火を，同時に体感しているように思う．

Phenotypeより原理的に病因に近いはずのgenotypeの情報がcommodity化しつつあるということは，がんの理解や診療における「正道」への地図を，誰もが得られつつあるということである．すなわち，「正道」をいく費用的，時間的，心理的コストが低減されつつあるので，経験則であるがゆえに通行者に高い経験値が要求される形態病理学や病理診断は既得権益ともとられ，そういったショートカットは迂回ないし廃止してよいのではないかという，「腫瘍学の民主化」ともいえる空気が生まれつつあるのかと感じられる．

しかしながら，形態解析は，人間が有する最も簡便で普遍的な，そして生誕と同時に修練を開始し積み重ねてきた有用で信頼性の高い鑑別技術である．特殊な事情でもない限り，イヌやネコの鑑別を形態以外の方法でわざわざやる者はいないだろう．数多くのイヌの顔やネコの顔を見てきた人類は，たとえこれまで見たことのない個体であっても，経験則により，それがイヌかネコかくらいは簡単にわかるし，また知識があれば現在規定されている品種分類のなかで十分に鑑別できる．「イヌ」を「がん」，「ネコ」を「正常組織」，「人類」を「病理診断医」，「個体」を「症例」や「標本」，「品種」を「組織型」や「がんや臓器の種類」と置き換えてみてほしい．これが（狭義の）病理診断であり形態病理学である．イヌ好きの方は逆にされたい．

2 統合的病理診断

1）病理診断の意義と腫瘍学の"民主化"

病理診断とは，狭義の病理診断が主に立脚してきた形態情報だけでなく，病変からあらゆる情報を抽出し，病態生理の知見に基づいた統合的な解析により導き出される，もっと広いものであると考えたい．筆者が専門とする血液病理学における病理診断は，検体から得られる形態，免疫形質（免疫組織化学，フローサイトメトリー），および遺伝子・染色体解析の各情報と，臨床情報を勘案し統合的に導き出されている．2001年のWHO分類第3版ではそうすべきことが「公式に」宣言され，現場でルーチンとして実践されてきた．検体から情報をできるだけ多く抽出し統合的診断等のoutputに活用すべきだというこの原則は，造血器腫瘍にのみ留まるものでなく，あらゆるがん種に適用されうる普遍性をもつものだと思う．

確かに，フローサイトメトリー等，固形腫瘍には適用しづらい解析法もあるかもしれないが，原則を述べているのであって，個々の解析法のavailabilityの問題ではない．視点を変えて，例えば解析法のrepositioningを行ってもよい．フローサイトメトリーは固形がんの腫瘍細胞そのものは対象にしづらいのかもしれないが，標的を腫瘍浸潤リンパ球に転換し解析すれば，病理切片上での形態学的観察に加えて，定量性をもった詳細な免疫微小環境のデータをも勘案した統合的病理診断に昇華できるだろう．筆者は，ほぼ毎日，悪性リンパ腫診断目的で生検された検体のフローサイトメトリーを見ているが，リンパ腫細胞以外の正常CD8陽性リンパ球が増加していれば，本来その検体中にいるべきでないもの（悪性リンパ腫の細胞，がんの転移，病原体など）がいるという間接的な証拠であると解釈している．ちなみに，Hodgkinリンパ腫は悪性腫瘍にもかかわらず，背景に存在する反応性T細胞のほとんどがCD4陽性であり，CD8陽性リンパ球は極端に少なくなるのが典型的である．この知見の診断的意義としては，形態学的観察によりHodgkinリンパ腫が想起される症例でも，フローサイトメトリー解析により背景にCD8陽性リンパ球が多ければ診断を再考してみる，ということになる．がん生物学的な意味を考えれば，Hodgkinリンパ腫の腫瘍細胞であるHodgkin/Reed-Sternberg細胞の多くが*CD274*遺伝子の構造異常を有し，ほぼ全例でPDL1を高発現していることと関連するのだろう．

横道にそれたが，病変部の検体からできるだけ情報を抽出して得られる統合的病理診断を，人工知能を用い，さらに，過去の文献，臨床データ，放射線画像情報などとマージし解析すれば，予後・治療反応性予測

や最適な治療オプションの提示などをも付加した患者本位の「真の」がん診断といえるものも創出できるだろう．

そもそも，診断という行為の実利的な意義は，診療における次の一手を決めるというところにあり，患者にとって，より重要なのは診断方法ではなく診断結果なのだ．その点において，より多くの医療従事者や研究者が理解でき利用可能な情報や手法によろうという「腫瘍学の民主化」は素晴らしいことである．一方で，統合的病理診断ないし「真の」がん診断という観点からすれば，せっかく体系化されてきた簡便でかなり有用な形態病理学上の経験則を，民主化の過程で安易に迂回し完全に破棄してしまうのは非常にもったいないとも感じる．研究面においても，サンプルから核酸やタンパク質のみを抽出し，各細胞の位置情報や形態情報を捨象してしまっていることはきわめて大きな損失なはずだ．がん細胞と免疫細胞の位置関係は免疫微小環境の理解における鍵であろうし，細胞や分子の詳細な局在や相対位置情報がゲノム情報や発現情報とマージされれば，腫瘍のheterogeneity（不均一性）やclonal evolution（クローン進化）について多くのinsightsがもたらされることであろう．

「腫瘍学の民主化」において，形態病理学や（狭義の）病理診断が迂回されようとしているのであれば，それはそもそも病理学側にも本態的な原因がある．形態学には多分にアートの要素が含まれるため，習得までに相応のセンスと経験を要する．つまり，入り口で時間がかかる通行障壁の高いショートカットなので，民主化への足かせとみなされてしまうのかもしれない．とすれば，明るい将来に向けた実りある「腫瘍学の民主化」において必要なのは，実は「形態病理学の民主化」ということになる．

2）形態病理学への客観的手法の導入

アートの要素を多分に含む形態病理学や診断病理学が，わかる者には重宝がられ，わからない者に忌避されるのは，言語による伝達可能性が乏しいからである．このことは，次世代への継承可能性の低さにも通じている．わかる者の間では病理標本やその画像さえあれば言葉を要しない一方で，他の分野の人々や，形態病理学を志す初学者にもわかるように言葉で説明することはかなり困難なのである．先に，イヌとネコのたと

えをしたが，四つ足動物を見たことがなくおびえている宇宙人に，相互の形態学的鑑別法についてわかりやすい言葉で書いてくれと懇願されている状況を想像してほしい（彼は日本語が読めるとする）．しばらく悩んだあげく，「2～3年ほど地球に暮らして1,000匹くらい見れば自然にわかるようになるよ」と言いたくならないだろうか．それがアートの本質である．その真の理解や伝達には，言語を介さないアートそのものの直接体験が不可欠なのである．とはいえ，スペシャリスト以外の利用者に，常に本質の理解が必要なわけではない．情緒や達成欲をもつわれわれ人類としては，美術であればまずは鑑賞できるくらいにわかれば豊かな気分になり，学術であればまずは自分が必要な範囲で理解し目的達成に活用する．この実用的な観点から，民主化において形態病理学がとれる手法は少なくとも2つある．

1つは翻訳である．といっても，言語間の翻訳ではなく属性が異なる他の情報に変換する手法である．免疫組織化学染色や in situ hybridization などがそれにあたる．タンパク質の発現やゲノムの構造異常など，言語化や数値化可能な生命現象の情報と，それが困難な形態情報を，可視化技術を使い相互に翻訳しているわけである．翻訳の過程が言語化可能な分子病理学の手法によっているので，手法の説明さえ理解できれば形態情報も理解できるということになる．例えば，変異特異抗体や多重染色法の開発がさらに進めば，形態病理学者と他の生命科学者との間に横たわる断絶を埋める一助となるであろう．この過程に病理学側で必要なのは，これらの技術開発と，言語化しにくい形態病理学を体得したうえで言語化しやすい分子病理学をも習得した，文字通りの翻訳者となれる学際人材の育成である．

もう1つは，機械学習の導入である．形態病理学における計算機による画像解析はかねてから行われてきたが，人工知能の開発そのものと同様，一部の研究に留まり，実用化され普及することはなかった．それは，画像解析において着目すべき形態学的所見（特徴量）の設定と分類アルゴリズムの構築を，人間が担当していたからである．形態病理学にはアートの要素が多く，言語化できている経験則は一部に過ぎない．逆に言えば，言語化できた部分だけが書物になっている．した

がって，計算機が利用可能な特徴量が限られてしまい，たとえ形態病理学の教科書や論文にあるすべての情報を計算機に入力したとしても，従来法では急な調べ物等に便利な道具以上のものにはならない．しかし，deep learningの導入によりこの状況は一変した．そして幸いなことに，その一手法であるconvolutional neural network（第4章-10参照）は画像認識と非常に相性がよい．形態情報のデジタル化技術や，その莫大なデータ管理の技術も，速度や精度や容量の点で，ようやく実務に耐えうるレベルになってきている．

　こうした客観的・革新的手法の導入に関する話に対して，形態病理学側から聞こえてくる感想で定番は，仕事がなくなるといった類いのことである．領域そのものが消滅するのであれば，技術導入や機械により簡便にできるようなことをわざわざやり続けることは精神衛生上もよくないので早めに転職するか，導入の遅れそうな地域に移住するのが得策であろう．完全にはなくならないという観点からは，機械と協働することにより浮いた時間と思考力と体力を使い，新たな問題の解決や業務に着手できるともいえる．現時点で人間には理解できない，または気づきさえもしていない形態学的所見や病態に関して，機械は重大な示唆を，その重大性に理解も興味も示さずに淡々と出力することだろう．人間は，それら史上はじめて指摘された重大な示唆を使って，未解決の問題に対し意義づけを行えばよい．ルールやフレームワークが定まっている限りでは機械は無類の力を発揮する．しかしながら，腫瘍学においてのフレームワーク，すなわち疾患分類が完備することは当分（永久に？）ないだろう．新しい疾患や知見は次々と発見されるからだ．また，フレームワークそのものの創出，すなわち疾患概念の創生・分類などは人間の仕事になろう．人間が理解できないものをつくっても仕方がないからだ．意義づけた発見を再び診療現場に転用し，診断病理学上のショートカットの修正や新規開設に応用するという仕事もある．

おわりに

　研究上の発見を取り入れた精度の高い診断技術によりannotateされた検体群は，より共通性の高いものへ純化される．その群をまた深く解析することにより，将来の患者の診断や治療に資する知見がさらに得られるだろう．腫瘍学の歴史の潮目からの眺望には，このような広い病理学において循環する，患者のためのプロセスが展開していると感じている．

＜著者プロフィール＞
竹内賢吾：1996年東京大学医学部卒業．2000年に大学院博士課程修了，助手を経て，'04年に癌研究会癌研究所（現・がん研究会がん研究所）病理部研究員となり，'18年より部長．病理専門医として病理診断一般を，血液病理医としてリンパ腫症例コンサルティングを担当．新疾患lymphomatoid gastropathyを発見．固形がんでは，ALK肺癌のコンパニオン診断薬を開発し保険承認を得た．その他，*KIF5B-RET*融合遺伝子をはじめ約30種の融合遺伝子を新規同定している．

第1章 ゲノム医療の体制：現状と課題

3. 遺伝子パネル検査
―意義付けの標準化やデータ利活用に向けて

河野隆志

> 各患者さんのがんの特性を理解し，最適な治療法を選択するprecision cancer medicine（精密がん医療）が求められている．本邦でも米国に続き，次世代シークエンサーを用いた多遺伝子検査（遺伝子パネル検査）により遺伝子変異を同定し，診療の方針を決定していく「がんゲノム医療」の保険診療が現実のものとなりつつある．今後，複数の遺伝子パネル検査が薬事承認・保険償還されることが予想されており，検出変異の意義付けの標準化，そして医学の発展に向けたがん患者のゲノム・診療情報の集積と利活用が課題となる．

はじめに―精密がんゲノム医療と遺伝子パネル検査

　がん細胞に生じている体細胞遺伝子異常，そして，患者さんが生まれながらにもつ遺伝子バリアント（胚細胞系列遺伝子変異）は，薬物治療の効果や副作用などに影響を与える．そこで，個々の患者やがん組織のゲノム情報を分析し，同定される変異（アクショナブル変異※1）の情報に基づいて治療法を選択する「精密がん医療（precision cancer medicine）」が強く求められている．特に，次世代シークエンサーの登場により，数十〜数百個の遺伝子の変異を同時に迅速に検査できる多遺伝子検査（遺伝子パネル検査※2）が技術上，実施可能となったことで，がん医療は大きく変わろうとしている（図1）[1]．

　例えば，肺腺がんでは，がんの発生の要となる「ドライバーがん遺伝子」の活性化変異が複数同定されて

[略語]
CLIA：Clinical Laboratory Improvement Amendments
FDA：Food and Drug Administration（アメリカ食品医薬品局）
GIST：gastrointestinal stromal tumor（消化管間質腫瘍）
PMDA：Pharmaceuticals and Medical Devices Agency（独立行政法人医薬品医療機器総合機構）

※1　アクショナブル（actionable）変異
治療薬選択，予後予測，がん種の診断など，医師のアクションにつながるような臨床的意義をもつ遺伝子異常のことを指す．これに関連して，抗がん剤の奏効性につながる遺伝子異常をドラッガブル（druggable）変異とよぶ．

※2　遺伝子パネル検査
次世代シークエンサー等を用いて，複数の遺伝子の異常を一度に網羅的に調べる遺伝子検査．従来は一度に1つの遺伝子の異常しか判別できない検査が主流であったが，ゲノム医療の先陣として遺伝子パネル検査の実装が期待されている．厚生労働省は2019年度中の保険適用をめざしている．

Implementation of tumor-profiling multiplex gene panel test
Takashi Kohno[1][2]：Division of Genome Biology, Research Institute, National Cancer Center[1] /Division of Translational Genomics, Exploratory Oncology Research and Clinical Trial Center, National Cancer Center[2]（国立がん研究センター研究所ゲノム生物学研究分野[1] /国立がん研究センター先端医療開発センターゲノムTR分野[2]）

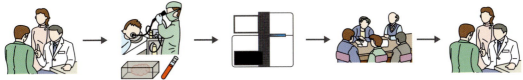

図1 遺伝子パネル検査に基づく精密がんゲノム医療
遺伝子パネル検査の結果に基づき，薬剤選択・診断・予後判断に関する診療補助情報が得られる．

おり，その遺伝子産物の活性を抑える分子標的薬が複数承認されている．ドライバーがん遺伝子の活性化変異は，細胞内シグナル伝達を恒常的にONにし，がん細胞はその恒常的活性化に依存して生存するがん遺伝子中毒（oncogene addiction）の状態となる．その結果，活性化したシグナル伝達を阻害する分子標的治療薬が大きな治療効果を示す．そのため，手術不適応の進行肺腺がんの治療においては，がん組織における *EGFR*，*ALK*，*ROS1* など個別の遺伝子の検査（コンパニオン検査）を行い，いずれかの検査で遺伝子異常が陽性の場合は，対応する分子標的薬を投与するという個別化治療が行われている[2]．しかしながら，このような遺伝子異常は肺がん以外のがんでも同定されること，また，肺腺がんにおいては，これらのほか，*RET* 遺伝子融合，*MET* 遺伝子のスプライシング異常変異，*BRAF* 遺伝子の変異など，その変異遺伝子産物の活性を抑える分子標的薬（治験薬を含む）が存在する[3,4]．特に，標準的な治療を終えたがん患者や，標準的な治療法の乏しい希少がん・小児がん・原発不明がんの患者においては，がん関連遺伝子の異常を検査し，その結果に基づいて治験治療を含めて治療法を選択することはがん種によらず重要である．というのは，遺伝子異常により選別された分子標的薬剤の臨床試験では，希少がん・小児がんを含めて高い治療効果が見出される場合がしばしばあるからである．例えば，最近では *TRK* 遺伝子融合をもつがんに対し，希少がん・小児がんなどを含めてがん種の壁を越えてTRKキナーゼ阻害薬の臨床試験が行われ，75％の患者に有意な腫瘍縮小効果がみられたという報告がある[5]．

われわれは，早期臨床試験に登録する可能性のある進行がん患者に対し，約100遺伝子のターゲットシークエンスを行うNCCオンコパネル（ver2）検査の稼働性検証研究を行った．検査結果については，臨床・基礎研究者からなるエキスパートパネル会議※3で意義付けを行い，結果をレポートとして担当医に返却した．約1年半の期間で131症例の解析が行われ，11症例が遺伝子異常にマッチした分子標的薬の第Ⅰ相企業治験にエントリーされた．これらの症例の無増悪生存予後

> **※3 エキスパートパネル会議**
> 遺伝子パネル検査の結果を医学的に解釈するための多職種検討会．以下の職種で構成されることが望ましいとされる．薬物療法に関する専門的な知識および技能を有する医師（領域が異なる医師が複数），遺伝医学に関する専門的な知識を有する医師，遺伝医学に関する専門的な遺伝カウンセリング技術を有する者，病理診断に携わる医師，分子遺伝学やがんゲノム医療に関する十分な知識を有する研究者，バイオインフォマティクスに関する十分な知識を有する研究者，当該患者の主治医または担当医．http://www.mhlw.go.jp/file/05-Shingikai-12401000-Hokenkyoku-Soumuka/0000183156.pdf

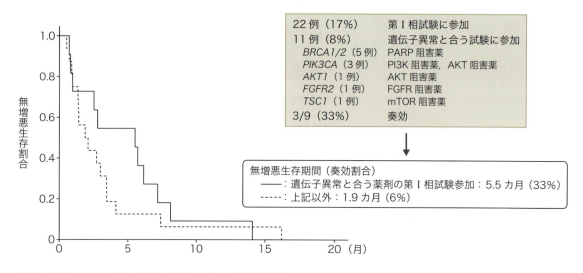

図2　NCCオンコパネル検査を受け，第Ⅰ相臨床試験にエントリーした患者の無増悪生存予後
2014〜2015年に解析した130例の結果，遺伝子の異常に対応した抗がん剤の臨床試験に参加すると予後が改善することが示され，遺伝子パネル検査の臨床的な有用性が証明された．

は，遺伝子異常にマッチせず臨床試験にエントリーした症例と比べて良好であった（**図2**）[6]．また，標準治療を終えた若年卵巣がん患者に*AKT1*がん遺伝子の活性化変異が検出され，AKT阻害薬の第Ⅰ相企業治験で4年以上の治療効果がみられている患者も存在する[7]．以上の結果は，本邦においてもがんのクリニカルシークエンス検査は稼働可能であり，患者にとっては治療選択の拡大，製薬企業にとっては創薬開発の促進という双方への利点があることを示している．

また，遺伝子変異は治療薬の選択以外にも，診療の参考情報となる．例えば，神経芽腫における*MYCN*がん遺伝子の増幅などは，悪性予後を予測させる情報となる．また，脂肪肉腫においては*MDM2*増幅が，消化管間質腫瘍（GIST）においては*KIT*遺伝子変異が確定診断に有用である．よって，遺伝子パネル検査は，「治療薬選択」，「予後予測」，「がん種の診断」に関する情報を医師に与え，最適な治療法の選択を可能とする（**図1**）．

象とされる．そこで，検査の時間はもちろんのこと，検査試料の節約のためにも複数の遺伝子の異常を一度に調べられる遺伝子パネル検査が有効である．当該検査では，通常の病理検査で用いられるホルマリン固定後パラフィン包埋されたがん試料（FFPE試料）から得られる核酸を用い，がん組織における正常細胞の混入や腫瘍内不均一性を考え，シークエンス深度を数百以上に設定し，解析を行う．遺伝子異常に関しては，専門家会議（エキスパートパネル会議）において「治療薬選択」，「予後予測」，「がん種の診断」についての意義付け（アノテーション）を行い，担当医の診療の補助情報とする．検査結果の意義付けに関しては，標準化が望ましい．そのため，日本臨床腫瘍学会・日本癌治療学会・日本癌学会は合同で，「次世代シークエンサー等を用いた遺伝子パネル検査に基づくがん診療ガイダンス」を発出し，遺伝子パネル検査の使い方や意義付けの方針を示している（http://www.jsmo.or.jp/about/doc/20171011_01.pdf）．

1 遺伝子パネル検査の要件と意義付け

がんの遺伝子検査においては，手術の適用とならない進行がんや再発がんが対象となることから，内視鏡検査などで得られる微小な生検試料が遺伝子検査の対

2 米国と日本における遺伝子パネル検査

米国では次世代シークエンサーを用いた遺伝子パネル検査が高度な医療機関や臨床検査企業でさかんに行われ，治療法の決定にすでに利用されてきた（**表**）．そ

表　代表的な遺伝子パネル検査

検査	解析遺伝子数	がん組織試料	非がん組織試料	米国FDA承認	日本PMDA承認
Oncomine DX	23	組織DNA/RNA	使用しない	承認	承認（*BRAF*遺伝子のみ）
FoundationOne	324	組織DNA	使用しない	承認	2018年申請済み
MSK-IMPACT	468	組織DNA	末梢血DNA	承認	
Guardant360	73	セルフリーDNA	使用しない		
NCC oncopanel	114	組織DNA	末梢血DNA		2018年申請予定
OncoPrime	215	組織DNA	使用しない		

FDA：Food and Drug Administration（アメリカ食品医薬品局），PMDA：Pharmaceuticals and Medical Devices Agency（独立行政法人医薬品医療機器総合機構）．

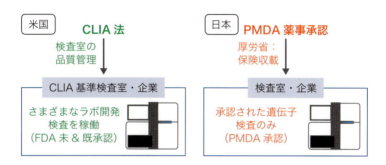

図3　米国と日本の遺伝子検査に関する規制の違い
検査室を承認する米国と異なり，日本では，すべての遺伝子検査について個別の薬事承認が必要である．

の理由としては，米国では，CLIA（Clinical Laboratory Improvement Amendments）法で認証された検査室（CLIA認証検査室）であれば，ラボ開発テストを臨床検査として稼働でき，高度な医療機関を受診できる患者であればこのような検査を受け，個人で契約する医療保険からの検査料の支払いが可能である（**図3**）[1]．このため，FoundationOne検査，MSK-IMPACT検査などは，FDA（アメリカ食品医薬品局）承認以前からそれぞれ10万例，1万例の検査実績が論文報告されている[8,9]．一方，日本は国民皆保険であり，広く遺伝子検査を受けられる医療環境は整っているものの，CLIA認証の制度はなく，保険診療のなかで多遺伝子検査を実動するためには，それぞれの検査ごとに，PMDA（医薬品医療機器総合機構）による薬機承認，厚生労働省による保険償還を経る必要がある（**図3**）[1]．残念ながら本邦では現時点で保険償還された遺伝子パネル検査はなく，当該検査は臨床研究あるいは自由診療として，一部の医療機関でのみ行われてきた．

しかしながら，このような状況は現在大きく変わってきている．厚生労働省は「がんゲノム医療推進コンソーシアム懇談会」を立ち上げ，その方針にのっとり，先行してがんゲノム医療を提供する11カ所の「がんゲノム医療中核拠点病院」および連携病院を指定した（http://www.mhlw.go.jp/file/06-Seisakujouhou-10900000-Kenkoukyoku/0000199651.pdf）．また，遺伝子パネル検査については，厚生労働省より通知が出され，薬機承認，保険償還への道筋がついてきている．そして，上記のFoundationOne検査については，2018年3月に中外製薬を通じて薬事承認申請がなされたところである（**表**）．また，われわれの開発したNCCオンコパネル検査についても，厚生労働省先駆け審査指定制度において品目指定される（http://www.mhlw.go.jp/stf/houdou/0000153128.html）など，薬機承認・保険償還の途上にある．そして，当該検査の臨床的な稼動性・有用性を確認するため，先進医療Bとし

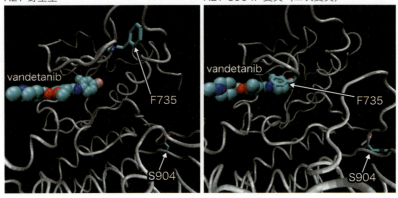

図4 京コンピューターを用いた分子動力学シミュレーションによる変異の意義付け
長時間（1 msec）分子動態シミュレーションを行った．その結果，*RET*融合遺伝子上に生じた二次変異（S904F）により，薬剤との結合を不安定化させる過渡的コンフォーメーションが出現することで，薬剤耐性を引き起こすというメカニズムが推定された．文献10より転載．

て多施設でのNCCオンコパネル検査の運用が2018年4月より開始されている．よって，数年以内に複数の遺伝子パネル検査が日本のがん診療のなかで稼動されることが期待される．

おわりに─データ利活用に向けて

がんゲノム医療中核拠点病院および連携病院から開始される遺伝子パネル検査には，日本人のがん関連遺伝子のゲノム情報が濃縮されている．いずれ，遺伝子パネル検査は，日本の皆保険制度の下，広く行われることが期待されることから，ゲノム情報や治療効果などの診療情報を集積し，本邦のゲノム医療に活かすことが重要である．また，新たな創薬など，研究開発への利活用にも期待がもたれる．そこで，厚生労働省は遺伝子パネル検査で得られるゲノム情報と治療薬の効果等の臨床情報を集約・管理・利活用する「がんゲノム情報管理センター」を国立がん研究センター内に整備するとした．

遺伝子パネル検査データを本邦のゲノム医療や創薬に活かすためには標準化（品質保証）されたゲノム・診療データの収集が必須となる．そのためには以下の点が重要であると筆者は考える．

①現時点で意義付けできるがん関連遺伝子異常だけでなく，ゲノム検査のraw dataを集積すること．これは，将来における人工知能やスーパーコンピューターによる分子動力学シミュレーションを含めた意義付け能力の向上を期待してのことである．実際，われわれは最近*RET*融合陽性肺がん患者における治療耐性変異の意義付けに京コンピューターを用いた分子動力学シミュレーションが有用であることを報告している（**図4**）[10]．

②本邦患者の診療データを一定の様式で収集すること．例えば，肺がんにおけるEGFR阻害剤に対する間質性肺炎など，本邦患者は欧米患者とは異なる反応がみられることが知られる．よって，本邦のがんゲノム医療の進展のためには，検査例の治療効果・転帰を集積することがゲノム情報と並んで重要である．

③遺伝子パネル検査では，二次的所見（secondary finding）として，遺伝性腫瘍などの胚細胞系列変異を検出することがあることから，収集には高度なセキュリティを担保させること，そして，利活用を含め患者同意を得ることが重要である．

今後の精密がん医療の発展に向け，自身も貢献したい．

文献

1) Kohno T：Cancer Sci, 109：507-512, 2018
2) Saito M, et al：Cancer Sci, 107：713-720, 2016
3) Drilon A, et al：Nat Rev Clin Oncol, 15：151-167, 2018

4） Yoh K, et al：Lancet Respir Med, 5：42-50, 2017
5） Drilon A, et al：N Engl J Med, 378：731-739, 2018
6） Tanabe Y, et al：Mol Cancer, 15：73, 2016
7） Davies BR, et al：Mol Cancer Ther, 14：2441-2451, 2015
8） Zehir A, et al：Nat Med, 23：703-713, 2017
9） Chalmers ZR, et al：Genome Med, 9：34, 2017
10） Nakaoku T, et al：Nat Commun, 9：625, 2018

<著者プロフィール>
河野隆志：1989年に京都大学薬学部（微生物学講座）卒業の後，東京大学大学院医学系研究科（細菌学講座）を'95年に卒業．医学博士．同年より，国立がんセンター研究所生物学部（横田淳部長）でがんゲノム研究をはじめる．2010年，ゲノム生物学研究分野分野長に就任．'12年先端医療開発センター・ゲノムTR分野分野長を併任．肺がんにおける*RET*融合遺伝子の発見とRET阻害薬の臨床試験への参画のなかで，本邦のクリニカルシークエンシング検査実装の必要性を感じ，NCCオンコパネル検査の開発を行うに至る．日本癌学会評議員．

1章 ゲノム医療の体制：現状と課題

| 第1章 | ゲノム医療の体制：現状と課題 |

4. がんゲノム医療用知識データベース

鎌田真由美，中津井雅彦，奥野恭史

> ゲノム医療の臨床実装において，ゲノムバリアントの臨床的解釈付けをいかに確度高く効率的に行えるかが重要な鍵となる．効率化には，解釈付けに用いる情報，つまり既知の疾患関連ゲノム情報と根拠となる生命科学的・医学的なエビデンスを集約し「知識」として体系化することが必要である．また，体系化された知識ベースを用いた人工知能による自動化にも期待が寄せられている．本稿では，国内外における疾患関連ゲノムバリアントデータベースの取り組みと，知識ベース構築について紹介する．

はじめに

　ゲノム医療は，遺伝子解析により得られるゲノムの変異・多型（バリアント）情報に基づき，診断や治療方針決定および疾患の予防を行う医療である．特にがんでは，過剰発現やドライバー変異を有する特定の標的タンパク質に対する薬剤（分子標的薬）が多く開発されており，体細胞変異（後天的に細胞のがん化の過程などで生じる変異）の有無による最適な薬剤選択が可能であると期待されている．実際には，ゲノム配列解析で得られるバリアントに対して，これまでに明らかになっている遺伝子構造や分子機能などの情報を付与（アノテーション）し，患者背景と合わせた臨床的な解釈付けにより治療方針決定を行う．しかし，この

> **[略語]**
> **AI**：Artificial Intelligence（人工知能）
> **RDF**：Resource Description Framework
> **VUS**：Variants of Uncertain Significance

臨床的解釈付け（ここではキュレーションとよぶ）には膨大な情報の収集とその包括的な検証と判断が必要であることから，専門家でも1バリアントに対するキュレーション作業に約1時間必要といわれている[1]．さらに実際には機序不明なバリアントが数多く存在することから，実地臨床におけるゲノム医療の実装・運用には，このキュレーションが重要な鍵となる．そのため，まず，キュレーションで用いる情報をデータベースなどから集約し，知識として体系化することで効率化を測る必要がある．ここでいう知識とは，共有可能な臨床的意義の解釈付けがなされたバリアント情報，そしてその根拠となる生命科学的・医学的なエビデンスを指す．これら知識の体系化，つまり「知識ベース（knowledge base）」の構築によるキュレーションの効率化に加え，人工知能（AI）への適用による自動化が期待されている．本稿では，国内外におけるゲノム医療関連データベースの取り組みと，知識ベース構築，そしてそのAI応用について紹介する．

Knowledge-base for cancer genomic medicine
Mayumi Kamada/Masahiko Nakatsui/Yasushi Okuno：Graduate School of Medicine, Kyoto University（京都大学大学院医学研究科）

1 疾患関連ゲノム情報データベース

臨床的に重要なゲノムバリアントに関するデータベースとして広く利用されているものに、米国のClinVar[2]がある。ClinVarは、主に遺伝性疾患におけるゲノムバリエーションと疾患への関連性について収載しているデータベースであり、米国国立衛生研究所（NIH）のもと、国立生物工学情報センター（NCBI）と国立医学図書館（NLM）により運営されている。収載されているバリアントは、情報提供元においてpathogenic（病原性あり）やbenign（良性）などの疾患関連性が付与されたものであり、研究機関や検査会社等から広くデータを受け付けている。また、ClinVarでは各登録情報（エントリ）に対して、星の数による5段階レビューを付与している。データ提供者が単一のエントリには星が付かないが、複数の提供者から同様の解釈付けで登録がされた場合には星が1つ付くなど、情報の信頼性評価を示している。NIHの別プロジェクトに、複数の疾患領域の専門家によりキュレーション方法の議論や方針決定等を行うClinGen[3]がある。ClinGenとClinVar間で協力体制が構築されており、ClinVarエントリに対してClinGenで各疾患の専門家によりキュレーションが実施されると、最高評価の4つ星もしくは3つ星が付与される。

国外では他に、がんにおける体細胞変異を集約したデータベースとして、英国Wellcome Trust Sanger研究所のCOSMIC（Catalogue of Somatic Mutations in Cancer）がある[4]。COSMICでは、PhDホルダーのスタッフが論文等からバリアントに対する臨床的意義や頻度情報を手作業で確認し、論文間の情報の不一致を除いたうえで、バリアント情報が登録される。信頼性の高い情報が集約されていることから、がんゲノム解析におけるキュレーションではたびたび参照されている。

優れたがん研究拠点・がん専門病院として知られている米国MSKCC（Memorial Sloan Kettering Cancer Center）も、バリアントによる影響と臨床的意義について集約しているデータベースOncoKB（Precision Oncology Knowledge Base）[5]を公開している。OncoKBでは、MSKCCの臨床医や研究者らによりキュレーションされた477のがん関連遺伝子に対

する詳細なバリアント情報が集約されている。各バリアントは治療効果や予後情報、生物学的な影響などと合わせて検証され、4つのレベルに分類されている。FDA承認薬に対して、FDAでバイオマーカーとして認められているバリアントはLevel1、標準治療でバイオマーカーとして用いられるバリアントはLevel2とされている。また、標準治療では用いられていないが臨床的なエビデンスもしくは生物学的実験により薬剤応答を示すバイオマーカーとして見込まれるバリアントは、それぞれLevel3、Level4とされている。

これらデータベースの情報はキュレーションにおける知識基盤であり、非常に有益である。しかし一方で、主に欧米人集団でのバリアント情報であることから、日本におけるゲノム医療推進のためには、日本人集団における疾患関連バリアント情報の集約が重要となる。そこで、日本医療研究開発機構（AMED）により「臨床ゲノム情報統合データベース整備事業」（**図1**）が2016年に開始された。本事業は、「がん」「希少・難治性疾患」「認知症」「感染症」「難聴」を主な対象疾患とし、日本人におけるゲノム情報と疾患特異性・臨床特性等との関連について検証し、臨床や研究に利活用できるデータベースの整備を行うものである。われわれは、国立国際医療研究センターおよび慶應義塾大学と協同で、各疾患領域で採択された研究機関（1次研究班）により提供されるゲノム情報と臨床情報を疾患横断的に統合し、公開するデータベースMGeND（Medical Genomics Japan Variant Database；https://mgend.med.kyoto-u.ac.jp/）の開発・運用を行っている。

1次研究班では、患者リクルートから遺伝子解析・キュレーションまでを行い、その成果を共同研究者などの限定されたグループ内で共有する「制限共有データ」として集約するデータストレージを構築している。そのうち、限定された臨床情報とバリアント情報が、誰でもアクセス可能な「非制限公開データ」としてMGeNDに集約される。臨床情報は基本的に、個人情報や個人識別符号を含まないよう配慮された疾患名（診断名）と性別・年代であり、バリアント情報は多疾患領域を対象としているため多種多様である。がん領域においては、遺伝性腫瘍における生殖細胞系列変異（生まれつきもっている変異）や体細胞変異の情報が、その疾患関連性情報とともに登録される。われわれは

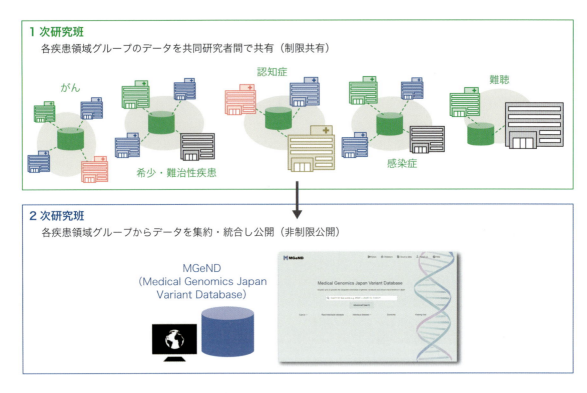

図1 臨床ゲノム情報統合データベース整備事業概要

2018年3月よりMGeNDの本格運用を開始しており，現在までに約15,000件（登録作業中のデータも含む；2018年6月現在）のバリアントデータが1次研究班より提供されている．MGeNDは，キュレーションに利活用できるデータベースを目的としている．そこで，上述の1次研究班より提供されるデータと合わせて，キュレーションで参照されることの多い公共データベースを集約し，統合的な情報提供を行っている（図2A）．さらにMGeNDでは，疾患個別画面を提供しており，現在は疾患領域別にバリアントの統計情報が閲覧可能である（図2B）．各疾患領域で必要なエビデンス情報と疾患固有データの適切な情報表示を行うため，1次研究班と協同で改良を進めており，今後，随時公開予定である．

2 知識ベース構築

上記のデータベースを整備・充実させていくことにより，日本人におけるゲノムバリエーションの知識集積が可能となり，ゲノム医療の促進が期待される．しかし，ここで問題となるのが疾患への関連性が不明な（判断のつかない）バリアント，VUS（Variants of Uncertain Significance）である．バリアントに対するキュレーションには膨大な知識と時間が必要となることはすでに述べた．そこで昨今期待されているのが，人工知能（Artificial Intelligence：AI）を用いたキュレーションの効率化・自動化である．東京大学医科学研究所で，IBM Watson for Genomicsにより特殊な白血病患者の診断が行われたことは記憶に新しい．AIによりキュレーションを行うには，医師や研究者が実際にキュレーションに用いている知識を計算機に与えなければならない．つまり，臨床的意義の解釈付けの根拠となる生命科学的・医学的なエビデンス情報を，バリアント情報と合わせて知識として体系化し，計算機が可読な「知識ベース」を構築する必要がある．

では，どういった知識が必要となるのか．疾患領域によっては主要学会によりキュレーションの判断基準となるガイドライン・ガイダンスが示されている．主

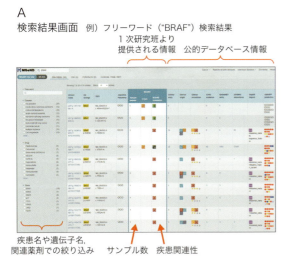
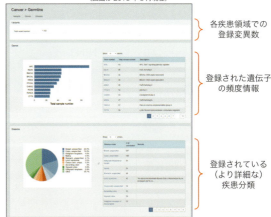

図2 臨床ゲノム情報統合データベースMGeND画面

に遺伝性疾患を対象としたものとして，米国臨床遺伝・ゲノム学会（ACMG），分子病理学協会（AMP），米国病理学会（CAP）が協同で発表したACMGガイドライン[6]が広く知られている．日本でも，がん領域において日本臨床腫瘍学会・日本癌治療学会・日本癌学会が3学会合同で「遺伝子パネル審査に基づくがん診療ガイダンス」[7]を発表している．これらのガイダンスでは「遺伝子の機能関連情報」，「分子（遺伝子変異）と疾患の関連」，「変異の集団における頻度情報」，「分子と薬剤との関連」，「薬剤と疾患の関連」，「治験・薬剤の承認状況に関する情報」さらに「分子間の関係」などの情報を判断の基準，根拠としている．各情報はすでに国内外の研究機関などによりデータベースとして公開されており，それらを包括的に情報統合することで知識ベースを構築することが可能であると考えられる．しかし，これらのデータベースは，おのおの独自のデータ形式・構造をもっており，現状況では，横断的な検索（知識抽出）を行うことが難しい．そこで，われわれはRDF（Resource Description Framework）というデータ構造を用いてデータベースに蓄積されている情報の統合を行っている．RDFは，ものや概念などの情報に共通したグローバルな名前（ID）を付け，同じ用語を用いて関係性を説明することで情報の包括的活用をめざすものである．つまり対象とするすべてのデータベースで統一されたIDと関係性の表現を用い

ることで，複数のデータベースにまたがる膨大な情報に対するシームレスな情報の取得，検索が可能となる（図3）．IDや表現の統一には国内外で開発されているデータベースとの言葉のすり合わせが必要であるため，ライフサイエンスにおけるデータの標準化を国際的なコラボレーションにより推進しているライフサイエンス統合データベースセンター（DBCLS）と協同で取り組んでいる．

しかし，論文や症例報告などに記載されたままになっているゲノムバリアントと疾患の関連情報も数多く存在し，それらはデータ構造化されておらず既存のデータベースには蓄積されていない．さらに，日進月歩の勢いで研究が進められているがん領域においては，最新の文献や治験の情報をいかにタイムラグなく情報として取り込むかが，鍵となる．そこで，われわれは論文などの文章データから自然言語処理技術（Natural Language Processing：NLP）により，遺伝子と疾患との関係性を抽出し，知識ベースの拡張を行っている．さらに，変異に対する疾患関連性の予測を行うAIキュレーション開発にも取り組んでおり，構築している知識ベースとともに，本稿で紹介したMGeNDに蓄積される日本人集団における疾患関連バリアント情報も知識として取り込み，日本人に最適化されたAIシステムの構築をめざしている．

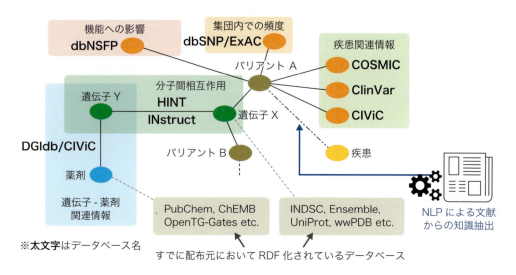

図3　情報統合のイメージ

おわりに

　日本におけるゲノム医療の実装・運用には，日本人集団でのバリアント情報と臨床情報の集約が不可欠である．さらにそれらの情報を知識として蓄積し，臨床的判断の根拠となる生命科学・医学的知見との情報統合による知識基盤の構築が，ゲノム医療発展の鍵となる．情報の集約・公開においては，生殖細胞系列変異と体細胞変異では共有すべき情報（エビデンスとなる情報）が異なることからも，そのデータ構造化およびエビデンス情報の表現統一について議論する必要がある．また，知識基盤構築においても，データ構造化されていない知識の体系化と同様に，蓄積される情報に対するクオリティ（情報の正しさ）の担保における議論も今後重要となる．

文献

1) Dewey FE, et al：JAMA, 311：1035-1045, 2014
2) Landrum MJ, et al：Nucleic Acids Res, 44：D862-D868, 2016
3) Rehm HL, et al：N Engl J Med, 372：2235-2242, 2015
4) Forbes SA, et al：Nucleic Acids Res, 45：D777-D783, 2017
5) Chakravarty D, et al：JCO Precis Oncol, 2017：doi: 10.1200/PO.17.00011, 2017
6) Richards S, et al：Genet Med, 17：405-424, 2015
7) 日本臨床腫瘍学会・日本癌治療学会・日本癌学会合同：次世代シークエンサー等を用いた遺伝子パネル検査に基づくがん診療ガイダンス（第1.0版）2017年10月11日．http://www.jsmo.or.jp/about/doc/20171011_01.pdf

＜筆頭著者プロフィール＞
鎌田真由美：2013年，京都大学大学院情報学研究科で博士号（情報学）を取得後，同年慶應義塾大学理工学部特任助教，'15年京都大学大学院医学研究科特定研究員を経て，'17年より現職．ゲノム医療や個別化医療に向けたメディカルバイオインフォマティクス，医療データサイエンス人材の育成に従事．

第1章　ゲノム医療の体制：現状と課題

5. 知識統合に向けた意義不明変異の解釈

高阪真路

> がんゲノム医療ではこれまでの一般検査とは違い広範囲のゲノム情報を検索するために，意義
> 付け不明の変異（variant of uncertain significance：VUS）が多く発見される．このような
> VUSは病的意義のない変異から治療方針に影響を与える変異まで含まれるため，生物学的意
> 義と臨床的意義を統合的に理解したうえでVUSを評価しなければならない．今後より一層オ
> ミックス解析が臨床応用されるにつれて，個々の検査から出てくる大量のデータにさまざまな
> アプローチで精度高く，ハイスループットに意義付けしていく機能解析の革新が求められ，エ
> キスパートパネルや人工知能による知識の統合が望まれる．

はじめに

　次世代シークエンスを用いたがん研究に従事したことのある者ならば，がん細胞に実に多くの変異が見つかり，その多くは意義不明の変異であるということを知るであろう．クリニカルシークエンスにおいても，数百の遺伝子のエキソンを検査する場合，あるいは今後全エキソンや全ゲノムシークエンスを行おうとすると多数のVUSが見つかってくる．また，一概に意義と言っても腫瘍生物学的な意義から臨床的意義までさま

[略語]
HBOC：hereditary breast and ovarian cancer
　（遺伝性乳がん卵巣がん）
HR：homologous recombination（相同組換え）
LOH：loss of heterozygosity
TCGA：The Cancer Genome Atlas
VUS：variant of uncertain significance
　（意義不明の変異）

ざまな観点があるため，その意義付け（評価・解釈）は複雑である．本稿ではクリニカルシークエンスで見つかる遺伝子変異を解釈する際に必要となる基礎的知識について解説し，VUSに対してどのようにアプローチすべきかについて紹介したい．

1 変異を解釈する指標

　がんにおける遺伝子変異はさまざまな指標で分類分けができるが，主に以下の2つの観点で変異を評価することが鍵となる（**図1**）．

1）がん化能

　発がんの原因となるがん化関連変異かどうかは，発がんを理解するうえで本質的な情報であり，腫瘍生物学的な意義を伴う．ただし，すべてのがん関連変異に対して創薬がされているわけではないので，臨床的には現時点で変異を標的にした分子標的薬が存在するかどうかについての検索をする必要がある．

Interpretation of variant of uncertain significance for knowledge integration
Shinji Kohsaka：Division of Cellular Signaling, National Cancer Center Research Institute（国立がん研究センター研究所細胞情報学分野）

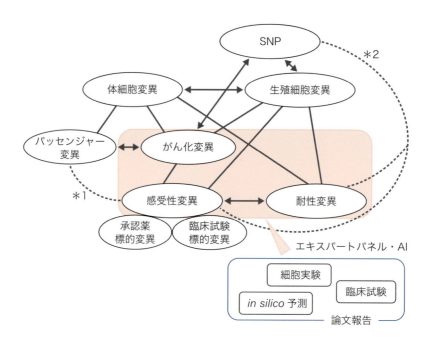

図1　がんゲノム医療における変異の意義付け
主にがん化能と治療感受性を評価することが臨床上重要であり，論文情報などをもとに専門家や人工知能によって意義付けがなされる．＊1：hypermutator（非常に多くの遺伝子変異の蓄積と多様性を有するがんを意味し，DNAポリメラーゼをコードする遺伝子やミスマッチ修復遺伝子の変異などにより生じることが知られる）に免疫チェックポイント阻害剤の効果予測になりうることがある．＊2：pharmacogenomicsに関与するSNPなどが考えられる．

2）治療感受性・耐性

　変異を有することで特定の治療の感受性・耐性に影響を与えるかどうかの評価で，臨床腫瘍学的な意義を伴う．薬物動態に影響する薬物代謝酵素や薬物トランスポーターの変異なども想定され，ゲノム薬理学（pharmacogenomics：PGx）的な意義も含まれる．また薬剤感受性変異の場合，承認薬標的変異や臨床試験標的変異といった治療法への到達性に関しての意義付けは治療選択上の重要な情報となる．

2 体細胞変異を解釈するうえでのポイント

　体細胞変異はがん細胞が特異的に有する変異であり，同定された変異が腫瘍の発生原因となるドライバー変異であるのか，あるいは偶発的に生じたパッセンジャー変異なのかどうかが重要な観点になる．それはがん化を強力に引き起こすドライバー変異はがん細胞特異的な分子標的になりうるからである．がん化変異のカタログを作成するためにはがん関連遺伝子を同定する必要があるが，Pan-Cancer Atlasプロジェクトでは，1万検体以上に及ぶTCGAエクソームデータのすべてを複数のアルゴリズムを用いて統合的・統一的に解析し，33種類の腫瘍型におけるドライバー遺伝子の同定とその機能解析の成果を発表した[1]．この報告ではまず遺伝子レベルで変異が集積しているかを8種類のアルゴリズムで解析し，consensus gene scoreを算出した．さらに遺伝子変異のがん化能について塩基配列レベルまたはタンパク質の立体構造解析による計12種類のアルゴリズムで新しいがん化変異を推定し，細胞株実験により検証を行った．最終的なマニュアル・キュレーションを経て，299種類のがんドライバー遺伝子を同定した（**図2**）．解析した57％の腫瘍に治療標的となる細胞事象が存在すると評価された．

3 体細胞変異のVUS

　がん遺伝子における発生頻度の低い変異は，がん化

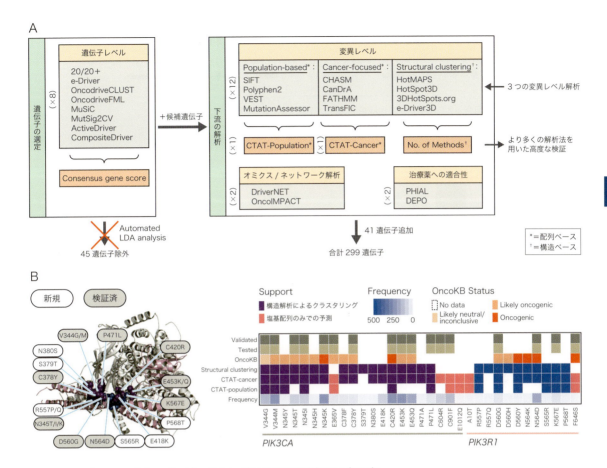

図2 Pan-Cancer Atlasプロジェクトにおける変異解析アルゴリズム
A)複数のアルゴリズムやインプットデータを用いてがん化関連遺伝子・遺伝子変異を一元的に評価した解析手法の概略図．B)タンパク質構造解析と組合わせて評価した*PIK3CA/PIK3R1*の変異．紫色/青緑色は構造解析での手法で見つかった変異で，ピンク色は配列ベースでの解析でのみに見つかった変異を意味する．*PIK3CA*と*PIK3R1*のインターフェースとなる領域にがん化能を予測された変異が集積していることが示されている．

変異なのかどうかがこれまでに評価されていない場合が多い．例えば*EGFR* L858R変異などのいわゆるホットスポット変異はがん化の原因変異であり，その強力なチロシンキナーゼ活性を抑える分子標的薬が臨床で用いられているが，意義付けされていない低頻度の非同義変異は1,000種類以上存在する．こうしたVUSがクリニカルシークエンスで発見されると，がん化能が不明であると同時に薬剤感受性変異かどうかも不明であるために治療法の決定が困難となる．

VUSを細胞実験によりハイスループットに評価する手法としては，大規模ゲノム解析で同定された変異をプールしたプラスミドライブラリを用いた手法が開発されており，*EGFR*，*ARAF*，*ERBB2*，*BRAF*の頻度の低い変異の機能やこれまでにがん化能の知られていなかった*PIK3CB*，*POT1*のがん化変異が明らかとなった[2)3)]．また先に紹介したPan-Cancer Atlasプロジェクトにおける細胞実験では，各変異体を個別に2種類の細胞株に導入してがん化能を判定する手法で1,000種類以上の変異体の機能解析を行った[4)]．

筆者の所属する研究室では革新的なハイスループット遺伝子変異機能解析手法（mixed-all-nominated-mutants-in-one method：MANO法）を構築した．MANO法ではレトロウイルスベクターを用いて遺伝子を細胞株に導入して機能解析を行うが，それぞれの遺伝子に固有の6塩基からなるバーコード配列を組込み，標識するというのが独自な点である．このことにより

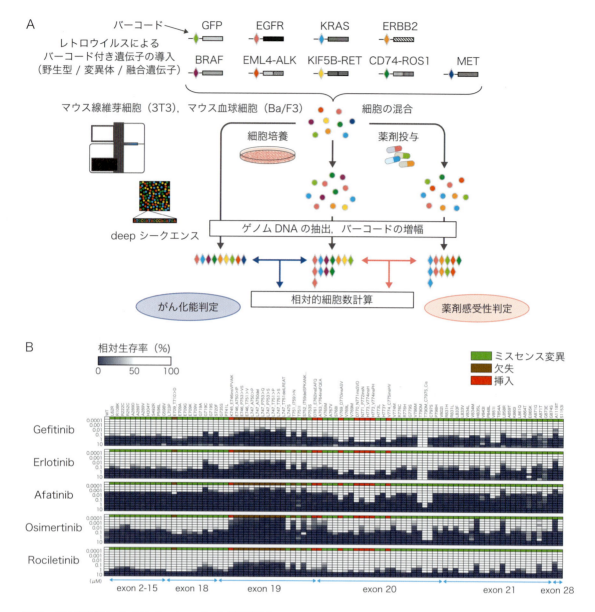

図3 MANO法によるハイスループット機能解析
A）固有のバーコード配列が組込まれた遺伝子導入細胞を混和してアッセイを行い，各導入細胞の相対細胞数変化をNGSでバーコード相対量を計測することで判定し，各遺伝子の薬剤感受性やがん化能を一度に多数評価する．B）87種類のEGFR変異体における5種類のEGFRチロシンキナーゼ阻害剤に対する薬剤感受性をMANO法で評価した．

アッセイ後の培養細胞のゲノムDNAを抽出しバーコード配列をPCR増幅して，バーコードの数を次世代シークエンサーで計測することで，各遺伝子導入細胞の相対細胞数を算出でき，各遺伝子の薬剤感受性や細胞増殖に与える影響を一度の解析で多数評価することが可能となる（**図3**）[5]．

この手法を用いて101種類の*EGFR*変異を評価したところ，64種類ががん化能をもつ遺伝子変異であることが判明した．さらに6種類のEGFR阻害剤に対する感受性を評価すると，多くのEGFR阻害剤耐性変異が発見され，特に*EGFR*エキソン19番内の非同義変異や*L833V，A839T，V851I，A871T，G873E*などがゲ

フィチニブやエルロチニブに耐性変異であるということが、今回新たに判明した（**図3**）.

また、*EGFR*のマイナー変異は一般的に薬剤感受性が低いことがMANO法により明らかになったため、マイナー変異がEGFR阻害剤耐性の原因になっているのではないかと予想した. そこで従来から知られていたEGFRチロシンキナーゼ阻害剤耐性変異の*T790M*変異を有しないにもかかわらず、ゲフィチニブ耐性になった11症例の肺腺がんにおける*EGFR*遺伝子配列を解析すると、驚くべきことにそのうちの3例は*L858R*と*E709A*あるいは*E709G*との重複変異を有するがんであった. 培養細胞を用いて重複変異の薬剤耐性に及ぼす影響を解析してみると、*L858R*に加えて*E709A/K/G/V*の重複変異があると、*L858R*変異単独のがんに比べて、ゲフィチニブの効果は20分の1〜60分の1にも減弱することが判明した. さらに*EGFR L858R*変異陽性の肺腺がん195例を検査すると、約20%には*EGFR*遺伝子内の同一アレル上に重複変異が存在し、MANO法を用いて薬剤感受性を網羅的に評価すると12.8%の症例では重複変異がゲフィチニブ耐性を誘導していることが明らかになった. 肺がんでは既知のホットスポットの変異は臨床検査で調べるが検査対象外の重複変異が薬剤感受性を変えてしまうという驚きの結果であり、これまで意義付けされている変異に関しても他の変異が組合わさることでまた新たな表現型を獲得する場合があることを実証した教育的な一例と言えよう.

4 生殖細胞系列変異を解釈するうえでのポイント

生殖細胞系列変異は体のすべての細胞が共有する変異になるため、生殖細胞系列変異が病的なバリアントであることはさまざまな病気への罹患リスクを上昇させる. またメンデルの法則に従って親から子に受け継がれる可能性のある変異であるために、病的意義のある生殖細胞系列変異を有する場合に、本人以外の血縁者における検索が推奨される場合があることなどの、倫理的・社会的問題を包含している. がんゲノム医療ではシークエンスする主目的は体細胞変異の検出にあるが、生殖細胞系列変異ががん化に寄与する場合や治

療法の決定に影響する場合があるために生殖細胞系列変異を検査する有用性もある. ここでは生殖細胞系列変異に関する利点・問題点を4点あげ、具体例をあげて説明する.

1）がんの原因の特定

遺伝性腫瘍・家族性腫瘍の頻度はがん全体の約5%と考えられているが、最近のクリニカルシークエンス結果の報告では17.5%の進行がんの患者に臨床的意義のある生殖細胞系列変異が見つかり、そのうちの55.5%は検査しなければ同定できなかったと報告されている[6].

2）がんの予防

遺伝性乳がん卵巣がん（hereditary breast and ovarian cancer：HBOC）症候群は、*BRCA1*遺伝子または*BRCA2*遺伝子の生殖細胞系列の病的な変異が原因で乳がんや卵巣がんを高いリスクで発症する遺伝性腫瘍で、日本で推計年間10万人が発症する乳がん・卵巣がんの5〜10%程度を占める[7]. HBOCの場合、病的な*BRCA1*変異を受け継いだ女性の約72%、*BRCA2*の約69%が80歳までに乳がんを発症し、病的な*BRCA1*変異を受け継ぐ女性の約44%、*BRCA2*の約17%が80歳までに卵巣がんを発症すると推定されている[8]. HBOCと診断された場合はリスク低減手術の検討や検診により十分に経過観察することが推奨される.

3）最適な治療法の同定

PARP阻害薬オラパリブは、DNA損傷応答機能を活用した作用機序をもちDNAの相同組換え（homologous recombination：HR）修復機構が機能していないがん細胞に特異的に細胞死を誘導する作用機序を有する（第2章-6を参照）. オラパリブは白金系抗悪性腫瘍剤感受性の再発卵巣がんにおける維持療法を効能・効果として2018年1月にに国内での承認を受け、さらに7月にがん化学療法歴のある*BRCA*遺伝子変異陽性かつHER2陰性の手術不能または再発乳がんに承認された. *BRCA1/BRCA2*の生殖細胞系列変異だけではなく、HRパスウェイにかかわる遺伝子の体細胞変異、LOH、プロモーターのメチル化による不活化など相同組換えによるDNA修復機構の破綻した状態をまとめてBRCAnessとよび、幅広いがん種においてPARP阻害薬による合成致死を引き起こすことが可

表　*BRCA1/BRCA2*遺伝子の変異報告数

	BRCA1	*BRCA2*
Pathogenic（病的）	2,456	2,818
Likely pathogenic（おそらく病的）	67	79
Uncertain significance（意義不明）	1,785	3,170
Likely benign（おそらく良性）	808	1,316
Benign（良性）	628	690
Conflicting interpretations of pathogenicity（相反する解釈の報告がある）	338	558
Total	6,082	8,631

ClinVarに登録のある*BRCA1/BRCA2*変異体の数を臨床的意義付けごとに集計した.

能である[9].

4）倫理的・社会的な問題

　発がんのリスク因子が詳細に明らかになった際に，遺伝子検査が出生前診断あるいは結婚時や保険加入時の差別につながる可能性も危惧される．遺伝子変異情報は究極の個人情報であるという認識は浸透しつつあるが，その個人情報を他者が知る権利は親族や配偶者などの遺伝的なあるいは社会的なつながりのある者にどれだけあるのかの議論を含めたさらなる法整備が今後必要となるであろう．倫理・遺伝カウンセリングについては第3章を参照されたい.

5　生殖細胞系列変異のVUS

　生殖細胞系列変異にVUSが発見された際は，上記のような利点・問題点がさらに不確定な事象となるために，どのように解釈すべきかが難しい．さらに病的意義のある生殖細胞系列変異の多くはがん抑制遺伝子の機能欠失であるため，機能獲得型のがん遺伝子に比べホットスポットが集中しないことがその解釈をより困難にする．NCBIで運営されているデータベースClinVar（http://www.ncbi.nlm.nih.gov/clinvar/）に*BRCA*遺伝子のVUSは5,000バリアント以上登録されている（**表**）．以下にVUSに意義付けする際の3つの手がかりをあげる.

1）現病歴・家族歴聴取

　ある家族性腫瘍に特徴的な臨床経過を有しているか，家族性にがんの集積がみられるかどうかは，VUSの意義を推定するのに有用な情報である．ただしすべての

症例で十分な家族歴を聴取できるとは限らないのと，その変異が孤発性に生じた場合や浸透率が低い可能性があるため，家族性の集積がみられない場合でも病的変異ではないと断定することはできない[10].

2）生殖細胞系列変異を有さない側のアレルを検索する

　非常にシンプルな手法であるが，生殖細胞系列変異のVUSについて正常検体と腫瘍検体のアレル頻度を比べることで，生殖細胞系列変異を有さない側のアレルの欠失が生じているかどうかが推定できる．つまり腫瘍検体でアレル頻度の上昇を認めれば，腫瘍においてLOHが生じていることが示唆されるため，2-hit theory[11]に基づいてがんが生じたことを前提とすれば，生殖細胞系列変異のVUSが病的変異であることが疑われる．ただし，LOH以外の原因での機能欠失の可能性もあるので，アレル頻度に変化がみられない場合も病的変異ではないと断定することはできない.

3）ゲノムワイドの解析を行う

　発がんに関与する生殖細胞系列変異の多くのものはがん抑制遺伝子の機能欠失変異であることから，細胞のメンテナンスにかかわる遺伝子の機能破綻に伴うゲノム異常が蓄積している場合がある．例えばミスマッチ修復遺伝子の異常があればマイクロサテライト不安定性に伴う遺伝子変異が蓄積しhypermutatorとなり，C→Tへの塩基置換が優位となる特徴のあるmutational signatureを示す[12]．ベセスダガイドラインに基づいたMSI検査を行うことが推奨されるが，ターゲット領域に含まれるマイクロサテライトを検査してMSI不安定性を評価するMSIsensorなどのスコアを参考にすることもできる[13]．BRCAnessの特徴としては，

Myriad社が検査するHRD scoreが相同組換え修復異常（HRD）の指標として広く用いられている．HRD scoreはLOH（loss of heterozygosity：15 Mb以上の領域のLOHの数），TAI（telomeric allelic imbalance：テロメア近傍におけるallelic imbalanceの数），LST（large-scale state transitions：10 Mb以上の領域のゲノム再構成の数）の合計であり，約54,000カ所のSNPと*BRCA1/BRCA2*のコーディングエキソンを網羅する685個のプローブからなるパネルを用いて解析がされている[14]．Daviesらによって考案されたHRDetectは全ゲノム解析により相同組換え修復異常を判定する高精度の手法であり，これらの手法を用いてHRDを同定することがPARP阻害薬やプラチナ系抗がん剤の効果予測のバイオマーカーとして有用である[15][16]．

おわりに

1万人のがんゲノムデータは確かにビッグデータではあるが，ヒトのがんゲノムの複雑性・多様性をより深く・正確に理解するためにはさらなるデータを統合的に解析していく必要があると同時に，同定された変異の意義を評価し，ゲノム医療への還元および新しい治療法の開発につなげていかねばならない．

一塩基置換や数塩基の欠失・挿入やコピー数変化の意義付けから，構造多型やhypermutatorやsignature解析結果などのゲノムワイドな解析，さらには転写体の異常やエピゲノム解析へと，オミックス医療の発展に伴いバリアントの意義付けはより一層複雑化していくことになると考えられる．

発生頻度の低い変異に対して臨床試験による評価は実現困難であり，実験による評価から臨床的な意義を予測しないとならないため，ウェット・ドライの各実験系のハイスループット化および高精度化が不可欠である．いずれの実験手法もある側面でしか変異を評価

していないことを考慮したうえで，エキスパートパネルによるデータのキュレーションや，人工知能を用いた文献の自然言語処理や機械学習などによる知識の統合が求められる．

データベースは可塑的なものであり，新しい知見とともに常に更新されていくものである．今日のVUSは明日には薬剤感受性変異として解釈されている可能性があることを医療者は十分に理解したうえで，数多く見つかるVUSと適切に向き合っていかねばならない．

文献

1) Bailey MH, et al：Cell, 173：371-385.e18, 2018
2) Berger AH, et al：Cancer Cell, 30：214-228, 2016
3) Kim E, et al：Cancer Discov, 6：714-726, 2016
4) Ng PK, et al：Cancer Cell, 33：450-462.e10, 2018
5) Kohsaka S, et al：Sci Transl Med, 9：pii: eaan6566, 2017
6) Mandelker D, et al：JAMA, 318：825-835, 2017
7) 国立がん研究センターがん情報サービス．https://ganjoho.jp/public/index.html
8) Kuchenbaecker KB, et al：JAMA, 317：2402-2416, 2017
9) Lord CJ & Ashworth A：Nat Rev Cancer, 16：110-120, 2016
10) Zhang J, et al：N Engl J Med, 373：2336-2346, 2015
11) Nordling CO：Br J Cancer, 7：68-72, 1953
12) Alexandrov LB, et al：Nature, 500：415-421, 2013
13) Niu B, et al：Bioinformatics, 30：1015-1016, 2014
14) Timms KM, et al：Breast Cancer Res, 16：475, 2014
15) Davies H, et al：Nat Med, 23：517-525, 2017
16) Zhao EY, et al：Clin Cancer Res, 23：7521-7530, 2017

＜著者プロフィール＞

高阪真路：北海道大学大学院医学研究院腫瘍病理学分野の田中伸哉教授に師事し2011年に博士号取得．'12年より米国留学（Dr. Marc Ladanyi研究室），クリニカルサイエンスについて学ぶ．'15年から東京大学大学院医学系研究科ゲノム医学講座に着任．間野博行教授のもとで，たくさん見つかるVUSはきっと臨床医や患者さんを困らせるから解決できる手法を開発したいと考えMANO法を構築．'18年4月より現職．考案中の次世代MANO法を完成させて，がんゲノム医療をサポートする世界一の機能解析データベースを構築したい．

第1章 ゲノム医療の体制：現状と課題

6. 変異原・変異シグネチャーの理解からゲノム予防へ

柴田龍弘

> 次世代シークエンスによって得られた大量のがんゲノム情報からゲノム異常発生機構解明の鍵
> となる変異シグネチャーが包括的に同定された．変異シグネチャー研究は，化学発がん研究や
> エピゲノムなどさまざまな異分野領域と融合し，その原因や分子機構の解明に向けて，横断的
> な役割を果たしている．現在大規模変異シグネチャー収集と体系的な原因究明をめざし，日本
> を含めた国際共同研究が開始されている．本邦における「ゲノム医療」から発がん要因を体系
> 的に解析できれば，ゲノム情報を基盤とした効果的ながんの予防が期待される．

はじめに

　発がん過程におけるがんゲノム進化では，細胞のゲノムに「ランダムな変異」が入り，そのなかから環境に適応した変異を獲得したクローンが選択される「自然選択」が起こっていると考えられている．がんゲノムにみられる変異は環境要因やDNA修復異常などさまざまな原因によって引き起こされていると考えられる（**図1A**）．しかし，この「ランダムな変異」はどの程度ランダムなのか，つまり「がん細胞における体細胞変異はすべての塩基に同じ確率で変異が入るのか，それとも偏り（特徴的なパターン）が存在するのか，パターンがあるとすれば一体いくつあるのか」といっ

[略語]
NMF：non-negative matrix factorization
（非負値行列因子分解）

た疑問は，発がん研究における根本的な問題の1つである．その答えを求める過程から，変異シグネチャーという概念が確立し，その研究はさまざまな領域に広がり，さらにゲノム情報を活用した新たなヘルスケアやがん予防への道が拓かれつつある．本稿では次世代のがんゲノム医療において重要な役割を果たすことが期待されている変異シグネチャーについて，その歴史的背景から最新の研究までを紹介する．

1 変異シグネチャー（mutation signature）の発見

　20年以上前から，すでに一部のがんにおいて体細胞変異に特徴的なパターン（あるいは偏り）があることが報告されていた．例えば喫煙者と非喫煙者の肺がんでは*TP53*遺伝子点変異の塩基置換パターンが異なり，喫煙者肺がんではC＞A置換が有意に多いこと[1]，あ

Understanding of mutation signature towards genome-based cancer prevention
Tatsuhiro Shibata[1][2]：Laboratory of Molecular Medicine, The Institute of Medical Sciences, The University of Tokyo[1] /
Division of Cancer Genomics, National Cancer Center Research Institute[2]（東京大学医科学研究所ゲノム医科学分野[1] /国立
がん研究センターがんゲノミクス研究分野[2]）

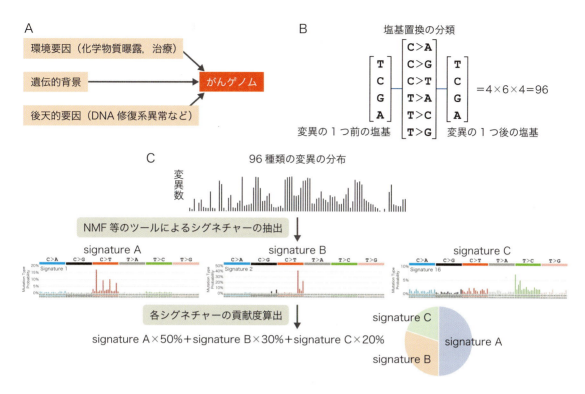

図1　がんゲノムにおける変異シグネチャーの同定

るいはアフラトキシンB1曝露患者の肝細胞がんではTP53遺伝子にホットスポット変異（S249P）があること[2]等が知られていた．東京大学の山極らの人工発がん実験を端緒とする化学発がん研究によって，発がん物質（carcinogen）は変異原（mutagen）となることが証明されており，こうした変異パターンの偏りは，タバコに含まれるベンゾ[a]ピレンやアフラトキシンB1といった化学発がん物質によってDNA上の特定の塩基が修飾され，それを修復する過程で変異が導入された結果だということが示されている[3]．つまり少なくとも一部のがんにおいては突然変異には偏りがあり，それはcarcinogen/mutagenの違いが原因であると理解されていた．しかし次に述べるがんゲノム研究の大きな変革までは，それをゲノム全体で包括的に調べるといった研究は不可能であった．

2007年頃からいわゆる次世代シークエンサーが登場することで，がんゲノム全体をまるごと解読することが可能になり，がんゲノム全体における変異パターンの偏りを議論することが可能になった．英国サンガー研究所のグループは，喫煙と強く関係する小細胞がんや紫外線曝露と関連する悪性黒色腫の全ゲノム解読を発表し，同時にそれぞれのがんゲノムにおいてC＞A置換やC＞T置換がゲノム全体にわたり有意に増加していることを報告した[4)5)]．国立がん研究センターの十時らも肝細胞がんの全ゲノム解読から特徴的なT＞C置換を発見し，それは日本人男性肝がんに有意に多くみられることを報告している[6)7)]．その後も続々とさまざまながんにおけるゲノム解読データが大量に報告，蓄積していった．こうしたがんゲノムデータからどのように特徴的なパターンを抽出するのかについては数学的なアプローチ（後述）が必要であったが，2013年に英国サンガー研究所のLudmilらを中心とする国際共同研究グループが，7,000例以上のがんゲノムシークエンスデータを用いて，ヒトがんにおける23個の変異パターン（変異シグネチャー）の抽出を報告するに至った[8]．現在COSMICデータベースには30種類の変異シグネチャーが登録され（https://cancer.sanger.ac.uk/cosmic/signatures），がんゲノムにはわれわれの予想以上に多数の変異パターンが存在していることが明らかとなった．さらにこれらの変異シグネチャー

表1　主な変異シグネチャー

COSMIC signature	主な塩基置換	関連する発がん要因	主ながん種	分布異常
signature 1	C > T	5-methylcytosine の脱メチル化, 加齢	広く認められる	ヒストン
signature 2/13	C > T/C > G	APOBEC 酵素活性	腺がんを中心に広くみられる	複製
signature 4	C > A	喫煙	肺がん・頭頸部がん・肝臓がんなど	転写
signature 6	C > T	DNA ミスマッチ修復異常	大腸がん・子宮内膜がん	
signature 7	C > T	紫外線	メラノーマ	転写, ヌクレオソーム
signature 10	C > A/C > T	POLE 酵素異常	大腸がんなど	複製
signature 22	T > A	アリストロキア酸	尿路がん・肝臓がん	転写
signature 24	C > A	アフラトキシン	肝臓がん	転写
signature 5	T > C など	不明, 加齢と相関	広く認められる	ヒストン
signature 8	C > A	不明	乳がん・脳腫瘍など	
signature 12	T > C	不明	肝臓がんなど	
signature 16	T > C	不明	肝臓がんなど	転写, ヒストン
signature 18	C > A	不明	神経芽腫など	ヌクレオソーム
signature 21	T > C	不明	胃がんなど	

の約半分が既知の発がん要因（加齢, 喫煙, 紫外線曝露, DNA修復異常, アフラトキシンB1曝露など）と密接に関連していることが明らかとなり, 発がん要因と変異シグネチャーが一対一で対応づけられた（**表1**）. しかし一方で, 残りの半分については原因が解明されておらず, 未知のヒト発がん要因がたくさん残されていることが強く示唆されている.

2 変異シグネチャーとは

変異シグネチャーとは, 点変異あるいは染色体断裂といったゲノム異常がもつDNA上での特徴の総称であり, 以下に述べるようなさまざまなものが知られている.

1）周辺塩基配列シグネチャー

最もよく解析されている変異シグネチャーは, 点変異の周辺（前後）の塩基配列の特徴である. 塩基置換は, 相補鎖を考えると6通り（C > A, C > G, C > T, T > A, T > C, T > G）に分類され, さらにその前後の1塩基（T, C, G, A）を考慮すると, 3塩基パターンでは全部で96通り（＝ 4 × 6 × 4）に分類される（**図1B**）. したがって, 各がんゲノムにおける塩基置換データは96行の行列式であらわすことができ, この

データを non-negative matrix factorization（NMF, 非負値行列因子分解）という手法を用いて数学的に分解し, 構成する要素（変異シグネチャー）を抽出したのが, Ludmil らの最初の報告（COSMIC signature と称される）である（**図1C**）[8]. 米国ブロード研究所のグループは少し異なる解析手法を使い, 変異シグネチャー〔彼らは変異スペクトラム（mutation spectra）と記述している〕を抽出している[9]が, 基本的にはいずれも3塩基データからのパターン抽出となる. 周辺塩基配列を増やした場合, 変異シグネチャーがどう変わるのか, 一体何塩基で解析するのが最適なのか, については十分な答えは出ていない. 例えば周辺を前後2塩基にするだけで, 組合わせが1,536通り（＝ 4 × 96 × 4）になり, さらに1塩基増やすたびに16倍ずつその組合わせが増えていく. したがってさらに大量の全ゲノム変異データで検討する必要があり, これは今後の課題である.

周辺塩基配列シグネチャーの同定を行う情報解析ツールは, 上述以外にも複数のツールが報告されており（**表2**）, 各ツールで同定されたシグネチャーの相同性や偽陽性・偽陰性の問題は, 今後大規模な変異シグネチャープロジェクト（後述）を進めていくうえで重要である. 国際がんゲノムコンソーシアムでは3,000

表2 変異シグネチャー解析ツール

ツール名	文献
NMF	10
pmsignature	11
Emu	12
SomaticSignatures	13
signeR	14
SignatureEstimation	15

例を超えるがん全ゲノムデータの多面的解析（PCAWG project）を進めているが，そのなかで変異シグネチャーに特化したワーキンググループ（WG-7）が発足し，変異シグネチャーの国際標準をつくるべく，複数の解析ツールによる解析結果の統合作業を進めている．

2）DNA鎖別のシグネチャー（図2A）

DNAには塩基配列に加えてストランド（鎖）にも違いがある．1つは転写鎖と非転写鎖であり，あるいは複製方向の違い（leading strandとlagging strand）である．一部の変異シグネチャーではこうしたストランド別に頻度が異なることが知られている．転写鎖に起こった変異は転写共役修復によって修復される場合があり，こうした修復を受けやすい変異シグネチャーでは有意に転写鎖側の変異が減少し（transcriptional asymmetry），一方でDNA修復経路異常によって生じる変異シグネチャー（POLE変異やAPOBEC関連）のなかには複製方向によってその分布が異なる（replication asymmetry）ものが存在することが報告されている[16]．

3）染色体構造異常シグネチャー

点変異とは異なるが，Nik-Zainalらは染色体構造異常を分布，種類，大きさによって32種類のカテゴリーに分類し，さらにNMF解析を行うことで，乳がん全ゲノムデータから6種類の染色体構造異常シグネチャーを同定している[17]．これらのシグネチャーの一部は，*BRCA1*変異と強く相関しており，*BRCA1*異常による特徴的な染色体構造異常誘発が示唆された．

3 変異シグネチャー研究と他研究分野との融合

これまで紹介してきた変異シグネチャー研究は，さらにさまざまな異分野領域との融合を起こし，がん研究分野で横断的な役割を果たしつつある．なかでも最も強い連携がみられているのは，化学発がん領域である．これまで化学発がん研究では，発がん物質を細菌や細胞，あるいは動物に投与し，限られたレポーター遺伝子における変異や腫瘍発生を指標として変異原としての効果を測定し，発がんの危険性を評価してきた．しかしこれらはモデル系における評価にとどまり，本当にヒトのがん発生に寄与しているかどうかについては，環境中や人体内における濃度を測定し，推測することしかできなかった．現在では曝露した検体のゲノムを直接シークエンスし，ゲノム全体における変異パターンを抽出し，ヒトがんから得られた変異シグネチャーデータベースと参照することで，さらにそれが本当にヒトのがんでもみられるのか，すなわち本当にヒトのがんに変異を起こす原因となっているのか，について容易に検証できるようになった．一方で，これまでに化学発がんモデルで生み出された腫瘍のゲノムを系統的に解析することで，未知の変異シグネチャーの原因探索も可能となる．このようにゲノム科学と融合した新たな化学・ゲノム発がん研究が進んでいる．

がんゲノムにおける突然変異の不均等な分布は，ゲノムのエピゲノム状態とも関連していることが最近報告されるようになった（図2B）．例えば，ヘテロクロマチン領域にはユークロマチン領域と比較して有意に変異が蓄積していることが知られている．では変異シグネチャーの分布もエピゲノムの影響を受けているのだろうか？ 国立がん研究センターの濱らは，肝細胞がんを対象として，ヒストン状態から推測されるエピゲノム状態に応じて，複数の変異シグネチャーの分布が有意に異なることをはじめて明らかにした．例えばCOSMIC signature 1等は不活性型（inactive）クロマチン領域に多く，COSMIC signature 16等は逆に活性型（active）クロマチン領域で有意にみられるなど，一部の変異シグネチャーの発生にDNAクロマチン状態が影響を与えていることが示唆された[19]．Morganellaらは，560例の乳がん全ゲノム解読から抽出した複数

A　DNAストランドにおける非対称な分布

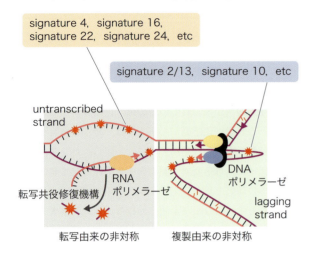

B　ゲノム全体における不均一な分布

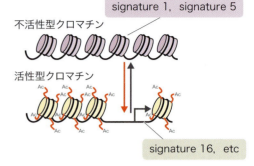

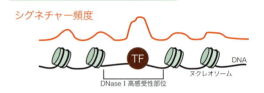

図2　変異シグネチャーの不均一な分布
　A）DNAストランド別の非対称的な分布．非転写鎖や複製時のlagging strandに偏った分布を示す変異シグネチャーが知られている．B）一部の変異シグネチャーはエピゲノム状態によって分布が変わることが知られている．Aは文献16より引用，Bは文献18をもとに作成．

の変異シグネチャーの分布が，複製タイミング（早期・後期複製ゲノム領域）やヌクレオソーム濃度と相関していることを報告している[20]．各変異シグネチャーの発生分子機構を明らかにするうえで，染色体高次構造を含めたエピゲノム研究との融合が今後さらに必要であろう．

4　変異シグネチャーの社会的意義

　変異シグネチャー研究では，客観的に発がん要因を明らかにすることができるため，その研究成果は疫学研究とも連携できる一方で，薬品，食品や健康サプリメントなどに含まれている場合は社会的影響も大きい．
　大規模な疫学研究から，喫煙はさまざまながんの発症リスクと相関することが知られているが，なかにはその機序が十分に理解できていないがん種（膀胱がん・膵がんなど）もある．タバコに含まれるベンゾ［a］ピレンが誘導する変異シグネチャーであるCOSMIC signature 4の量を喫煙者と非喫煙者のがんゲノムデータについて比較することで，直接的に喫煙によって変異が誘導されているがんを評価することが可能である．4,000例を超える喫煙関連がんのゲノムを調査することで，肺がんや喉頭・咽頭がん，また驚くことに肝細胞がんでは喫煙に伴い直接的にゲノム変異が誘発されていること，またそれ以外のがん（膀胱がん・食道がん等）では間接的に喫煙に伴い変異数が増加していることなどが明らかになった[21]．また喫煙量との比較から，1日1箱を1年間の喫煙により150個の変異が肺で蓄積されることも算出された．
　最近本邦において印刷業関連の職業がんとして胆道がんが多発していることが報告された．Mimakiらは，印刷業関連の胆道がん手術検体から得られた体細胞変異から変異シグネチャーを抽出した結果，これまで報告されていない非常に特徴的なシグネチャーを同定し，解析した検体のほとんどの変異はこのシグネチャーによると報告している[22]．この結果は，印刷業関連胆道

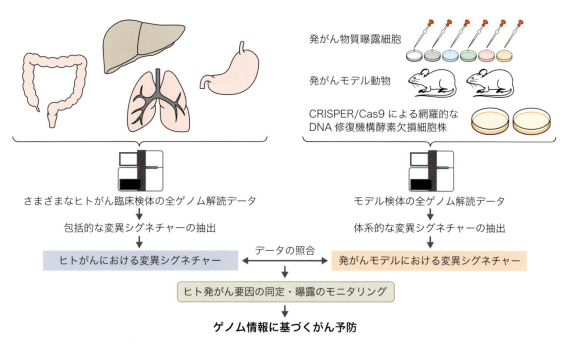

図3　変異シグネチャー解析によるゲノム予防

がんはこれまで他のがんでは報告されていない非常に特徴的な発がん経路によって発症したことを強く示唆するものである．同時にこの変異シグネチャーの有無や程度を定量することで，発がん要因への曝露の程度が評価できることが期待される．

アリストロキア酸（aristlochia acid：AA）は，世界保健機構（WHO）からも発がんリスクがある化学物質として指定されており，バルカン腎症（クロアチアやセルビアなどバルカン半島の国の農家に流行していた腎不全と尿路がん）の原因となるウマノスズクサに含まれていることが報告されている．AAによる変異シグネチャーは特徴的であり，COSMIC signature 22として登録されている．AAは一部の漢方薬にも含まれており，アジアでも尿路がんのゲノム解析からsignature 22が高頻度に同定されていた[23]．さらに台湾における肝細胞がんにおいてもきわめて高頻度にsignature 22が同定され，AAによる肝発がんが大きな健康問題となっている．

5 変異シグネチャーをめぐる世界の動き

変異シグネチャー研究における重要な課題は，①果たしてわれわれはヒトがんにおけるすべての変異シグネチャーを収集しつくしたのか？と，②同定されたすべての変異シグネチャーの原因究明，の2つである．これらの課題を解決すれば，地球上でDNA変異を起こす発がん要因を網羅的かつ包括的に同定でき，がんの予防を大きく推進することができる．

この課題を克服するために，WHOのがん研究機関（IARC）と英国サンガー研究所が中心となった国際共同研究（Mutographs of Cancer）が開始されている（http://www.sanger.ac.uk/science/collaboration/mutographs-cancer-cruk-grand-challenge-project）．これは，英国がん研究財団（Cancer Research UK）が公募したGrand Challengeプロジェクトの1つとして支援されている（5年間の予算規模は総額で2,000万ポンド，約30億円）．本研究プロジェクトでは，①欧州・南北アメリカ・アジア・アフリカ・中東から，膵がん・腎臓がん・食道がん・大腸がんについてそれぞれ5,000症例の全ゲノムデータを収集し，新たな変異シグネチャーを同定する，②動物発がんモデルや発がん物質曝露細胞モデルを用いて，変異シグネチャーとその原因の関連を包括的に解明する，③正常細胞における発がん要因曝露について変異シグネチャー情報を

活用した検索・モニターを行う，という3つの大きな目標を掲げている．アジアにおける共同研究機関として，日本の国立がん研究センターが参加・協力している．本邦における化学発がん研究は世界に誇るものがあり，独自に樹立した発がんモデルや化学発がん研究がゲノム科学と結びつくことで国際的にも独自性・優位性を示すことが期待されている．

おわりに：変異シグネチャー研究からゲノム予防へ（図3）

本邦においても本格的に「ゲノム医療」が開始された．現在はまだ遺伝子パネルによる診断が主体であるが，近い将来には全エキソン・全ゲノム解読へと移行すると考えられる．そこで収集された大規模な日本人がんゲノムデータから変異シグネチャーを解析することによって，本邦における発がん要因を体系的に解析することが可能になり，同時に国際協力によって変異シグネチャーの原因解明が進めば，ゲノム情報を基盤として効果的ながんの予防政策（ゲノム予防）が可能になるであろう．また変異シグネチャーをもとに正常細胞における曝露をモニターできれば，発症前の段階から予防介入することも可能になり，変異シグネチャー研究は未病段階におけるヘルスケア分野においても重要な柱になることが期待される．

文献

1) Toyooka S, et al：Hum Mutat, 21：229-239, 2003
2) Staib F, et al：Hum Mutat, 21：201-216, 2003
3) Shields PG & Harris CC：JAMA, 266：681-687, 1991
4) Pleasance ED, et al：Nature, 463：191-196, 2010
5) Pleasance ED, et al：Nature, 463：184-190, 2010
6) Totoki Y, et al：Nat Genet, 43：464-469, 2011
7) Totoki Y, et al：Nat Genet, 46：1267-1273, 2014
8) Alexandrov LB, et al：Nature, 500：415-421, 2013
9) Lawrence MS, et al：Nature, 499：214-218, 2013
10) Alexandrov LB, et al：Cell Rep, 3：246-259, 2013
11) Shiraishi Y, et al：PLoS Genet, 11：e1005657, 2015
12) Fischer A, et al：Genome Biol, 14：R39, 2013
13) Gehring JS, et al：Bioinformatics, 31：3673-3675, 2015
14) Rosales RA, et al：Bioinformatics, 33：8-16, 2017
15) Huang X, et al：Bioinformatics, 34：330-337, 2017
16) Haradhvala NJ, et al：Cell, 164：538-549, 2016
17) Nik-Zainal S, et al：Nature, 534：47-54, 2016
18) Sabarinathan R, et al：Nature, 532：264-267, 2016
19) Hama N, et al：Nat Commun, 9：1643, 2018
20) Morganella S, et al：Nat Commun, 7：11383, 2016
21) Alexandrov LB, et al：Science, 354：618-622, 2016
22) Mimaki S, et al：Carcinogenesis, 37：817-826, 2016
23) Ng AWT, et al：Sci Transl Med, 9：pii: eaan6446, 2017

＜著者プロフィール＞

柴田龍弘：1990年東京大学医学部卒業．大学院では人体病理学を専攻し，その後国立がん研究センターにてがんゲノム研究を進める．現在の専門は腫瘍病理学と疾患ゲノム研究で，AIに負けずにうまく共生できるように精進中．がんゲノム変異シグネチャー研究を起点として，予防に向けた新たな発がん研究分野の開拓をめざしています．

第1章　ゲノム医療の体制：現状と課題

7. ゲノム医療の経済評価における研究動向と課題

齋藤英子，片野田耕太

> 近年ゲノム医療では，がん遺伝子検査と遺伝子変異に合った分子標的治療を行う個別化医療の社会的認知度が向上し，その導入が加速してきている．同時に，ゲノム医療がその費用に見合うだけの効果を得られるかという医療経済的検討が必要とされている．本稿では，がんゲノム医療，特に遺伝子検査と分子標的治療の医療経済評価のレビューを通じて，従来の遺伝子検査の費用対効果研究，マルチプレックス遺伝子パネル検査の費用研究および費用対効果研究について，世界の研究動向とわが国の現状を概説する．

はじめに

　医療技術の経済評価は，限られた資源の下で効果的な医療政策を立案するために必要不可欠である．近年ゲノム医療では，がん遺伝子検査と遺伝子変異に合った分子標的治療を行う個別化医療の社会的認知度が向上し，その導入が加速してきている．さらに，従来の手法に比べより短時間に多くのがん組織の遺伝子変異を検出できるマルチプレックス遺伝子パネル検査も先進医療としてわが国で導入がはじまり，ゲノム医療への期待が高まっている．同時に，がん遺伝子検査ある

いはゲノム医療の導入が，その費用に見合うだけの効果を得られるかという医療経済的視点からの検討がかつてないほど必要とされている．本稿では，ゲノム医療の医療経済評価に焦点を当て，世界的な研究動向と今後の課題を概説する．

1 ゲノム医療の経済評価にかかる研究動向の紹介

1）がん遺伝子検査と分子標的治療の医療経済評価

　医療経済評価において一般的に用いられるツールは

［略語］

CEA：cost-effectiveness analysis
　（費用対効果分析）
EGFR：epidermal growth factor receptor
　（上皮成長因子受容体）
ICER：incremental cost-effectiveness ratio
　（増分費用効果比）

NCC：National Cancer Center
　（国立がん研究センター）
QALYs：quality-adjusted life-years
　（質調整生存年）
TKI：tyrosine kinase inhibitor
　（チロシンキナーゼ阻害剤）

Economic evaluation of genomic medicine: trends and challenges
Eiko Saito/Kota Katanoda：Division of Cancer Statistics Integration, Center for Cancer Control and Information Services, National Cancer Center（国立がん研究センターがん対策情報センターがん統計・総合解析研究部）

費用対効果分析（cost-effectiveness analysis：CEA）とよばれ，新規の医療技術導入に要する費用とその効果を現行の医療技術と比較検討することをねらいとしている．費用対効果分析における効果の測定では，一般的に質調整生存年（quality-adjusted life-years：QALYs）が用いられる．質調整生存年（QALY）はQOLを調整した生存年で，完全に健康な状態を1とした重みづけによって算出される．例えば，同じ1年でも完全に健康な1年は1QALY，疾病などでQOLが0.8に低下した状態の1年は0.8QALYとなる．費用対効果分析の結果は増分費用効果比（incremental cost-effectiveness ratio：ICER）であらわされるが，これは新規の医療技術が生み出す健康上の効果が1単位（例えば1QALY）延伸するごとにどれだけの費用が必要とされるかを意味する．費用対効果に優れているか否かを判断するには，この健康上の効果を1単位延伸するためにどのくらいまで支払ってもよいと考えるか（支払い意思額）が参考とされる[1]．解析はマルコフモデルなどのシミュレーションを用い，一定の条件下で従来の医療技術と新しい医療技術を仮想的に比較検討するのが一般的である．

がん細胞に特徴的な特定の遺伝子変異を遺伝子検査により調べ，その遺伝子変異に対応した治療薬（分子標的治療薬）を適用する個別化医療の費用対効果研究は海外で多く発表されている．ここでは，特に発がん・増殖の主因となるドライバー遺伝子の判明割合が高い非小細胞肺がんのゲノム医療に関する主要な費用対効果研究を紹介する．

Djalalovら（2014）は，*EML4-ALK*融合遺伝子が認められた非扁平上皮非小細胞肺がん患者に①一次治療としてクリゾチニブを投与した場合と，②標準治療としてプラチナ製剤併用療法を一次治療，ペメトレキセドを二次治療，エルロチニブを三次治療として用いた場合をシミュレーション比較した費用対効果研究を行っている[2]．研究の結果，*EML4-ALK*融合遺伝子が認められた非扁平上皮非小細胞肺がん患者への遺伝子検査とクリゾチニブ投与は，標準治療に比べて費用対効果は高くないと結論づけ，主な理由として分子標的治療薬が高額であること，また非小細胞肺がんでは*ALK*融合遺伝子のある患者が少ないことを考察で述べている．

非小細胞肺がんにおいて遺伝子変異陽性例が最も多いとされる*EGFR*（epidermal growth factor receptor）では，Westwoodら（2014）が*EGFR*遺伝子変異陽性の非小細胞肺がん患者におけるEGFRチロシンキナーゼ阻害剤（EGFR-TKI）の適用について，異なる*EGFR*遺伝子検査法を使用した場合費用対効果に違いがあるかを検討している[3]．この研究では，*EGFR*遺伝子変異を伴う非小細胞肺がんの費用対効果論文について先行研究の系統的レビューを行い，レビューの結果に基づき悉皆的かつ精緻なパラメータを明示したうえで費用対効果分析を行っている．研究の結果では，局所進行あるいは転移がある非小細胞肺がんで治療を開始していない患者に対し，*EGFR*遺伝子変異検査とTKI治療を行った場合，direct sequence法とPCR法では費用対効果が異なると結論づけている．この研究では費用対効果分析の全過程が明示されており，ゲノム医療経済評価のベンチマークとなる基礎資料を系統的レビューから網羅的に構築した点も有用である．これ以外でも，特定の遺伝子検査と分子標的治療の組合わせを医療経済的視点から検討した研究は複数のがん種で報告されており，現在まで科学的エビデンスの蓄積は進んできているといえる．

2）マルチプレックス遺伝子パネル検査と分子標的治療
i）費用研究の紹介

近年導入がはじまったマルチプレックス遺伝子パネル検査と分子標的治療の医療経済評価では，異なる検査方法を横断的に比較検討するために，遺伝子パネル検査とそれに伴う分子標的治療の標準的医療費を積算した費用分析のエビデンスが必須である．例えばHaslemら（2017）は，がん関連遺伝子パネル検査から分子標的治療および緩和治療に至る一連の医療費総額は，米国の場合患者1人当たり約9万ドルであると積算している[4]．しかしながら，現在までに公表されているマルチプレックス遺伝子パネル検査の費用研究は限られており，費用分析に用いられる手法も異なっているのが現状である[5]．**表1**に，現在まで公表されている主要なマルチプレックス遺伝子パネル検査に関する費用研究を示す．

Hamblinら（2017）は，マイクロ・コスティングとよばれる，ある介入や活動に必要な資機材およびスタッフの労働時間を，調査票への回答から作成した標

表1　マルチプレックス遺伝子パネル検査の主な費用研究

著者（出版年）	がん種	遺伝子検査	費用積算の対象	手法	1検体当たり費用（2016年為替レートによる米ドル換算）[*1]
Hamblin A, et al (2017)[6]	非小細胞肺がんおよび悪性黒色腫	46遺伝子パネル	遺伝子検査にかかるすべての費用（資機材およびスタッフの労働時間を含む）	マイクロ・コスティング[*2]	339英ポンド（440米ドル）
Costa S, et al (2016)[7]	リンパ腫	32遺伝子パネル	遺伝子検査にかかるすべての費用（資機材およびスタッフの労働時間を含む）	マイクロ・コスティング[*2]	1,175カナダドル（874米ドル）
van Amerongen RA, et al (2016)[8]	非小細胞肺がんおよび悪性黒色腫	48遺伝子パネルおよび178遺伝子パネル	人件費，資機材，間接経費	活動基準原価計算（activity-based costing）[*3]	606ユーロ（646米ドル）
Wallbillich JJ, et al (2016)[9]	卵巣がん	315遺伝子パネル	遺伝子検査費用	サービスプロバイダが価格設定	3,400米ドル（3,443米ドル）
Haslem DS, et al (2017)[4]	一次治療で増悪した再発・転移がある固形腫瘍	96遺伝子パネル	遺伝子検査費用	サービスプロバイダが価格設定	検査から治療までの総費用として91,790米ドル

＊1：2016年為替レートによる米ドル換算額は，文献5を参照．＊2：ある介入や活動に必要な資機材およびスタッフの労働時間を，調査票への回答から作成した標準作業手順に従い，きわめて厳密に費用を計上する方法[6][7]．＊3：ある成果物のために消費された資機材や人件費を，細かい活動単位に分配してコストを推計する方法[8]．表は文献5より改変して作成．

準作業手順に従い，きわめて厳密に費用を計上する方法をとっている．このマイクロ・コスティングを用いて調査した結果，英国における46遺伝子パネル検査の1検体当たり費用は約440米ドルと推計された[6]．Costaら（2016）の研究も同様のマイクロ・コスティングの手法を用い，32遺伝子パネル検査の1検体当たり費用について人件費，資機材および間接費の総和を計上し，約874米ドルであると報告している[7]．またvan Amerongenら（2016）によるオランダの研究では，活動基準原価計算（activity-based costing）とよばれる，ある成果物のために消費された資機材や人件費を，細かい活動単位に分配してコストを推計する手法を用い，遺伝子パネル検査の1検体当たり費用は約646米ドルと積算している[8]．一方Wallbillichら（2016）の研究では，サービスプロバイダが設定した検査価格を踏襲した結果，315遺伝子パネル検査で約3,443米ドルを計上している[9]．サービスプロバイダが設定する検査価格の問題点は，費用に収益分が含まれており，費用積算のプロセスがマイクロ・コスティングのようにすべて明示されているわけではないことである[7]．このように遺伝子パネル検査の費用といっても，先行研究でどの要素を費用として計上している

かについてはばらつきがあるのが現状である．新医療技術である遺伝子パネル検査の費用対効果研究を行う場合，収益分を除いた検査そのものの費用を標準化された手法で積算したうえで他の検査方法と比較検討することが望ましく，この点は今後のゲノム医療経済評価における研究課題の1つであると思われる．

ii）費用対効果研究の紹介

前述の通り，特定の遺伝子検査による個別化医療分野では医療経済評価の蓄積がある程度みられた一方で，マルチプレックス遺伝子パネル検査と分子標的治療の組合わせについて費用対効果分析を行い，かつ必要な情報が報告されている研究はまだ少ない．表2に，費用対効果研究の概要を示す．

表2のうち，Dobleら（2016）の研究では，転移がある肺腺がんの四次治療の場合かつ支払い意思額を1QALY当たり20万オーストラリアドルと仮定した場合，10遺伝子パネル検査と分子標的治療の組合わせは，四次治療で一般的に用いられる抗がん剤治療あるいは緩和ケアに比べ費用対効果は優れていないと結論づけている[10]．またWallbillichら（2016）は，プラチナ製剤抵抗性卵巣がん患者において，315遺伝子パネル検査と分子標的治療の組合わせの費用対効果を検

表2 遺伝子パネル検査と分子標的治療の主な費用対効果研究

著者（出版年）	対象	シナリオ	研究期間	ICER*（1QALY 延伸ごとの費用）	結果
Doble B, et al (2016)[10]	転移がある肺腺がんの四次治療	シナリオ1：マルチプレックス遺伝子検査でアクショナブルな遺伝子変異陽性が確認された場合，分子標的治療薬を使用．陰性の場合は抗がん剤治療あるいは緩和ケア シナリオ2：抗がん剤治療のみ シナリオ3：緩和ケアのみ	10年間	489,338オーストラリアドル（シナリオ2とシナリオ1を比較） 485,199オーストラリアドル（シナリオ3とシナリオ1を比較）	シナリオ1のマルチプレックス遺伝子検査を用いた分子標的治療は，転移がある肺腺がんの四次治療として費用対効果に優れるとは認められなかった
Wallbillich JJ, et al (2016)[9]	プラチナ製剤抵抗性卵巣がん	シナリオ1：細胞障害性抗がん剤治療 シナリオ2：遺伝子検査でアクショナブルな遺伝子変異陽性が確認された場合分子標的治療，陰性の場合は細胞障害性抗がん剤治療	1年間	479,303米ドル	遺伝子検査と分子標的治療は，プラチナ製剤抵抗性卵巣がん患者への適用は費用対効果に優れるとは認められなかった
Li Y, et al (2015)[11]	転移がある悪性黒色腫	シナリオ1：BRAF V600遺伝子変異検査と分子標的治療 シナリオ2：34遺伝子パネル検査と分子標的治療	2年間	シナリオ2が優位（dominant）	シナリオ2の34遺伝子パネル検査は，シナリオ1のBRAF V600検査に比べより費用が安く効果が高い

＊：ICER（増分費用効果比）は，新規の介入の結果として質調整生存年（QALY）が1年延伸するごとに，どれだけの費用が必要とされるかをあらわす[1]．表は文献5より改変して作成．

討した．その結果，支払い意思額が1QALY当たり10万米ドルの場合，遺伝子パネル検査および分子標的治療は細胞障害性抗がん剤治療に比べ，費用対効果は高くないという結論に至っている[9]．

一方，特定の遺伝子変異検査とマルチプレックス遺伝子検査を比較した場合は全く別の結論が導き出されることが報告されている．Liら（2015）は，転移がある悪性黒色腫において，BRAF V600遺伝子変異検査および陽性例の分子標的治療を行った場合と，34遺伝子パネルおよび分子標的治療を組合わせた場合を比較検討した．その結果，マルチプレックス遺伝子パネル検査の適用群では，BRAF検査群に比べ，より安い費用でQALYがより延伸することがわかった[11]．この研究の場合，マルチプレックス遺伝子パネル検査の検査費用自体は2,400米ドルと，単一遺伝子変異検査の179米ドルよりも高額ではあったが，単一遺伝子検査ではBRAF V600陰性の患者にイピリムマブのみを投与すると仮定した一方，パネル検査では遺伝子変異に対応したより安価な分子標的治療薬を適用するシナリオを用いたため，費用対効果が高くなる結果が得られたと考察している[11]．

マルチプレックス遺伝子パネル検査は従来の検査に比べ網羅的に遺伝子変異を解析することが可能ではあるが，がん治療における費用対効果の観点から系統的レビューを行う段階にはたどり着いていないのが現状である．実際，カナダのCanadian Agency for Drugs and Technologies in Healthが発表したガイドラインでは，次世代シークエンス技術は現時点で医療経済的エビデンスが不足しており，新技術の費用対効果について結論づけることはできないと述べている[12]．今後遺伝子パネル検査の普及が進むにつれ，がん個別化医療のさらなるエビデンスが蓄積されることを期待する．

3）日本の現状

わが国では，特定の遺伝子変異検査とそれに伴う分子標的治療の組合わせに関する費用対効果研究はいくつか発表されている．例えばNaritaら（2015）は，非小細胞肺がんにおけるEGFR遺伝子変異検査と一次治療としてのゲフィチニブ適用の費用対効果研究を行い，検査なしで抗がん剤治療を行った場合と比較して，EGFR遺伝子変異検査およびゲフィチニブ適用の場合は費用対効果が高いと報告している[13]．またShiroiwaら（2010）は，抗がん剤治療が終了した転移がある大

腸がん患者において，*KRAS*遺伝子変異検査で*KRAS*野生型のタイプにのみセツキシマブを適用した場合と，検査なしでセツキシマブを一律投与した場合を比較し，*KRAS*遺伝子変異に応じて治療を振り分けた場合，より安い費用でQALYがより延びると報告している[14]．次世代シークエンサーを用いた遺伝子パネル検査は，わが国では先進医療として適用されたばかりであり，今後の費用研究と費用対効果研究の拡充が期待される．

2 ゲノム医療の経済評価における課題と取り組み

1) ゲノム医療における医療経済面での課題

わが国の国民医療費は年々増加しており，2015年度の国民医療費は42兆3,644億円で，20年前の1995年度の国民医療費26兆9,577億円から約57％増加している[15]．今後国民医療費のさらなる増加が予想されるなか，医療費の効率的な配分を図ることは最重要課題である．ゲノム医療によって，個々人の遺伝的背景や遺伝子変異に応じた最適な医療が受けられるようになれば，医療の効率化・最適化が期待できる．例えば，従来は遺伝子変異のタイプにかかわらず一律の薬物療法を行っていたところが，遺伝子変異のタイプに応じて最適な分子標的治療薬を適用することで，寿命の延伸とQOLの向上を望むことができる．さらに，治療領域だけでなく，遺伝的背景を含む個々人のリスクに応じて検診や予防的介入を行うことで，がん治療にかかわる国民医療費を節減する効果が期待できる．ゲノム医療における医療経済研究では，これらの点について今後一層のエビデンス構築が望まれる．

2) 現在の取り組み

国立がん研究センターでは，現在まで遺伝子診断パネル（NCCオンコパネル）と次世代シークエンサーを用い，がん組織の遺伝子解析を行ってきた．NCCオンコパネルの導入により，がんに関連した114個の遺伝子変異と12個の融合遺伝子変異を1回の検査で調べ，適切な治療薬の選択を行うことが可能になる[16]．遺伝子パネル検査の導入により，どの程度費用対効果の向上が見込めるかについて詳しいことはまだわかっておらず，検査・診断から治療までの一貫した経済評価を行う必要がある．現在，国立がん研究センターではマ

ルチプレックス遺伝子パネル検査と分子標的治療の費用対効果研究を開始しており，将来的にはパネル検査を含めたゲノム医療の経済影響について，主要ながん種を中心に幅広く検討していく予定である．

おわりに

本稿では，がんゲノム医療，特に遺伝子検査と分子標的治療の医療経済評価のレビューを行い，従来の遺伝子検査の費用対効果研究，マルチプレックス遺伝子パネル検査の費用研究および費用対効果研究について，世界の研究動向とわが国の現状を紹介した．年々増加するわが国の国民医療費をかんがみ，医療費の効率的な配分を図ることは最重要課題である．日本でも中央社会保険医療協議会（中医協）において費用対効果の評価が開始された[17]．ゲノム医療を含めたがんの治療分野だけでなく，予防・検診分野でも個々人の遺伝的背景やリスクに応じた最適な医療サービスが受けられるようになれば，医療の効率化・最適化が期待でき，寿命の延伸と生活の質の向上が期待できる．わが国での医療技術の経済評価ははじまったばかりであり，今後評価手法の標準化と一層のエビデンス構築が必要とされている．

文献

1) 「Methods for the Economic Evaluation of Health Care Programmes (4th edition)」(Drummond MF, et al, eds), Oxford University Press, 2015
2) Djalalov S, et al：J Clin Oncol, 32：1012-1019, 2014
3) Westwood M, et al：Health Technol Assess, 18：1-166, 2014
4) Haslem DS, et al：J Oncol Pract, 13：e108-e119, 2017
5) Tan O, et al：Clin Genet, 93：533-544, 2018
6) Hamblin A, et al：PLoS Med, 14：e1002230, 2017
7) Costa S, et al：Curr Oncol, 23：304-313, 2016
8) van Amerongen RA, et al：Ecancermedicalscience, 10：684, 2016
9) Wallbillich JJ, et al：Gynecol Oncol, 142：144-149, 2016
10) Doble B, et al：Lung Cancer, 107：22-35, 2017
11) Li Y, et al：Mol Diagn Ther, 19：169-177, 2015
12) Canadian Agency for Drugs and Technologies in Health：Next Generation DNA Sequencing: A Review of the Cost Effectiveness and Guidelines. CADTH Rapid Response Reports, 2014
13) Narita Y, et al：Lung Cancer, 90：71-77, 2015
14) Shiroiwa T, et al：Mol Diagn Ther, 14：375-384, 2010

15) 厚生労働省：平成27年度 国民医療費の概況. http://www.mhlw.go.jp/toukei/saikin/hw/k-iryohi/15/index.html
16) Kohno T：Cancer Sci, 109：507-512, 2018
17) 福田 敬：保健医療科学, 66：34-40, 2017

＜筆頭著者プロフィール＞
齋藤英子：2007年英国ロンドン・スクール・オブ・エコノミクス修士課程修了. '14年，東京大学大学院医学系研究科博士課程修了後，同医学系研究科特任助教として医療経済・がん疫学の研究および教育を行う. '17年より国立研究開発法人国立がん研究センターがん統計・総合解析研究部研究員として，がんの統計・予防などの研究活動を行っている. 現在の研究テーマはゲノム医療の経済評価，シミュレーションを用いた医療経済分析など.

第2章 actionable パスウェイ

1. チロシンキナーゼの基礎研究が もたらした分子標的治療の現状と課題

矢野聖二

> 肺がんにおける *EGFR* 変異や *ALK* 融合遺伝子の発見を発端に，チロシンキナーゼにおいて治療標的を探索し分子標的薬を開発する基礎・橋渡し研究が進み，*ROS1*，*RET*，*NTRK* などの融合遺伝子が種々のがん種で同定された．それぞれに対する分子標的薬の臨床開発が進められ，多くの薬剤が認可されてきた．一方で，臨床的に問題となる分子標的薬の耐性機構に関する基礎・橋渡し研究が行われ，耐性遺伝子変異を含む多くの耐性機構が解明され，*EGFR* 変異肺がんや *ALK* 融合遺伝子陽性肺がんでは耐性を克服する次世代薬も認可されている．今後，耐性機構を正確に診断する手法に関する研究が必要である．

はじめに

　近年，チロシンキナーゼ（TK）を阻害する分子標的薬がさまざまながん種に対して認可され，広く使用されるようになってきている．それら分子標的薬の多くは，遺伝子異常（変異や融合遺伝子，増幅）の結果生じた異常な TK の活性を阻害して抗腫瘍効果を発揮している．一方，わが国においてもがんゲノム医療が開始され，さまざまながん種において遺伝子異常の測定

が可能となってきており，TK を阻害する分子標的薬による治療効果がさらに注目されてきている．本稿では，がんゲノム医療の発展のためいま求められている TK の基礎研究の現状と課題を概説する．

1 TK を標的とした分子標的の探索と 阻害薬開発研究の現状

　慢性骨髄性白血病（CML）や消化管間質腫瘍

［略語］

ALK：anaplastic lymphoma kinase
　（未分化リンパ腫キナーゼ）
CML：chronic myeloid leukemia
　（慢性骨髄性白血病）
EGFR：epidermal growth factor receptor
　（上皮成長因子受容体）
EMT：epithelial to mesenchymal transition
　（上皮間葉移行）

GIST：gastrointestinal stromal tumor
　（消化管間質腫瘍）
NSCLC：non-small cell lung cancer
　（非小細胞肺がん）
TKI：tyrosine kinase inhibitor
　（チロシンキナーゼ阻害薬）

Current status and challenge of targeted therapy provided by basic research of tyrosine kinases
Seiji Yano[1][2]：Division of Medical Oncology, Cancer Research Institute, Kanazawa University[1] /Nano Life Science Institute, Kanazawa University[2]（金沢大学がん進展制御研究所腫瘍内科[1] / 金沢大学ナノ生命科学研究所[2]）

表 代表的なドライバー遺伝子変異と分子標的薬に耐性を示す遺伝子変異

遺伝子	変化	ドライバー遺伝子変化	がん種	分子標的薬	耐性変異
EGFR	変異	exon19欠失，L858R 変異など	非小細胞肺がん（腺がん）	ゲフィチニブ	EGFR-T790M*
				エルロチニブ	
				アファチニブ	
				オシメルチニブ（T790M 陽性例に）	EGFR-C797S
ALK	融合遺伝子	EML4-ALK，KIF5B-ALKなど	非小細胞肺がん（腺がん）	クリゾチニブ	ALK-L1196M*，G1269A，C1166Y，G1202R，C1156Y，I1151T，L1152R，S1206Y，F1245Cなど
		K1062M，F1174XI，L1198Fなど	神経芽腫，甲状腺未分化がんなど	アレクチニブ	ALK-V1180L，I1171N/S/T，G1202Rなど
				セリチニブ	ALK-L1152R，G1123S，G1202R，F1174C/Vなど
ROS1	融合遺伝子	CD74-ROS1，EZR-ROS1など	非小細胞肺がん（腺がん）	クリゾチニブ	ROS1-G2032R，L1951R，L2026M*など
RET	融合遺伝子	KIF5B-RET，CCDC6-RETなど	非小細胞肺がん（腺がん）	（バンデタニブ，アレクチニブなど）	RET-V804L，Y806C，M918T，S904Fなど
			甲状腺髄様がん		
NTRK	融合遺伝子	CD74-NTRK1，TPM2-NTRK1など	非小細胞肺がん（腺がん）大腸がんなど	（エントレクチニブ，LOXO-195など）	TRKA-G595R，G667Cなど
		CKI-NTRK2，PAN3-NTRK2など	星細胞腫，頭頸部がんなど		
		ETV6-NTRK3，RBPMS-NTRK3など	小児膠腫，甲状腺がんなど		TRKC-G623R

＊はゲートキーパー変異を示す．

（GIST）におけるイマチニブ（商品名グリベック：ABL/KIT/PDGFR阻害活性を有する）の開発や，非小細胞肺がん（NSCLC）のEGFRチロシンキナーゼ阻害薬（EGFR-TKI）著効症例におけるEGFR変異の発見などの成功に触発され，チロシンキナーゼ（TK）において治療標的を探索し分子標的薬を開発する基礎・橋渡し研究が2000年以降活発に行われた．特に，第一世代EGFR-TKIであるゲフィチニブ（商品名イレッサ）やエルロチニブ（商品名タルセバ）はNSCLCの10〜20％にしか奏効しなかったことから，一時は開発の継続が危ぶまれる事態に瀕したが，2004年に著効例の腫瘍組織からEGFR活性型変異（真の標的）が基礎・橋渡し研究により発見[1]され，その後は対象をEGFR変異陽性症例に限定した臨床試験が展開され，次々にブレークスルーとなるエビデンスが報告された．

TKに関する基礎・橋渡し研究のもう1つの大きな成果として，2007年のNSCLCにおけるALK融合遺伝子の発見があげられる[2]．ALK融合遺伝子陽性症例の頻度はNSCLCの3〜5％と低いものの，CMLのような造血器腫瘍以外にも（固形がんにおいても）融合遺伝子が発がん原因となっていたことは大変な衝撃であった．さらに，ALK阻害薬であるクリゾチニブ（商品名ザーコリ）やアレクチニブ（商品名アレセンサ），セリチニブ（商品名ジカディア）がALK融合遺伝子陽性NSCLC（ALK肺がん）において劇的な治療効果を示すことが臨床試験で示され世界各国で認可された．

その後も新たな治療標的を探索する基礎研究により，METなどの遺伝子変異，ROS1，RET，NTRKを含む多くの融合遺伝子が，がん種別には低頻度ではあるががん種横断的に発がん原因になっており治療標的とな

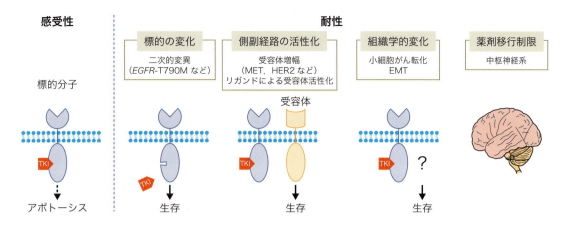

図1　代表的な分子標的薬耐性の分子機構

ることが明らかにされてきた．現在 *ROS1* 融合遺伝子陽性NSCLCに対してクリゾチニブが適応拡大されている（表）．

2 分子標的薬の耐性研究の現状

分子標的薬は標的を有する症例において80％程度の高い奏効率を示し従来の殺細胞性抗がん薬よりも無増悪生存期間を延長するが，多くの症例で獲得耐性により再発することが問題となる．そこで，ヒトがん細胞株の分子標的薬耐性を *in vitro* の培養系あるいは免疫不全モデルに移植した *in vivo* モデルで誘導し，耐性機構を解明する基礎研究がなされた．また，分子標的薬に獲得耐性となった臨床検体を用いた解析も並行して行われ，臨床的に重要な耐性機構（耐性遺伝子異常を含む）が次々に明らかにされてきた．

主な耐性機構には，標的内に生じる二次的遺伝子異常（耐性変異），標的とは異なる経路（側副経路）による生存シグナルの活性化，上皮間葉移行（EMT）や小細胞がん化などの組織学的変化，中枢神経系への薬物移行制限などがある（図1）．このなかで最も基礎研究が進んでいるのが治療標的内に生じる二次的遺伝子異常（耐性変異）である．薬剤やATPが結合するポケットの一番奥の部分に相当する部位に生じるゲートキーパー変異[※1]とポケットの入り口付近に相当する部位に生じるソルベントフロント変異が知られている．EGFRやALK，ROS1，KITなどの受容体型TKは分子間の相同性が高いが，ゲートキーパー変異やソルベントフロント変異が発生する部位もTK間である程度共通している．これは，受容体型TKの活性化に重要な部位の構造が似通っているために，分子標的薬耐性を惹起する変異も似通った場所に発生すると解釈される．一方で，分子標的薬に獲得耐性となった場合，どのような頻度でどの耐性変異が生じるのかは，ドライバー遺伝子異常や分子標的薬により異なる．

EGFR 変異はほぼ肺腺がん特異的に検出され，exon19欠失とL858R変異がEGFR変異の約90％を占める．これらの変異が陽性の腫瘍は，EGFRチロシンキナーゼ阻害薬に対し高い感受性（奏効率は70〜80％）を示す[3]．*EGFR* exon20のT790M変異は，第一世代あるいは第二世代EGFR-TKIに耐性を獲得した *EGFR* 変異肺がん患者の約50％に検出される[4]．T790M陽性の獲得耐性症例には第三世代EGFR-TKIであるオシメルチニブ（商品名タグリッソ）が認可されており，EGFR-TKI未治療の *EGFR* 変異肺がんに対する第一世代EGFR-TKIとほぼ同等の効果を示し，約70％が奏効する[5]．T790M陽性の *EGFR* 変異肺がんの約20％が *EGFR* exon20のC797S変異によりオシメルチニブに耐性化する[6]．

> **※1　ゲートキーパー変異**
> ゲートキーパーの直訳は門番である．薬剤やATPが結合するポケットの一番奥の部分に相当する部位に生じる変異のことを指す．高濃度の分子標的薬にも耐性を獲得する原因となる．*EGFR*-T790M，*ALK*-L1196Mなどがある．

*ALK*融合遺伝子陽性NSCLCには第一世代薬のクリゾチニブは約60％の奏効率を示す[7]が，奏効例の約30％が*ALK*に生じる種々の二次的変異（耐性変異）で耐性化する[8]．第二世代薬のアレクチニブやセリチニブはクリゾチニブ耐性変異の多くに有効であるが一部の変異には無効である．第二世代薬をALK–TKI未治療例に使用した場合，第一世代薬よりも無増悪生存期間を延長するが，やはり一定の割合で*ALK*の二次的変異により耐性化する．しかし，EGFR–TKIの場合とは異なり，3つのALK–TKIは二次的変異に対する効果が異なり，第二世代薬の耐性変異に第一世代薬が奏効する場合がある[9]．

❸ 初回治療は第一世代薬か次世代薬か？

*EGFR*変異肺がんにおいて第三世代薬オシメルチニブ，ALK肺がんにおける第二世代薬アレクチニブなどを一次治療に用いた場合，それぞれ第一世代薬を用いるよりも有意に無増悪生存期間が長い[10] [11]．しかし，第一世代薬に耐性となった多くの場合に次世代薬が有効であるが，次世代薬に耐性となった場合に第一世代薬の有効性は十分に明らかにされておらず，次世代薬を一次治療として用いるのか？耐性後の二次治療として用いるのか？いまだコンセンサスは得られていない．一般的には次世代薬の方が第一世代薬より副作用が少ないため，次世代薬の耐性に有効な薬剤が開発されれば次世代薬により初回治療を行うことが標準となると予想される．

❹ 耐性変異研究の課題

耐性変異に関する基礎研究で，①耐性変異を有するがん細胞があらかじめごく少数存在していて治療中に徐々に増殖し耐性腫瘍を形成する場合と，②もともと耐性変異を有するがん細胞は存在せず，治療により大部分のがん細胞が死滅するなか一部のがん細胞が抵抗性となり，さらに治療の経過中に耐性変異など増殖しうる耐性機構を獲得する場合の2つがあることを示されている[12]．

近年の*in silico*創薬技術の進歩により，多様な変異にも有効な薬剤が開発されてきているが，すべての耐性変異に有効な薬剤はない．したがって，耐性の原因となっている変異を測定し，それに対応する有効な薬剤による治療を行う必要がある．

耐性変異の測定方法としては，組織のre-biopsyに加え最近では血漿中遊離DNAを測定するliquid biopsy[※2]が*EGFR*変異肺がんでは保険診療でも行われるようになった．組織のre-biopsyは診断感度が高い一方，組織採取の侵襲が大きく腫瘍間heterogeneity（不均一性）があった場合偽陽性・偽陰性が生じる[13]．liquid biopsyは診断感度が低いものの，患者への侵襲は小さく腫瘍間heterogeneityがあっても耐性変異を検出できる可能性がある．いずれの方法を用いていつ耐性変異を診断するのか，議論の残っているところである．

また，もともとの治療標的とは異なるドライバーがん遺伝子を有するがん細胞が生じ，分子標的薬耐性を惹起する場合もある．例えば，*EGFR*変異肺がんやALK肺がんにおいて，分子標的薬耐性時に*MET*遺伝子増幅や*BRAF*変異が検出される場合がある．理論的にはこれらの遺伝子異常に対し有効な薬剤ともともとの分子標的薬の併用により耐性を克服できる．一方で，複数薬剤の長期併用は副作用のため忍容性が低い．*EGFR*変異肺がんが*MET*遺伝子増幅やリガンド（肝細胞増殖因子HGF）刺激によるMET活性化でEGFR阻害薬に耐性化したマウスモデルでも，第一世代EGFR阻害薬とMET阻害薬を長期併用すると重篤な消化器毒性（下痢）により治療が継続できない[14]．これは，生体の恒常性に重要な役割を果たしているEGFRとMETが長期に阻害されることで腸粘膜に重篤な障害が生じるためである．しかし，近年開発された第三世代EGFR阻害薬は野生型EGFRに対する阻害活性が低いため，MET阻害薬と長期併用してもマウスモデルでは忍容性が確認された．したがって，変異タンパク質に対する選択性の高い分子標的薬の創薬が進めば，分子標的薬併用により耐性克服が可能になると期待される．

※2　liquid biopsy

血液採取による検査のことを指す．血液中の循環がん細胞や遊離DNAを抽出し，がん遺伝子や耐性変異の解析を行う．血漿を用いた*EGFR*-T790M測定が保険償還されている．

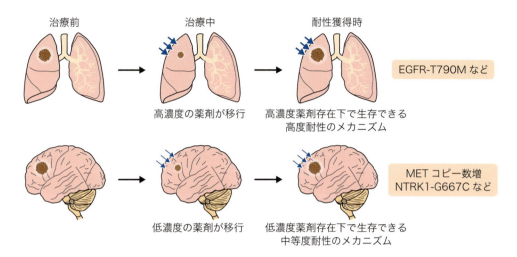

図2 中枢神経系病変と中枢神経系以外の病変における分子標的薬耐性のメカニズムの違い

5 微小環境による耐性遺伝子の相違とその克服

　分子標的薬による獲得耐性が中枢神経系病変（脳転移や髄膜がん腫症）でしばしば発症する．分子標的薬は血液脳関門による中枢神経系への移行制限により高濃度分布しないと考えられているが，がん細胞の薬剤感受性が高いEGFR変異肺がんなどでは脳転移に対してもEGFR-TKIがいったん奏効する．しかし，治療を継続するうち中枢神経系病変が増悪することが多い．筆者らは，ルシフェラーゼ遺伝子を導入したヒトEGFR変異肺がん細胞株を免疫不全マウスの髄腔内に移植する髄膜がん腫症 in vivo imagingモデルでEGFR-TKIに対する獲得耐性を誘導し，がん細胞がMET遺伝子コピー数増加によりEGFR-TKI耐性が誘導されることを明らかにした[15]．中枢神経系以外の獲得耐性病変で約60％に検出されるEGFR-T790Mは中枢神経系の獲得耐性病変ではほとんど検出されない．これは，中枢神経系病変には分子標的薬が低濃度しか到達せず，中等度耐性を惹起できるMET遺伝子コピー数増加によりがん細胞は生存・増殖できるため，高度耐性を惹起するEGFR-T790M変異を発生させる必要がないと解釈される．同様に，ルシフェラーゼ遺伝子を導入したヒトNTRK1融合遺伝子陽性大腸がん細胞株を免疫不全マウスの脳内に移植する脳転移 in vivo imagingモデルでエントレクチニブに対する獲得耐性を誘導し，NTRK1-G667Cにより耐性が惹起されることを明らかにした[16]．in vitroにおいてNTRK1-G667Cはエントレクチニブに対し中等度耐性を誘導する変異である[16]が，中枢神経系においてはエントレクチニブの移行が制限されているため脳転移を増大させることができると解釈される（図2）．近年，中枢神経系にも移行性の高い分子標的薬（オシメルチニブやlorlatinib）が開発されているが，中枢神経系とそれ以外に獲得耐性病変がある場合，耐性機構が異なる可能性があるため，それぞれの耐性機構を正確に診断する手法の開発が今後必要であろう．

文献

1) Lynch TJ, et al：N Engl J Med, 350：2129-2139, 2004
2) Soda M, et al：Nature, 448：561-566, 2007
3) Maemondo M, et al：N Engl J Med, 362：2380-2388, 2010
4) Kobayashi S, et al：N Engl J Med, 352：786-792, 2005
5) Jänne PA, et al：N Engl J Med, 372：1689-1699, 2015
6) Thress KS, et al：Nat Med, 21：560-562, 2015
7) Kwak EL, et al：N Engl J Med, 363：1693-1703, 2010
8) Choi YL, et al：N Engl J Med, 363：1734-1739, 2010
9) Katayama R, et al：Clin Cancer Res, 21：2227-2235, 2015
10) Soria JC, et al：N Engl J Med, 378：113-125, 2018
11) Hida T, et al：Lancet, 390：29-39, 2017
12) Hata AN, et al：Nat Med, 22：262-269, 2016
13) Oxnard GR, et al：J Clin Oncol, 34：3375-3382, 2016
14) Nanjo S, et al：PLoS One, 8：e84700, 2013
15) Nanjo S, et al：Mol Cancer Ther, 16：506-515, 2017
16) Nishiyama A, et al：Clin Cancer Res, 24：2357-2369, 2018

＜著者プロフィール＞
矢野聖二：1990年徳島大学医学部医学科卒業．'97年米国テキサス大学MDアンダーソンがんセンターに留学．がんの血管新生と脳転移研究に従事．2007年〜金沢大学がん研究所腫瘍内科教授，金沢大学附属病院がんセンター長．肺がんの分子標的薬耐性の研究や医師主導治験に従事．'17年〜文部科学省がんプロフェッショナル養成プラン・北信がんプロ事業責任者．趣味：卓球，ゴルフ，釣り．メッセージ：夢は基礎研究ができる臨床医を育てること．若手の皆さん，お待ちしています．

第2章　actionableパスウェイ

2. ゲノム異常がもたらすTGF-βシグナルの二面性と治療標的としての有用性

西田　純，江幡正悟，宮園浩平

> TGF-βシグナルやBMPシグナルは腫瘍に対して抑制的にも促進的にも働く二面性をもつ．最近の研究によりTGF-βシグナル構成因子のゲノム異常は，腫瘍抑制的な側面を喪失させるのみならず，腫瘍促進的な機能を増強するきっかけともなることがわかってきた．これまでがん微小環境中のTGF-βシグナルを標的とする治療薬の開発が進められてきたが，TGF-βの多彩な作用のためにこれまで上市されたものは存在しなかった．しかし近年，これらと免疫チェックポイント阻害剤等との併用により腫瘍退縮に著効を示すことが明らかとなり，脚光を浴びている．

はじめに

　哺乳類でTGF-βファミリーに属する分子は30以上ある．とりわけTGF-βやBMPは，がん進展に対して機能的な二面性を示す．それがゆえに，EGFR，VEGFRなどのチロシンキナーゼ受容体やmTORなどの細胞内シグナル伝達分子に対する抗がん剤が上市されるなか，いまだTGF-βファミリーやその受容体を標的とした治療薬は世界的にも承認されていない．しかしながら近年，がん微小環境やがん幹細胞制御における

TGF-β，BMPシグナルの治療標的としての有望性を謳う報告が脚光を浴び，阻害剤の開発も相次いでいる．本稿では，TGF-βやBMPのがんにおける基本的な機能を概説しつつ，がん退治の味方であったTGF-βやBMPが突如として敵となるその瞬間に何が起こっているのかゲノム異常の観点から探ってみたい．また現在開発されているTGF-βシグナル阻害剤に関して紹介する．

【略語】
ALK：activin receptor–like kinase
BMP：bone morphogenetic protein
co-Smad：common–partner Smad
GARP：glycoprotein A repetitions predominant
I-Smad：inhibitory Smad
R-Smad：receptor–regulated Smad
TGF-β：transforming growth factor-beta

Genomic aberration falls TGF-β signaling into "The Dark Side" — its bipotential role and utility as a therapeutic target
Jun Nishida[1] /Shogo Ehata[1,2] /Kohei Miyazono[1] : Department of Molecular Pathology, Graduate School of Medicine, The University of Tokyo[1] /Department of Medical Genomics, Graduate School of Medicine, The University of Tokyo[2]
（東京大学大学院医学系研究科分子病理学分野[1] / 東京大学大学院医学系研究科ゲノム医学[2]）

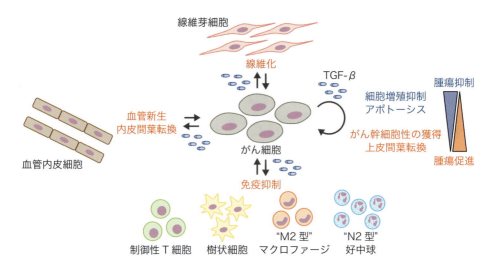

図1 多岐にわたるTGF-βの作用
TGF-βはがん細胞や周囲の非がん細胞より放出され，さまざまな作用を示す．がん細胞自身への効果はがんの進展に伴い，腫瘍抑制的なものから腫瘍促進的なものへと変化する．また，TGF-βはがん微小環境中の非がん細胞にも作用し，線維化，免疫抑制，血管新生等を引き起こす．

1 TGF-βのシグナル伝達機構

TGF-βリガンドは翻訳直後，潜在型（latent form）として存在しているが，酸やアルカリ，熱，プロテアーゼ処理，機械的刺激などによって活性化される．TGF-βリガンドにはTGF-β1，2，3の3種類があるが，これらは，キナーゼ活性をもつTGF-βⅠ型受容体（TβRⅠ）※1，Ⅱ型受容体（TβRⅡ）を介して，細胞質内にシグナルを伝達する．Smad依存的なシグナル伝達機構は，①TGF-β分子と2分子のⅠ型，2分子のⅡ型受容体によるヘテロ四量体の形成，②Ⅱ型受容体によるⅠ型受容体のリン酸化とリン酸化されたⅠ型受容体による受容体調節Smad（R-Smad）のリン酸化，③リン酸化R-Smadと共有型Smad（co-Smad）とのSmad複合体形成，核内移行および転写制御，からなる．そのシグナルは，抑制型Smad（I-Smad）によりネガティブフィードバック調節を受ける．また，受容体形成時のⅢ型受容体の関与や他の転写因子，転写共役因子との協調によって複雑に制御されている[1]．また，Smad非依存的なシグナル経路も存在する．

> **※1 TGF-βⅠ型受容体（TβRⅠ）**
> TGF-βシグナルを媒介するキナーゼ型受容体．遺伝子名は*TGFBR1*．ALK-5とも記されるが，これは非小細胞肺がんでみられる*EML4-ALK*融合遺伝子のALK（anaplastic lymphoma kinase）とは異なるので，注意されたい．

2 がん進展におけるTGF-βシグナルの機能的な二面性

TGF-βは発見の過程からすでにその機能の二面性が指摘され続けてきた．1980年代初頭の発見当初は正常線維芽細胞の形質転換を引き起こす因子としてその名が付与された．しかしその後の研究では，上皮細胞や免疫細胞など多くの細胞に対する強力な細胞増殖抑制効果で大きな注目を浴びた[2]．TGF-βの腫瘍抑制的な作用としては，細胞増殖能の抑制のほかに，アポトーシス促進機構や，がん幹細胞活性の抑制などが知られている．

一方で，1990年代半ばにTGF-βは上皮間葉転換（epithelial-mesenchymal transition：EMT）にかかわることが見出され，今日ではTGF-βはがん細胞のEMTを引き起こし，浸潤・転移を促進する因子としても知られている．また，がん幹細胞活性に対する影響自体にも二面性があり，乳がんではTGF-βがCD44陽性かつCD24陰性のがん幹細胞を誘導すると報告されている[3]．がん細胞自体への影響に留まらず，がん間

表　がんでみられるTGF-βシグナル構成因子の機能不全

シグナル伝達構成因子	タンパク質（遺伝子名）	変化のパターン	がんの原発部位
リガンド	TGF-β1（TGFB1）	過剰発現	乳腺，大腸，食道，胃，肺，膵臓，前立腺
Ⅱ型受容体	TβRⅡ（TGFBR2）	poly A tract変異	胆管，大腸，胃，脳，肺（非小細胞），膵臓
		発現消失，低下	膀胱，乳腺，食道，肺（小細胞，非小細胞），卵巣，前立腺
	ActRⅡ（ACVR2）	poly A tract変異	大腸，胃，膵臓
Ⅰ型受容体	TβRⅠ/ALK-5（TGFBR1）	ホモ接合体欠失	胆管，膵臓
		発現消失，低下	膀胱，食道，前立腺
		遺伝子内変異	乳腺，卵巣
		プロモーターメチル化	胃
	ALK-3（BMPR1A）	生殖細胞変異	大腸（若年性ポリープ）
	ALK-4（ACVR1B）	遺伝子内変異	膵臓
Smad	Smad4（SMAD4）	遺伝子内変異	胆管，子宮頸，大腸，肝臓，肺（非小細胞），卵巣，膵臓，小腸
		ホモ接合体欠失	膀胱，乳腺，膵臓
		発現消失，低下	乳腺，大腸
		生殖細胞変異	大腸（若年性ポリープ）
	Smad2（SMAD2）	遺伝子内変異	子宮頸，大腸，肝臓，肺（非小細胞）
	Smad3（SMAD3）	発現消失，低下	胃
	Smad7（SMAD7）	発現欠失，増幅	大腸（※発現低下が良好な予後と相関）

がんにおけるTGF-βシグナル構成因子の変化をリストアップした．文献5をもとに作成．

質における線維化の亢進や，血管新生，T細胞やマクロファージなどの抗腫瘍免疫に対して抑制的に働くサブセットへの分化にも大きく寄与しており，TGF-βが対がん戦略において味方となるのか敵となるのか慎重に見極める必要がある（**図1**）[4]．

3 ゲノム異常が司るTGF-βの二面性

　TGF-βの二面性は腫瘍の進展に伴い変化するとされ，腫瘍発生初期では抑制的な効果を及ぼすが，進展した腫瘍では促進的に働くと説明されることが多い．この機構の詳細に関して世界中で探索研究が行われているが，TGF-βシグナル構成因子のゲノム異常がTGF-βの機能転換に寄与することもわかってきた．

1）ゲノム異常によるTGF-βの腫瘍抑制機能の喪失

　TGF-βの腫瘍抑制的な機能の喪失は比較的説明がしやすい．なぜなら，ある種のがんでは，その発生過程でTGF-β受容体やSmadが遺伝子変異や発現消失によって機能不全に陥ってしまうからである（**表**）．特

筆すべきは，TβRⅡならびにSmad4の機能不全である．TβRⅡをコードするTGFBR2遺伝子の代表的な変異は，遺伝子配列中の10個並んだアデニンの1つあるいは2つがスキップされることによるフレームシフト変異で，セリンスレオニンキナーゼドメインの消失につながる（**図2**）．このタイプの変異は，ミスマッチ修復遺伝子（MSH2，MLH1，MSH6，PMS1，PMS2）の変異によるLynch症候群〔遺伝性非ポリポーシス大腸がん（hereditary non-polyposis colorectal cancer：HNPCC）〕で多くみられる．さらにマイクロサテライト不安定性が高い胃がん，非小細胞肺がん，脳腫瘍および胆管がんでもよくみられる[5]．SMAD4の変異は，大腸がんや膵臓がんでよくみられ，実際に発がんモデルマウスを用いた実験では，腸管細胞特異的なApc変異マウスや膵管細胞特異的なKras変異マウスでそれぞれSmad4をノックアウトすると，前がん病変が浸潤性のがんに変化することが報告されている[7][8]．また遺伝子変異のみならず，エピゲノム変化などによって発現が消失することもある．われわれの

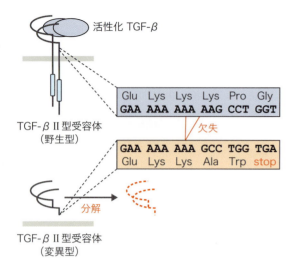

図2 TGF-βⅡ型受容体でみられるフレームシフト変異
Lynch症候群（遺伝性非ポリープ性大腸がん）等では，TGF-βⅡ型受容体をコードする *TGFBR2* のポリアデニン部位に生じるフレームシフト変異によって，変異箇所の直下に終止コドンが生まれる場合がある．この場合，この変異体は直ちに分解されてしまうため，TGF-βⅡ型受容体の発現が消失する．文献6の図12.27をもとに作成．

研究室においては，小細胞肺がん細胞ではヒストンメチル基転移酵素EZH2によって *TGFBR2* の転写が抑制されており，この結果，TGF-βによるASCL1を介したアポトーシス機構が破綻していることを示した[9]．

2）ゲノム異常とTGF-βの腫瘍促進効果

一方TGF-βの腫瘍促進作用をかんがみればTGF-βシグナル構成因子の欠失時にEMTやがんの浸潤転移も抑制されることが予想されるが，実際は必ずしもそのようにはならない．膵臓がんでは，homozygousなSmad4欠損が生じた際にRunx3依存的に細胞浸潤能を亢進させる[10]．あるいは，Smad4欠損は転写因子KLF5の発現上昇を引き起こし，TGF-β下流にてSOX4と協調して腫瘍促進的に働くなど，がん転移に対する非Smad経路の関与が報告されている[11]．われわれの研究室においても，淡明細胞型腎細胞がんでのTGF-βⅢ型受容体betaglycanの消失を見出し，ALDH陽性の造腫瘍能の高い細胞群の維持に重要なイベントであることを示した．しかしながら，betaglycanの発現低下はTβRⅠのキナーゼ活性とは独立してPI3K-Aktシグナルを活性化することで，代償的に細胞浸潤能を亢進させることがわかった[12]．以上から，TGF-βシグナル構成因子の欠失はTGF-βの腫瘍抑制的な機能を破綻させつつも腫瘍促進的な機構は維持させるという，機能の転換点の1つであると考えられる．

またTGF-βの腫瘍促進効果は，その他のがん遺伝子のゲノム異常によって増強されることもある．膵がん細胞では代表的ながん遺伝子である *Ras* との協調作用により，TGF-βによって誘導されるEMT制御因子であるSnailの発現上昇が強化される[13]．同様に，Smadと共役する転写因子や転写共役因子，ESRPなどのスプライシング制御因子もTGF-βの腫瘍促進効果を亢進させる[4]．これらの因子はがんの種類に応じて機能が異なっているため，今後さらなる研究により，その全容が明らかとなっていくであろう．

4 ゲノム異常とBMP

ここまでTGF-βを中心にその二面性を議論してきたが，TGF-βファミリーの1つであるBMPに関しても腫瘍に対する効果が二面的である．代表的な例として大腸がんと脳腫瘍をあげるが，詳細な機能に関しては別の総説を参照してほしい[14][15]．大腸がんにおいては *Smad4* の欠失もみられることからBMPは腫瘍抑制的に働くと考えられていた．しかしながら大腸がん細胞は， *APC* 変異に基づくWntシグナルの活性化に伴ってBMP-4の高発現が維持されており，それにより細胞死抵抗性をもつことがわかった[16]．

脳腫瘍においては，BMPは脳腫瘍幹細胞の分化を誘導するとされている．実際にてんかんの治療薬として用いられるHDAC阻害剤バルプロ酸ナトリウムは脳腫瘍幹細胞のBMP-2やBMP-4，BMP Ⅰ型受容体ACVR1（ALK-2）の発現を亢進させることで，BMP依存的な細胞死を引き起こすことが可能であることがわかった[17]．一方で難治性小児脳腫瘍であるびまん性内在性橋膠腫（diffuse intrinsic pontine glioma：DIPG）においては，20％ほどの症例で *ACVR1* に点変異がみられている[18]．この変異はBMPシグナルの活性化を引き起こすため，今後BMP阻害剤による治療法の開発が待たれる．

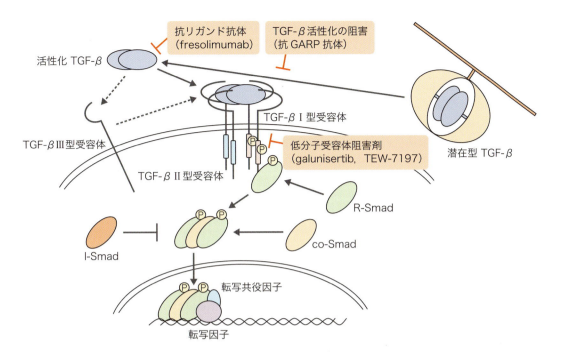

図3　TGF-βシグナルの模式図と治療標的
翻訳後のTGF-βは潜在型として細胞外マトリクスに存在する．さまざまな刺激で活性化したTGF-βは，受容体とSmadを介して細胞内にシグナルを伝達する．図示していないが，TGF-βは非Smad経路として，MAPKやPI3Kを介したシグナル伝達も行う．現在TGF-βリガンドや受容体を標的とした治療薬が開発されているが，今後はTGF-β活性化機構等が治療標的となる可能性がある．

5 TGF-βシグナルを標的とした治療戦略

　TGF-βを対象とした治療では，進行症例での腫瘍促進効果を標的とするTGF-β阻害剤の開発が近年の動向となっている．その作用点としてTGF-βのがん微小環境への作用に着目し，TGF-βによる線維化や免疫抑制，ならびに骨転移時にTGF-βによって誘導される骨溶解の阻害が目標とされている．TGF-β阻害による殺細胞性は低いため，他の抗がん剤との併用により抗腫瘍効果が見込まれる．

　TGF-βシグナル構成因子に対する分子標的薬は，細胞内で作用させるものと細胞外で作用させるものに大別されるが，前者ではTβRⅠが標的であり，後者ではTGF-βリガンドが主な標的となる（図3）[19]．世界初のTβRⅠ阻害剤として期待を集めているのがEli Lilly社の低分子化合物galunisertib（LY2157299）であり，切除不能な転移性膵がんへの適用などをめざした臨床試験が行われている．本邦でも固形がんに対する単剤での第一相試験が完了した．最近では韓国のベンチャー企業であるMedPacto社の低分子化合物TEW-7197について，固形腫瘍の進行症例に対する臨床試験が開始された．一方，TGF-βリガンドに対する抗体医薬としては，Genzyme社（現Sanofi社）によるfresolimumab（GC1008）があげられる．こちらはTGF-β1，2，3に対するモノクローナル抗体であり，転移性の悪性黒色腫や高グレードの脳腫瘍に対する第一相試験が完了している．重篤ではないものの高用量投与ではいくつか副作用がみられるため，用量の設定についてさらに検討が必要な点について今後の評価が待たれる．

　また近年適用範囲が広がる免疫チェックポイント阻害薬との相加相乗効果を見込んだ治療が期待されており，実際に2018年以降，基礎研究にて相次いで有望な結果が報告された．上記の開発中であるgalunisertibと抗PD-L1抗体を併用投与することで，大腸がんの発

がんモデルマウスの肝転移を大幅に抑制することがわかった[20]．また同じ誌面には，CD8陽性T細胞が腫瘍内部に浸潤していないimmune excluded型腫瘍において抗PD-L1抗体とともに抗TGF-β抗体を併用することで抗腫瘍活性の増進が見込まれると報告された[21]．さらに新たな治療薬として興味深いのが抗PD-L1抗体に対してTβRIIの細胞外ドメインをリンカーで結合したM7824である．リンカー結合により理論的にはPD-L1発現細胞の周囲のTGF-βをトラップすることで，TGF-βシグナルの阻害効果を局所に留め，副作用を軽減することが可能となるだろう．実際にマウス乳がんEMT6細胞やマウス大腸がんMC38細胞に対して腫瘍抑制作用がみられた[22]．galunisertibと抗PD-1抗体nivolumabの併用をめざす臨床試験も計画されていることから，今後さらなる進展が望まれる．

おわりに

本稿ではゲノム異常の観点からがん細胞自身へのTGF-βの機能を概説したが，がん微小環境中や血流中の非がん細胞との相互作用においても多彩な機能がある．またTGF-β阻害時には心血管系に対する副作用も懸念されることから，治療時には局所的なTGF-β阻害を行うことが肝要であろう．近年，制御性T細胞等に特異的に発現する，潜在型TGF-βの活性化因子であるGARP[※2]が治療標的として注目されている（図3）[23]．今後は，このような特異標的の探索と治療薬開発が発展することが期待される．

※2 GARP

潜在型TGF-βに結合し，活性化に寄与する膜タンパク質．遺伝子名はLRRC32．制御性T細胞の免疫抑制作用に関与するとされる．

文献

1）Morikawa M, et al：Cold Spring Harb Perspect Biol, 8：pii: a021873, 2016
2）Moses HL, et al：Cold Spring Harb Perspect Biol, 8：pii: a021865, 2016
3）Mani SA, et al：Cell, 133：704-715, 2008
4）Seoane J & Gomis RR：Cold Spring Harb Perspect Biol, 9：pii: a022277, 2017
5）Levy L & Hill CS：Cytokine Growth Factor Rev, 17：41-58, 2006
6）「ワインバーグ がんの生物学 原書第2版」（Weinberg RA/原著，武藤 誠・青木正博/訳），南江堂，2017
7）Takaku K, et al：Cell, 92：645-656, 1998
8）Bardeesy N, et al：Genes Dev, 20：3130-3146, 2006
9）Murai F, et al：Cell Discov, 1：15026, 2015
10）Whittle MC, et al：Cell, 161：1345-1360, 2015
11）David CJ, et al：Cell, 164：1015-1030, 2016
12）Nishida J, et al：Oncogene, 37：2197-2212, 2018
13）Horiguchi K, et al：J Biol Chem, 284：245-253, 2009
14）Ehata S, et al：Pathol Int, 63：287-296, 2013
15）Davis H, et al：Cytokine Growth Factor Rev, 27：81-92, 2016
16）Yokoyama Y, et al：Cancer Res, 77：4026-4038, 2017
17）Raja E, et al：Oncogene, 36：4963-4974, 2017
18）Han HJ, et al：Bone, 109：91-100, 2018
19）Akhurst RJ：Cold Spring Harb Perspect Biol, 9：pii: a022301, 2017
20）Tauriello DVF, et al：Nature, 554：538-543, 2018
21）Mariathasan S, et al：Nature, 554：544-548, 2018
22）Lan Y, et al：Sci Transl Med, 10：pii: eaan5488, 2018
23）Cuende J, et al：Sci Transl Med, 7：284ra56, 2015

＜筆頭著者プロフィール＞

西田　純：2013年東京大学薬学部卒業．入村達郎先生の東大時代最後の門下生として研究を開始する．同年，東京大学大学院医学系研究科に進学し，現在博士課程在学中．宮園浩平先生，江幡正悟先生のご指導のもと，原発腫瘍微小環境ががん転移成立時に及ぼす影響について研究を行っている．治療開発もさることながら，基礎生命科学者の視点で生物としてのがんを捉えていきたい．

第2章 actionableパスウェイ

3. 発がん性チロシンホスファターゼSHP2

畠山昌則

PTPN11/SHP2は多様なヒトがんにおける機能獲得型変異の存在を通して，がん遺伝子/がんタンパク質としての役割が明確に示されている唯一のホスファターゼである．SHP2はピロリ菌がんタンパク質CagAの標的分子でもあり，胃がん，乳がん，前立腺がんなどで過剰発現を認める．SHP2はRas経路依存的な細胞増殖を司るばかりでなく，PD-1を介した免疫細胞の抑制も担う．よって，SHP2の抑制はがん細胞を直接叩くと同時にがん免疫を賦活することが期待され，SHP2阻害分子の探索が世界的規模で進められている．

はじめに

　チロシンキナーゼならびにチロシンホスファターゼにより担われるタンパク質のチロシンリン酸化—脱リン酸化は細胞内シグナル伝達の根幹を担う迅速かつ可逆的な生化学修飾であり，増殖・分化・運動といった生命活動の基盤となる細胞応答制御に深くかかわっている．必然的に，チロシンリン酸化—脱リン酸化反応の異常はさまざまなヒトの疾患発症につながる．とりわけ，チロシンリン酸化異常と悪性腫瘍（がん）との関係は，初のがん遺伝子として単離された*v-src*産物がチロシンキナーゼ活性を有するという発見を契機に，発がん研究の中心テーマとして現在に至っている．さらに，Ablキナーゼ活性阻害薬，EGF受容体キナーゼ活性阻害薬，ALKキナーゼ活性阻害薬，抗HER2抗体等が特定のがんに対して著効を示すことが明らかとなり，新たながん治療薬開発におけるチロシンリン酸化—脱リン酸化の重要性は確固たるものとなっている．

　一般にチロシンキナーゼを介するリン酸化修飾は細胞内シグナル経路の活性化・増強を担うことで発がん促進的に働くのに対し，チロシンホスファターゼはキナーゼにより活性化されたシグナルの終結にかかわることからがん抑制的に働くととらえられている．さらに，チロシンキナーゼの活性中心はチロシンホスファターゼの活性中心に比べて構造生物学的にはるかに強く保存されている．こうした事情を背景に，チロシンホスファターゼを分子標的とする薬剤開発はチロシンキナーゼに比べて大きく遅れ，これまでに治療薬として開発が成功した分子はすべてチロシンキナーゼ阻害薬である．

[略語]
ALK：anaplastic lymphoma kinase
EGF：epidermal growth factor
FAK：focal adhesion kinase
PD-1：programmed death-1
SH2：Src homology 2
SHP2：SH2 domain-containing protein tyrosine phosphatase 2

Pro-oncogenic protein tyrosine phosphatase SHP2
Masanori Hatakeyama：Division of Microbiology, Graduate School of Medicine, The University of Tokyo（東京大学大学院医学系研究科微生物学分野）

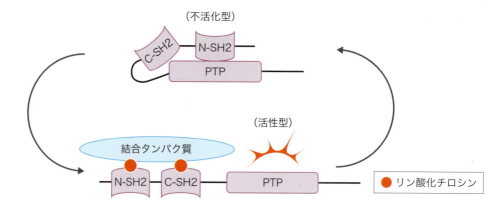

図1　SHP2の触媒活性制御機構
単体で存在する場合，SHP2はN-SH2ドメインとチロシンホスファターゼ（PTP）ドメインが非共有結合的に分子内相互作用しており，PTPドメインの触媒活性中心が塞がれた状態（不活化型）にある．SHP2のN末側領域に存在するSH2ドメインにチロシンリン酸化タンパク質が結合することにより，N-SH2とPTP間の分子内相互作用が解除されSHP2は活性型に変換する．

　キナーゼ阻害薬成功の鍵は，特定のチロシンキナーゼの脱制御（暴走）を引き起こすドライバー変異の存在である．こうしたドライバー変異を有するがんに対してキナーゼ阻害薬は著効を示すが，適用となるがん症例は必ずしも多くはない．こうしたなか，最近の研究から，チロシンホスファターゼの1つSHP2が「がん抑制遺伝子（がん抑制分子）」ではなく「がん遺伝子（がんタンパク質）」として働き，その機能的脱制御がヒトがん発症のドライバー的役割を担っていることが明らかになってきた．この事実は，ホスファターゼががん治療の有力な分子標的となることを示している．

1 チロシンホスファターゼSHP2

　SHP2はN末側に2つの類似したSH2ドメイン※1（N-SH2とC-SH2），C末側にタンパク質チロシンホスファターゼ（PTP）ドメインを有し，さまざまな細胞に普遍的に存在するホスファターゼである（図1）．非刺激状態において，SHP2はN-SH2ドメインとPTPドメインが分子内相互作用しており，触媒活性中心がマスクされる結果，ホスファターゼ活性は抑制されている．種々の刺激によりチロシンリン酸化されたタンパク質がSH2ドメインに結合すると，SHP2の分子内相互作用が解除され活性化型へと変換される（図1）[1]．

　SHP2は増殖・運動・分化など，多彩な細胞活動にかかわっている．なかでも細胞増殖におけるSHP2の役割には多くの研究成果が蓄積されており，本ホスファターゼと発がんとの関連もこの視点から検証されることが多い．ショウジョウバエ，線虫，さらにはヒトを含む哺乳動物細胞において，SHP2は受容体型キナーゼ刺激に依存したRas-Erk MAPキナーゼ経路の活性化とそれに続く細胞の増殖に重要な役割を担う[2]．この進化的に高度に保存されたRas経路の活性化にはSHP2のホスファターゼ活性が必須である．しかしながら，奇妙なこと（というより驚くべきこと）に，Ras経路活性化を担うSHP2の脱リン酸化基質に関しては複数の有力な候補分子が報告されているにもかかわらず，いまだに不明な点が多い．これまでに，SHP2による脱リン酸化基質候補として活性化された受容体型キナーゼ分子上のRas-GAP結合を担うリン酸化チロシン残基やGrb2-SOS相互作用を競合阻害するアダプター分子Sproutyのリン酸化チロシン残基などが報告されてきた[3,4]．加えて最近，Rasの32番目のチロシン残基（Tyr-32）がSrcファミリーキナーゼによりリ

> ※1　**SH2ドメイン**
> チロシンリン酸化ペプチドと結合する約100アミノ酸からなるタンパク質モジュールで，ヒトの場合，110個のタンパク質に120個のSH2ドメインが存在している．SHドメインはリン酸化チロシンに加えてその前後数アミノ酸の配列を認識して結合する．

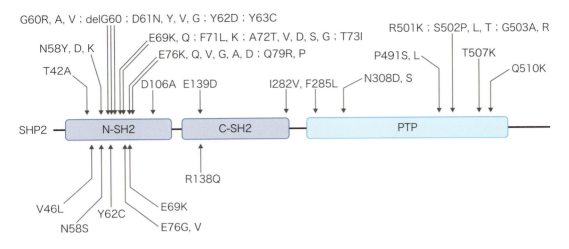

図2 ヒトがんに認められるSHP2の機能獲得型点変異
SHP2の点変異は易発がんの先天奇形症候群であるNoonan症候群に加え，小児白血病，さらには肺がん，幹細胞がんなどの固形がんにおいて報告されている．

ン酸化されること，このチロシンリン酸化（pTyr-32）がRasとその下流エフェクターであるRasとの結合を阻害することが示された[5]．さらに，SHP2はこの抑制性リン酸化チロシンの脱リン酸化を介してRas-Raf相互作用を促し，Erkシグナルを活性化することが報告された[6]．Ras経路の活性化にかかわるSHP2基質分子は細胞が置かれた状況に依存して異なる可能性があり，単純に1つの分子に収束しないのかもしれない．

SHP2は細胞増殖ばかりでなく，細胞運動にも深くかかわる．EGFなどの増殖因子刺激に伴う細胞運動性の亢進には，SHP2依存的なチロシン脱リン酸化を介したFAKの不活化による細胞接着斑の機能低下が重要な役割を担うと考えられる[7)8]．SHP2の細胞内分布は細胞密度に依存し，低密度では細胞質・核内両方に分布するが，高密度になるに従いもっぱら細胞質に分布するようになる．これは，SHP2がHippo経路※2のターゲットとして知られる発がん促進性の転写調節因子YAP/TAZとの複合体形成によって担われているためである[9]．核内移行したSHP2は核内チロシンリン酸化タンパク質Parafibrominを脱リン酸化すること

で，その足場タンパク質としての機能を増強し，Wnt経路のエフェクター分子であるβカテニン，Hedgehog経路のエフェクター分子であるGli，Notch経路のエフェクター分子であるNICD，さらにはYAP/TAZを介した標的遺伝子転写を協調的に制御する[10)～12]．

2 がん遺伝子（がんタンパク質）としてのPTPN11/SHP2

小児白血病や神経芽細胞腫の易併発性で知られる先天奇形症候群Noonan症候群の患者では，約半数においてSHP2をコードするPTPN11遺伝子の生殖細胞系列での点変異が認められる[13]．同様の点変異は散発性の白血病（とりわけ慢性骨髄単球性白血病）や肺腺がん，大腸がん，幹細胞がんなどの固形がんにおいても報告され，SHP2の変異が多彩なヒトがん発症にかかわっていることが明らかとなった（**図2**）[14]．これまでに知られているPTPN11の点変異の大多数は抑制性の分子内結合を解除することでSHP2を構成的な活性化型に固定する機能獲得型変異であり，変異型PTPN11ががん遺伝子（変異型SHP2ががんタンパク質）として機能していることを示している（**図3**）．SHP2は部位別がん死亡の第3位を占める胃がんの発症においても重要な役割を担う．大多数の胃がんはピロリ菌感染を基盤に発症する．ピロリ菌が産生するがんタンパ

> **※2 Hippo経路**
> 進化的に高度に保存された細胞内シグナル伝達経路であり，細胞の増殖・分化・アポトーシス制御等を通して臓器・組織の発生・維持にかかわる．Hippo経路の破綻はがんなどの疾患に密接に関連すると考えられている．

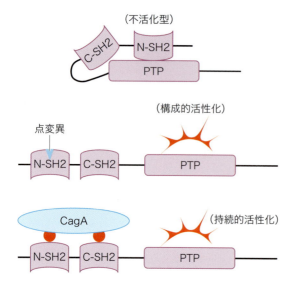

図3　発がんにおけるSHP2の役割
SHP2に認められる点変異はいずれも機能獲得型変異であり，多くの場合，変異の結果SHP2の抑制性分子内相互作用が消失し，触媒ドメインが構成的に活性化される．胃上皮細胞に侵入したピロリ菌がんタンパク質CagAはチロシンリン酸化されたのちSHP2と異常な複合体を形成することで，SHP2を不活化型から活性化型に変換する．

質CagAは菌が保有するミクロの注射針を介して胃上皮細胞に注入された後，宿主細胞のSrcないしAblキナーゼによりチロシンリン酸化される．チロシンリン酸化されたCagAはSHP2のSH2ドメインと結合してホスファターゼ活性を脱制御し，胃上皮細胞のがん化を促すと考えられている[15]．また，乳がんや前立腺がんにおいてSHP2の発現増加が示されており[16][17]，SHP2の質的・量的異常は現在考えられている以上に深くヒトがんの発症・進展に関与しているのかもしれない．

3 SHP2阻害薬

チロシンホスファターゼ阻害薬の開発は，ホスファターゼの触媒活性中心が高度に保存された正電荷に富む構造を有することが技術的に大きな壁となり薬剤として必要な特異性や膜透過性が達成されていない．こうしたなか，SHP2のホスファターゼ活性中心を標的とする化合物として開発されたインドールシアル酸誘導体Ⅱ-B08ならびにⅡa-1は比較的高いSHP2選択性を示し，SHP2依存的Erkの活性化を抑え細胞増殖を抑制する[18][19]．GS-493はⅡ-B08やⅡa-1に比べてさらに高いSHP2選択性を示し，71±15 nMの半数阻害濃度（IC_{50}）でSHP2活性を抑制するとともに，ヌードマウスを用いた腫瘍異種移植片モデルにおいて腹腔内投与したGS-493はSHP2依存性肺小細胞がんの増殖を抑制した[20]．一方，最近新たに報告された経口投与可能な低分子SHP2阻害物質SHP099はきわめて強力（IC_{50} = 71 nM）かつ選択的なSHP2抑制活性を示すため大きな注目を集めている（図4）[21]．SHP099は，分子内細胞作用により不活化状態にあるSHP2のN-SH2ドメイン，C-SH2ドメインならびにホスファターゼドメインから構成されるトンネル様構造に結合し，この構造を安定化することによりSHP2を不活化型に固定するアロステリックインヒビター[※3]として機能する．SHP099はRAS-Erk経路を阻害することで受容体型チロシンキナーゼが活性化されたヒトがん細胞の増殖を抑制し，ヌードマウス腫瘍異種移植片モデルでも腫瘍の増殖抑制効果を示した．これら一連の研究成果は，SHP2の薬理学的な阻害ががんに対する有効な治療手段となることを示すものである．

おわりに

SHP2は受容体型キナーゼなど多くの分子標的となるキナーゼの下流に位置するばかりでなく，これらキナーゼインヒビターに治療抵抗性を獲得したがん細胞の増殖に必須の役割を果たすことも示されている．よって，SHP2インヒビターはキナーゼインヒビターとの併用等を含め，次世代の分子標的治療に大きく貢献するポテンシャルを有する．加えて，SHP2は免疫チェックポイント制御にかかわる抑制性免疫補助受容体PD-1の細胞内ドメインに結合し，PD-1依存的なT細胞の抑制シグナル生成に重要な役割を担う[23]．したがって，SHP2の不活化はがん細胞の細胞自律的な増殖を抑制すると同時に，免疫チェックポイントの阻害を介して

> **※3　アロステリックインヒビター**
> タンパク質酵素の触媒活性中心とは異なる部分に結合することにより，酵素の活性化を阻止する分子．

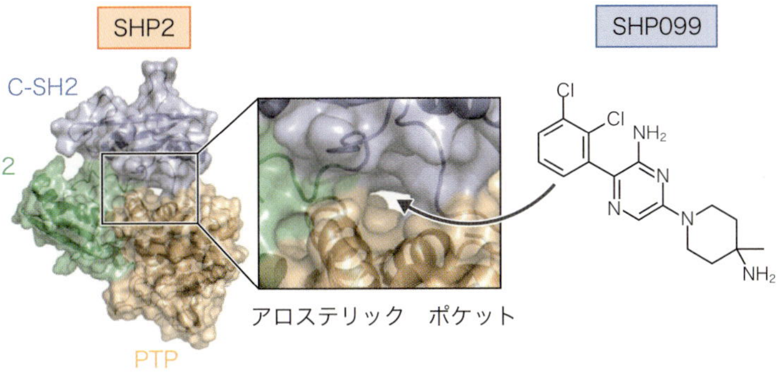

図4　SHP2アロステリックインヒビターSHP099の作用機構
SHP099は不活化状態にあるSHP2においてN–SHドメインとPTPドメインの分子内相互作用によりN–SH2，C–SH2，PTP間に形成されるポケット（アロステリックポケット）に特異的に結合（$IC_{50}=71$ nM）することにより，活性化型への構造変換を阻止することでSHP2の触媒活性を抑制する．文献22より引用．

がん免疫を賦活することが期待できる．

　SHP2はドライバー変異が知られる唯一の発がん性チロシンホスファターゼである．変異は知られていないものの，卵巣がん，胃がん，前立腺がん，乳がんなどではPTP1Bの発現上昇が報告されており，乳がんや胃がん，大腸がんではPTP4A3（PRL3）の過剰発現が知られている[24]．これらチロシンホスファターゼもがん遺伝子として機能している可能性があり，今後，阻害薬の開発も研究視野に入れるべきであろう．一方，チロシンホスファターゼのなかには，SHP2，DEP1，PTPRF，PTPRG，PTPN3，PTPN13，PTPN14，PTPN12，PTPRK，DUSP4，DUSP6，PTPROなどがん抑制的に機能すると考えられている分子も多数存在する[24]．これらの分子は機能抑制ががんの促進につながると考えられ，特異性の高いホスファターゼ阻害薬（活性化剤）の開発も今後に残された課題である．その意味で，相同性の高いホスファターゼ活性中心を狙うのではなく，各ホスファターゼのアロステリック制御機構を標的とする分子の開発は重要である．SHP099の成功は，まさにこうした阻害剤開発の方向性の正しさを示しているのであろう．

文献

1）Hof P, et al：Cell, 92：441–450, 1998
2）Dance M, et al：Cell Signal, 20：453–459, 2008
3）Agazie YM & Hayman MJ：Mol Cell Biol, 23：7875–7886, 2003
4）Hanafusa H, et al：J Biol Chem, 279：22992–22995, 2004
5）Bunda S, et al：Proc Natl Acad Sci U S A, 111：E3785–E3794, 2014
6）Bunda S, et al：Nat Commun, 6：8859, 2015
7）Hartman ZR, et al：Mol Cancer Res, 11：651–664, 2013
8）Batth TS, et al：Cell Rep, 22：2784–2796, 2018
9）Tsutsumi R, et al：Dev Cell, 26：658–665, 2013
10）Takahashi A, et al：Mol Cell, 43：45–56, 2011
11）Kikuchi I, et al：Nat Commun, 7：12887, 2016
12）Tang C, et al：iScience, 1：1–15, 2018
13）Tartaglia M, et al：Nat Genet, 29：465–468, 2001
14）Chan G, et al：Cancer Metastasis Rev, 27：179–192, 2008
15）Hatakeyama M：Cell Host Microbe, 15：306–316, 2014
16）Zhou X, et al：Histopathology, 53：389–402, 2008
17）Zhang K, et al：Oncogene, 35：1271–1282, 2016
18）Zhang X, et al：J Med Chem, 53：2482–2493, 2010
19）Zeng LF, et al：J Med Chem, 57：6594–6609, 2014
20）Grosskopf S, et al：ChemMedChem, 10：815–826, 2015
21）Chen YN, et al：Nature, 535：148–152, 2016
22）Garcia Fortanet J, et al：J Med Chem, 59：7773–7782, 2016
23）Yokosuka T, et al：J Exp Med, 209：1201–1217, 2012
24）Bollu LR, et al：Clin Cancer Res, 23：2136–2142, 2017

＜著者プロフィール＞

畠山昌則：北海道北見市生まれ．1981年北海道大学医学部卒業．'86年北海道大学大学院医学研究科・内科系専攻修了（医博）．'86～'91年大阪大学細胞工学センター助手（谷口維紹教授）．'91～'94年MIT・Whitehead Institute留学（Robert A. Weinberg教授）．'95～'99年癌研究所ウイルス腫瘍部・部長．'99～2009年北海道大学遺伝子病制御研究所・教授．2009～現在，東京大学大学院医学系研究科・教授．

第2章 actionable パスウェイ

4. RAS/MAPK系に対する治療開発と課題

衣斐寛倫

> MAPKシグナルの異常には組織特異性が存在する。BRAF変異腫瘍の治療にはMAPKシグナルの遮断が有効であるが、メラノーマ、肺がんではBRAF阻害薬がMAPKシグナルを遮断し治療効果を示すのに対し、大腸がんではフィードバック機構によるMAPKシグナルの再活性化が認められ阻害薬は無効である。MAPKシグナルの再活性化はBRAF阻害薬の獲得耐性とも密接にかかわっている。一方、RAS変異腫瘍に対しては直接阻害薬の開発が難しく、さまざまなアプローチが試みられているが、組織や腫瘍の特性に応じた治療開発が必要である。

はじめに

MAPKシグナルは、細胞外のさまざまな刺激を核内へと伝える主要なカスケードの1つである。MAPKシグナルの活性はさまざまなフィードバック機構により一定に調節されているが、遺伝子異常により活性が亢進すると正常細胞の形質転換（がん化）をもたらす。主なMAPKシグナルのフィードバック機構と遺伝子異常を図1に示す。マルチプレックス遺伝子パネル検査にはこれらの遺伝子が含まれていることが多く、各種の固形がんにおいてMAPKシグナルを構成する遺伝子の異常が報告されている。また、すでにBRAF V600E変異メラノーマと肺がんに対しては治療薬が開発され

ており、コンパニオン診断薬とともに承認されている。本稿では、治療薬が一部臨床応用されているBRAF遺伝子異常と治療薬の開発が難航しているRAS遺伝子異常について述べる。

1 BRAF遺伝子異常を有する腫瘍に対する治療開発

1）BRAF V600E変異腫瘍に対する治療開発

BRAF変異のほとんどはキナーゼドメインに発生し、ホットスポットは600番目のアミノ酸（V600変異。その多くがV600E変異）である。BRAF V600E変異タンパク質はキナーゼ活性が500倍程度上昇し単量体のまま直接下流シグナルを活性化する。ベムラフェニブ、ダブラフェニブはBRAF V600変異タンパク質に対する特異的キナーゼ阻害薬であり、BRAF V600変異メラノーマに対し50～60％程度の奏効率と7カ月程度の無増悪生存期間を示し認可されている[1]。BRAF阻

[略語]
CRISPR：clustered regularly interspaced short palindromic repeats
MAPK：mitogen-activated protein kinase
PI3K：phosphoinositide 3-kinase

Targeting MAPK signal. Where are we?
Hiromichi Ebi[1)2)]：Division of Molecular Therapeutics, Aichi Cancer Center Research Institute[1)] /Aichi Cancer Center Precision Medicine Center[2)]（愛知県がんセンター研究所がん標的治療トランスレーショナルリサーチ分野[1)] /愛知県がんセンター中央病院個別化医療センター[2)]）

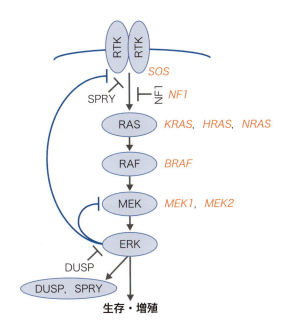

図1　MAPKシグナル
RAS–RAF–MEK–ERKの各タンパク質により基本的に構成されるが，そのさまざまな部位でフィードバック制御を受ける．ERKは上流タンパク質の抑制部位をリン酸化することでシグナルの抑制にも関与している．DUSP, SPRY（Sprouty）タンパク質は活性化したMAPKシグナルにより転写が誘導され，同シグナルを抑制している．MAPKシグナルの各構成分子に変異が起こるとシグナルの常時活性化が誘導されがん化につながる（変異が報告されている遺伝子を赤字で示す）．RTK：受容体（receptor tyrosine kinase）．

害薬の特徴的副作用は皮膚扁平上皮がんおよび角化棘細胞腫である[2]．その60％程度にRAS変異が存在し，多くがHRAS変異であった．野生型BRAF・CRAFは，細胞内でホモ・ヘテロ二量体を形成し互いの活性を抑制しているが，高濃度のBRAF阻害薬は野生型BRAFに対する阻害活性を有する．BRAF阻害薬が野生型RAF二量体の片方に結合すると，もう一方に対する抑制効果が消失し，上流のRASタンパク質によりRAF二量体が活性化される．これはparadoxical activationとよばれ，BRAF阻害薬は変異RASタンパク質の存在下ではMAPKシグナルをむしろ活性化させるため，皮膚がんの発生につながると考えられる[3]．

2）BRAF阻害薬の耐性メカニズム

BRAF阻害薬の耐性メカニズムの多くにMAPKシグナルの再活性化が関与している[4]．まず，RAFの上流であるNRAS変異や細胞膜受容体の活性化が報告された．またBRAFのアイソフォームであるCRAFの過剰発現も下流の活性化につながる．さらに，スプライス異常によりRAS結合部位を欠失したBRAFタンパク質（p61-BRAF V600）が生じると，二量体形成が亢進し，二量体となった変異BRAFが下流シグナルを活性化し耐性が生じる．RAFの下流に関しても，*MEK*遺伝子変異やCOTタンパク質による下流シグナルの活性化が報告されており，MAPKシグナルの再活性化メカニズムは多岐にわたる．MAPKシグナルの再活性化に無関係な耐性メカニズムとしては，PTENの欠失・変異やRB1の不活性化が報告されている．興味深いことに，EGFR変異肺がんなどで認められるゲートキーパー変異（二次性変異）は*BRAF*遺伝子には認められない．

BRAF阻害薬の獲得耐性の多くがMAPKシグナルの再活性化を引き起こすため，BRAF阻害薬とMEK阻害薬の併用が試みられた．両者の併用は全生存期間を25カ月程度まで改善し，MEK阻害によりMAPKシグナルのパラドックス活性化が抑制されるため，皮膚がんの発生も減少を認めた[5]．現在，本邦ではメラノーマおよび肺がんに対しMEK阻害薬とBRAF阻害薬の併用療法が承認されている．

3）BRAF変異腫瘍の臓器特異性

BRAF阻害薬はBRAF変異大腸がんには無効である．われわれはBRAF変異大腸がんにおいて，BRAF阻害によるMAPKシグナルの抑制がフィードバック機構によりEGFRを活性化し，その結果MAPKシグナルが再活性化されることを示した[6,7]．BRAF阻害薬とEGFR阻害薬の併用は，MAPKシグナルを完全に遮断し，腫瘍細胞のアポトーシスを誘導する．このように，同じBRAF V600変異を有する腫瘍であっても発生母地によるシグナル伝達の違いを考慮する必要性がある（図2）．現在，BRAF V600変異を有する大腸がんに対し，抗EGFR抗体薬・BRAF阻害薬・MEK阻害薬の三剤併用臨床試験が進行中であるが，その奏効率はメラノーマと比較し十分でなく，さらなるシグナル伝達系の関与などについて検討が必要である．

4）BRAF non-V600変異腫瘍に対する治療開発

BRAF変異は，V600周囲の活性化ループ（A-loop）近辺，もしくは464～469番目のアミノ酸が構成するP-loop（phosphate-binding loop）にも多く生じる．

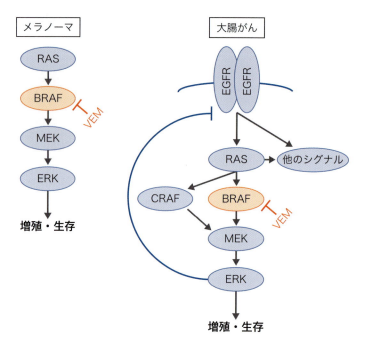

図2　BRAF V600変異腫瘍の臓器によるシグナル伝達の違い
VEM：vemurafenib．

BRAF non-V600変異には部位によりBRAFキナーゼ活性が数倍〜50倍程度上昇するもの（intermediate型）と，活性がむしろ低下するもの（impaired型）が存在する．intermediate型では，変異BRAFが野生型BRAFと二量体を形成し下流シグナルを活性化する．impaired型では，変異BRAFのキナーゼ活性自体は低下しているが，野生型BRAF，CRAFと二量体を形成することにより二量体としての活性が上昇し，下流を活性化する．intermediate型のBRAF non-V600変異タンパク質は受容体の影響を受けないが，impaired型のBRAF non-V600変異タンパク質の活性は受容体の影響を受ける．

BRAF阻害薬はV600変異に対する特異的阻害薬のため，BRAF non-V600変異腫瘍には無効である．このため，BRAF non-V600変異腫瘍に対しては，下流シグナルであるMEKの阻害薬が有効と考えられる．しかし，筆者らは肺がん，大腸がんにおいてMEK阻害がフィードバック機構を誘導し受容体キナーゼの活性化をきたすことを示している[8) 9)]．BRAF non-V600変異大腸がんでは，impaired型BRAFの活性，およびMEK阻害薬投与後のMAPKシグナルのフィードバック活性化の両者にEGFRが関与していることから，BRAF non-V600大腸がんに対し，EGFR阻害薬・BRAF阻害薬・MEK阻害薬の三剤併用療法の治験が開始された．

2 RAS変異腫瘍に対する治療開発

RAS変異腫瘍に対して承認された薬剤はない．大腸がんでは，*RAS*遺伝子変異陽性例では抗EGFR抗体薬が無効であることから，抗EGFR抗体薬の適応を決定するコンパニオン診断として*RAS*遺伝子変異検査が行われる．以下にRAS変異腫瘍に対する治療開発の動向を述べる．

1）変異KRASの直接阻害

変異RASタンパク質の表面は平滑なため薬剤の結合に必要な凹凸に乏しい．またRASタンパク質はGTPと強力に結合するため直接阻害薬の開発が難航している．最近になり，G12Cを有する変異KRASタンパク質が，活性と不活性の状態を循環していることが明らかとなり，GDP-KRAS（不活性型）の変異部位に共有結合し非可逆的に分子を不活化する化合物が開発された．マウ

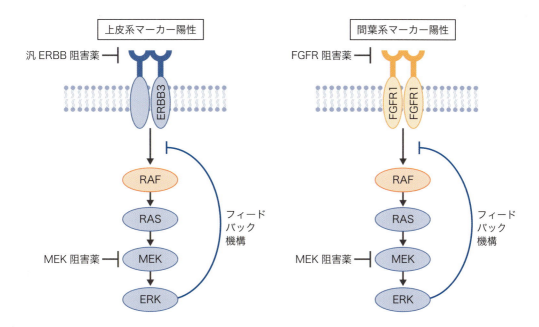

図3　KRAS変異肺がんに対する上皮間葉移行状態に応じた個別化治療
上皮系マーカー陽性腫瘍ではMEK阻害薬によりERBB3の活性化が誘導される一方，間葉系マーカー陽性腫瘍ではFGFR1の活性化が誘導される．腫瘍の特性を評価し，MEK阻害薬とそれぞれに対する阻害薬を併用することでKRAS変異肺がんの個別化治療が可能になる．

スモデルを用いた検討では腫瘍の縮小が得られている．

2）ファルネシル転移酵素阻害薬

RASタンパク質は，ファルネシル転移酵素によりC末端がファルネシル化されると，膜でその役割を果たすことが可能になる．このため，ファルネシル転移酵素阻害薬が開発されたが，ファルネシル転移酵素が阻害されてもRASタンパク質はゲラニル転移酵素により同様の修飾を受けるため，治療効果は認められなかった．

3）変異RASの下流を標的とした治療開発

ⅰ）MEK阻害薬

RAS直接阻害薬の開発が進んでいないことから，RASの下流に存在する重要な生存シグナルを阻害し腫瘍細胞死を誘導する治療開発が行われている．RASは多数の下流シグナルを活性化するが，MAPKシグナルは最も主要なシグナルと考えられ複数のMEK阻害薬が開発されている．しかしながら，MEK阻害薬の臨床試験は*RAS*遺伝子変異を有するいずれのがん種に対しても単剤では有効性を示していない．このためMEK阻害薬の併用療法が試みられている．

ⅱ）PI3K阻害薬とMEK阻害薬の併用療法

PI3KシグナルはMAPKシグナルと並びRASの重要な下流シグナルであり，PI3K阻害薬とMEK阻害薬の併用療法はkras変異肺がんモデルマウスで著効を示した．しかし，臨床試験では思わしい成果を上げることができなかった[10]．両シグナルは正常細胞の生存にも密接にかかわるため，薬剤による完全な遮断は重篤な副作用を招くことがその理由と考えられる．実際，最大耐容量を投与された患者を生検したところ，ほとんどの腫瘍で両シグナルの活性は残存していた[11]．

ⅲ）フィードバック機構の制御を目的とした MEK阻害薬の併用療法

われわれは，KRAS変異肺がんでMEK阻害薬が奏効しない理由として，MEK阻害薬が受容体型キナーゼの活性を誘導し，MAPKシグナルを再活性化することを明らかにした（**図3**）[12]．興味深いことに，関与する受容体型キナーゼは細胞の上皮間葉移行状態により異なっており，上皮系マーカー陽性腫瘍ではERBB3，間葉系マーカー陽性腫瘍ではFGFR1であった．したがって，腫瘍の上皮間葉移行状態をバイオマーカーとした

MEK阻害薬の併用療法が考えられる.

iv）発現抑制スクリーニングによる新規標的分子の同定

　PI3K阻害薬やMEK阻害薬などRAS下流の阻害薬と併用効果を示す候補遺伝子を同定するため，薬剤存在下でのshRNAもしくはCRISPRスクリーニングが行われている．また，RAS野生型と変異型の細胞株を用いてスクリーニングを行い，RAS変異細胞株だけに効果を示す遺伝子を探索するsynthetic lethal screeningも多く行われている．この場合，スクリーニングではタンパク質の発現が抑制されるのに対し，低分子化合物は標的タンパク質の発現ではなく活性を抑制することがほとんどであることから，標的分子が判明した場合でも実際の薬剤開発が困難なケースも考えられる.

おわりに

　BRAF変異腫瘍においては，いかにMAPKを完全に遮断できるかが治療効果発現のカギとなっている．BRAF変異メラノーマや肺がんでは，垂直方向にBRAF，MEKを抑制することで治療効果を示しているが，大腸がんでは受容体がフィードバック機構により活性化されることによりその効果は限定的である．また，治療効果を認めるメラノーマにおいてもさまざまなメカニズムによりMAPKの再活性化が誘導され治療薬に耐性となることから，より下流でMAPKを遮断する薬剤の登場が1つのカギになると思われる．一方，RAS変異腫瘍は，BRAF変異腫瘍と比較し臓器や腫瘍間でのシグナルの不均一性が強い．したがって，数個の細胞株を用いたスクリーニングの前に，腫瘍の生物学的特性を反映したKRAS変異腫瘍のカテゴリー分けが必要かもしれない．今後，MAPKシグナルに関連するその他の遺伝子異常についてもゲノム医療の現場で検出が予想されるが，RASおよびBRAF変異腫瘍に対する治療開発を通じてMAPKシグナルの制御機構を深く理解することで，より頻度の低い異常に対しても有効な治療を提示できると考えられる.

文献

1）Chapman PB, et al：N Engl J Med, 364：2507-2516, 2011
2）Su F, et al：N Engl J Med, 366：207-215, 2012
3）Holderfield M, et al：Nat Rev Cancer, 14：455-467, 2014
4）Lito P, et al：Nat Med, 19：1401-1409, 2013
5）Long GV, et al：N Engl J Med, 371：1877-1888, 2014
6）Corcoran RB, et al：Cancer Discov, 2：227-235, 2012
7）Prahallad A, et al：Nature, 483：100-103, 2012
8）Kotani H, et al：Oncogene, 37：1775-1787, 2018
9）Yao Z, et al：Nature, 548：234-238, 2017
10）Engelman JA, et al：Nat Med, 14：1351-1356, 2008
11）Ebi H, et al：Cancer Sci, 105：499-505, 2014
12）Kitai H, et al：Cancer Discov, 6：754-769, 2016

＜著者プロフィール＞
衣斐寛倫：1999年名古屋市立大学医学部卒業，NTT東日本関東病院，国立がん研究センター東病院で研修の後，2008～'12年マサチューセッツ総合病院がんセンター（Jeffrey Engelman研究室）博士研究員．'12～'18年金沢大学がん進展制御研究所腫瘍内科．'18年2月より現職.

第2章　actionable パスウェイ

5. がんにおける PI3K/Akt/mTOR 経路の異常とそれを標的とした治療法の開発

旦　慎吾

> ホスファチジルイノシトール–3 キナーゼ（PI3K）/Akt/mTOR シグナル経路は，細胞の増殖，成長，生存，運動，代謝などをコントロールする．同経路はがんで最も高頻度に異常を起こしていることから，がんの有望な治療標的と考えられている．これまでに開発された同経路阻害剤のうち臨床試験まで進んだものは 40 を超えるが，抗がん剤としてすでに承認されたものは mTOR 阻害剤 Temsirolimus, Everolimus に加え，PI3K 阻害剤 Idelalisib, Copanlisib の 4 剤だけであり，開発は難航している．副作用が少なく効果的な PI3K 経路阻害剤によるがん治療を実現するためには，選択性のより高い阻害剤の開発と，PI3K 経路のより深い理解に基づいた緻密な治療戦略が必要と考えられる．

はじめに

　PI3K は，増殖因子などの細胞外からのシグナルを細胞内に伝達する重要な酵素である．PI3K の下流の主なシグナル伝達分子として Akt，mTOR があげられ，こ のシグナル伝達経路（PI3K/Akt/mTOR 経路）の異常と活性化がさまざまながんで認められる．本稿では，前半に PI3K/Akt/mTOR 経路のシグナル伝達分子である PI3K，PTEN，Akt，mTOR，INPP4B，LKB1 等に関するがんにおける遺伝子異常について順を追って紹

［略語］

AE：adverse event（有害事象）
BCR：B cell receptor（B 細胞受容体）
CLL：chronic lymphocytic leukemia
　　（慢性リンパ性白血病）
CR：complete response（完全奏効）
FL：follicular lymphoma（濾胞性リンパ腫）
iNHL：indolent non–Hodgkin lymphoma
　　（低悪性度非ホジキンリンパ腫）
mTOR：mammalian target of rapamycin
NET：neuroendocrine tumor（神経内分泌腫瘍）
NHL：non–Hodgkin lymphoma
　　（非ホジキンリンパ腫）

OS：overall survival（全生存期間）
PFS：progression free survival（無増悪生存期間）
PI：phosphatidylinositol
　　（ホスファチジルイノシトール）
PI3K：phosphatidylinositol–3 kinase
　　（ホスファチジルイノシトール–3 キナーゼ）
PR：partial response（部分奏効）
PTEN：phosphatase and tensin homolog
　　deleted from chromosome 10
SD：stable disease（病勢安定）
SLL：small lymphocytic lymphoma
　　（小リンパ球性リンパ腫）

Genetic alterations in the PI3K/Akt/mTOR pathway to be targeted for cancer therapy
Shingo Dan：Division of Molecular Pharmacology, Cancer Chemotherapy Center, Japanese Foundation for Cancer Research（公益財団法人がん研究会がん化学療法センター分子薬理部）

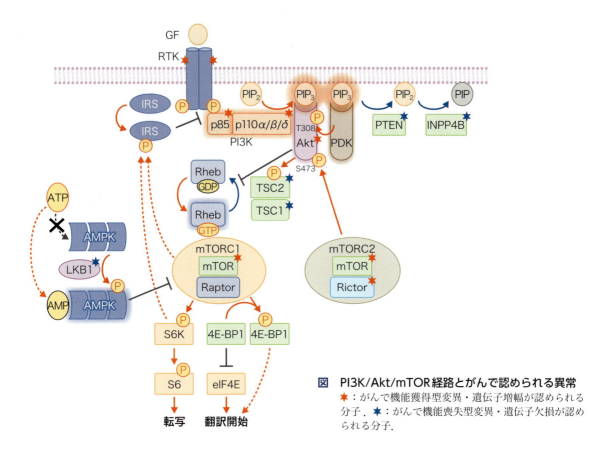

図　PI3K/Akt/mTOR経路とがんで認められる異常
★：がんで機能獲得型変異・遺伝子増幅が認められる分子．★：がんで機能喪失型変異・遺伝子欠損が認められる分子．

介する．後半では，PI3K/Akt/mTOR経路を阻害する薬剤として開発された，PI3K阻害剤（Pan-PI3K阻害剤，PI3K・mTOR二重阻害剤，アイソフォーム選択的PI3K阻害剤），Akt阻害剤（PIアナログ，ATP競合的阻害剤，アロステリック阻害剤），mTOR阻害剤〔アロステリック阻害剤（ラパログ），ATP競合的阻害剤〕などの阻害剤とそれらの臨床試験の結果について概説し，その承認状況ならびに課題について整理する．

1　PI3K/Akt/mTOR経路とその異常（図）

1）PI3K

PI3Kは，細胞膜に存在するリン脂質ホスファチジルイノシトール（PI）の3位をリン酸化する脂質キナーゼである[1)2)]．PI3Kは3つのクラスに分類されるが，がんや細胞増殖に深く関係するのはクラスⅠ PI3Kである．クラスⅠ PI3Kは，ホスファチジルイノシトール4,5-二リン酸（PI(4,5)P_2，PIP_2）を特異的な基質とし，ホスファチジルイノシトール3,4,5-三リン酸（PI(3,4,5)P_3，PIP_3）を産生する酵素である．クラスⅠ PI3Kは，さらにクラスⅠAとクラスⅠBに分類される．

クラスⅠA PI3Kは，3種のアイソフォームの触媒サブユニット（p110α/PI3Kα，p110β/PI3Kβ，p110δ/PI3Kδ）からなり，それぞれ*PIK3CA*，*PIK3CB*，*PIK3CD*遺伝子にコードされている．これらクラスⅠA PI3Kは，*PIK3R1*，*PIK3R2*，*PIK3R3*遺伝子にコードされる制御サブユニット（p85α/p55α/p50α，p85β，p55γ）とヘテロ二量体を形成している．一方，クラスⅠB PI3Kは，*PIK3CG*遺伝子にコードされる1種のアイソフォーム（p110γ/PI3Kγ）の触媒サブユニットからなり，*PIK3R5*遺伝子にコードされる制御サブユニットp101とヘテロ二量体を形成している．これらのうち*PIK3CA*遺伝子のコードするPI3Kαは，上皮成長因子（EGF）や血小板由来成長因子（PDGF），インスリン様成長因子（IGF1）などの増殖因子の刺激により活性化された受容体型チロシンキ

表1　がんで認められるPI3K/Akt/mTOR経路の遺伝子異常

遺伝子	変異の種類	がん種（発生頻度%）
PIK3CA	機能獲得型変異	子宮体がん（35～53），乳がん（26～41），子宮頸部扁平上皮がん（27），膀胱がん（20～23），頭頸部扁平上皮がん（18～21），大腸がん（15～21），胃がん（2～17），肺扁平上皮がん（15～16），乳頭部がん（13），神経膠芽腫（9～11），食道がん（10）
	遺伝子増幅	肺扁平上皮がん（38～47），卵巣がん（18～29），食道がん（23），前立腺神経内分泌腫瘍（22），頭頸部扁平上皮がん（21），子宮頸部扁平上皮がん（20）
PIK3CB	遺伝子増幅	前立腺神経内分泌腫瘍（22），肺扁平上皮がん（9～16），卵巣がん（4～11），子宮頸部扁平上皮がん（10），頭頸部扁平上皮がん（10），食道がん（10）
PIK3R1	機能喪失型変異	子宮体がん（33），神経膠芽腫（11），低悪性度神経膠腫（5）
PTEN	機能喪失型変異・遺伝子欠失	子宮体がん（65），神経膠芽腫（31～41），前立腺がん（7～39），肺扁平上皮がん（11～18），前立腺神経内分泌腫瘍（17），悪性黒色腫（12～13），胃がん（12），乳がん（5～10）
AKT	機能獲得型変異	乳がん（2～6），食道がん（3），膀胱がん（2）
	遺伝子増幅	前立腺神経内分泌腫瘍（21），膵がん（10），卵巣がん（5）
TSC1	機能喪失型変異	膀胱がん（6～9），胃がん（6），食道がん（5）
TSC2	機能喪失型変異	胃がん（6），大腸がん（5），悪性黒色腫（5）

文献14をもとに作成．

ナーゼ（RTK）によって活性化される．一方，*PIK3CA*遺伝子は，卵巣がんで高頻度に増幅されていることが報告され[3]，肺や子宮頸部，頭頸部の扁平上皮がんなどでも認められている（**表1**）．また，種々のがんにおいて*PIK3CA*遺伝子だけが高頻度に変異していること，変異はヘリカルドメインのあるエクソン9（E542KおよびE545K），キナーゼドメインのあるエクソン20（H1047R）に集中しており，これらの変異体はキナーゼ活性が亢進した機能獲得型変異体であることが示された[4] [5]．特に子宮体がん，乳がん，子宮頸部および頭頸部の扁平上皮がん，膀胱がんでは20％を超える頻度で変異が見つかっている（**表1**）．

他のクラスⅠPI3Kアイソフォームについては，遺伝子変異や増幅も*PIK3CA*と比べて頻度は低いが，前立腺の神経内分泌腫瘍（NET）で20％を超える頻度で*PIK3CB*遺伝子の増幅が認められる（**表1**）．また，PTEN機能不全によるがん細胞の増殖には，*PIK3CA*遺伝子のコードするPI3Kαではなく，*PIK3CB*遺伝子のコードするPI3Kβがかかわっていることが報告され，がんとの関連が注目されている[6]．PI3Kδとγの発現は造血系の細胞で認められており，そのうちPI3KδはB細胞およびT細胞などの分化，増殖に重要な働きをしている．特に，B細胞受容体（BCR）を介したシグナル伝達にPI3Kδが特異的にかかわってお

り，制御サブユニット（p85α），BTK（Bruton's tyrosine kinase），TECを含むシグナル伝達複合体（signalosome）を形成することが当該シグナルの活性化に必要である．このことから，PI3KδはB細胞性疾患である慢性リンパ性白血病（CLL）や非ホジキンリンパ腫（NHL）の治療ターゲットとなりうる．

触媒サブユニットだけでなく，制御サブユニットの遺伝子異常も報告されている．p85α/p55α/p50αをコードする*PIK3R1*遺伝子の機能喪失型変異が子宮体がん，神経芽細胞腫，低悪性度神経膠腫などで報告されている．

2）PTEN

PTEN（phosphatase and tensin homolog deleted from chromosome 10）は，PI3Kの逆反応，すなわち，PI(3,4,5)P$_3$の3位のリン酸基の脱リン酸化反応を触媒し，PI(4,5)P$_2$を生成する酵素であり，がん抑制遺伝子として働く．*PTEN*遺伝子は，神経芽細胞腫や前立腺がんで高頻度に欠落している10番染色体（10q23）にコードされる遺伝子として見出された[7] [8]．また，メチル化やLOHにより発現抑制されることもある．これらの原因でPTENの機能不全に陥った細胞は，相対的にPI3K活性が上昇することにより，PI3K/Akt/mTOR経路の活性化を起こす．また，神経芽細胞腫，前立腺がんに比べ，子宮体がんでより高い変異率を有

すると報告されている（**表1**）.

3）Akt

　PI3Kによって産生されたPIP$_3$は，細胞膜上にプレクストリン相同（PH）ドメインをもつPDK1やAktをリクルートする．Aktはセリン／スレオニンキナーゼで，同じくセリン／スレオニンキナーゼであるPDK1によりT308残基がリン酸化を受けることにより活性化され，mTOR II型複合体によりS473残基がリン酸化されることにより完全活性化される．Aktには3種類（Akt1/2/3）のアイソフォームが存在し，さまざまな基質をリン酸化することにより，細胞増殖・成長，抗アポトーシス，細胞周期の進行などの機能を発揮する．がんとのかかわりについては，*AKT1*遺伝子のホットスポット変異（E17K）が乳がんや膀胱がんなどで認められており，細胞のがん化にかかわることが示されている[9]．また，前立腺NETの20％程度に*AKT1*遺伝子，25％程度に*AKT3*遺伝子の増幅が認められている．一方，*AKT2*遺伝子は，前立腺NETに加え，卵巣高悪性度漿液性がん，膵臓がんなどでも遺伝子増幅していることが示されている[10]．

4）mTOR

　mTORは，生理活性物質Rapamycinの酵母標的タンパク質TORの哺乳類ホモログ（<u>m</u>ammalian <u>t</u>arget <u>o</u>f <u>r</u>apamycin）である．mTORは，Rapamycin感受性のI型複合体（mTORC1），およびRapamycin非感受性のII型複合体（mTORC2）として存在する．mTORC1はAktの下流で活性化される複合体で，Raptor（regulatory associated protein of mTOR）を含み，その活性化にはGTP結合型のRheb（Rheb-GTP）が必要である．TSC1とTSC2はヘテロダイマーを形成し，Rheb-GTPのGTPaseを活性化する働き（GAP活性）をもっており，Rhebを不活性型（Rheb-GDP）に変換することによりがん抑制遺伝子として働く．PI3Kが活性化され，TSC2がAktによりリン酸化されると，GAP活性が阻害されてRheb-GTPが増加し，その結果mTORC1の活性化が起こる．活性化されたmTORC1はS6K1をリン酸化して活性化し，活性化S6K1がリボソームS6タンパク質をリン酸化して，タンパク質合成を活性化させる．また，mTORC1は翻訳開始因子eIF4Eの阻害タンパク質である4E-BP-1をリン酸化し，eIF4Eから解離させること

により翻訳を開始させる．また，S6K1は，IRS-1/2の複数のセリン残基をリン酸化することによりPI3Kを負に制御（ネガティブフィードバック）している．一方，mTORC2はRictor（rapamycin-insensitive companion of mTOR）を含む複合体で，Aktの最大活性化に必要なS473残基のリン酸化をすることが知られている[11]．

　がんにおいては，*MTOR*遺伝子の機能獲得型変異が子宮体がんなどで認められるほか，遺伝性疾患である結節性硬化症でも認められる*TSC1*・*TSC2*遺伝子の機能喪失型変異が報告されている．また，*RICTOR*遺伝子は前立腺NETや肺扁平上皮がんで遺伝子増幅が認められる．

5）INPP4B

　クラスI PI3Kにより生成されたPI(3,4,5)P$_3$は，PTENによってPI(4,5)P$_2$に脱リン酸化を受けるだけでなく，5位のリン酸基がSHIP-1/2により脱リン酸化されてPI(3,4)P$_2$となり，さらに4位のリン酸基がINPP4Bにより脱リン酸化されてPI(3)Pとなる．PI(3,4,5)P$_3$とPI(3,4)P$_2$はAktを活性化することができるが，PI(3)PはAktを活性化することができず，セカンドメッセンジャーとして働くことができないため，INPP4Bはがん抑制遺伝子として働く．実際，*INPP4B*遺伝子はbasalタイプの乳がんや卵巣がんで高頻度に欠失しており，このような患者は予後不良であることが報告されている[12]．

6）LKB1

　AMPK（AMP-activated protein kinase）はα・β・γサブユニットのヘテロ三量体で存在し，エネルギー恒常性を調節する因子である．ATP枯渇時に，調節サブユニットの1つであるγサブユニットにAMPが結合するとAMPKが活性化され，mTORC1を抑制してタンパク質の合成や細胞増殖を抑制する．LKB1（liver kinase B1）は，AMPKの触媒サブユニットであるαサブユニットのT172残基をリン酸化することによりAMPKの活性化に関与することから，がん抑制遺伝子として働く[13]．がんにおいては，肺腺がんの15〜17％で機能喪失型変異が認められる．

2 PI3K/Akt/mTOR経路を標的とした分子標的抗がん剤の開発（表2）

前節の通り，種々のがんでさまざまな機構でPI3K/Akt/mTOR経路が活性化されており，この経路はがんの治療標的として有望と考えられる．PI3K/Akt/mTOR経路を阻害する薬剤として，PI3K阻害剤，Akt阻害剤，mTOR阻害剤が開発されている．なかには，PI3KとmTORの両方を阻害する薬剤（PI3K/mTOR二重阻害剤）や，PI3Kの特定のアイソフォーム特異的な阻害剤も存在する．本稿では，Jankuらが2018年にNature Reviews Clinical Oncology誌で発表したレビュー[14]で紹介された薬剤を中心に，これまでにすでに認可された，または，臨床試験に進んでいる代表的なPI3K/Akt/mTOR経路阻害剤について作用メカニズムごとに概説する．

1）Pan-PI3K阻害剤

Pan-PI3K阻害剤は，クラスI PI3Kの4つのアイソフォームすべてを阻害する薬剤である．それらのなかで最も臨床試験が多く実施された化合物であるBuparlisib（BKM-120）は，ホルモン受容体陽性乳がんでアロマターゼ阻害剤（AI）不応性の患者を対象にしたBELLE-2試験で，選択的エストロゲン受容体抑制薬（selective estrogen receptor down-regulator：SERD）であるFulvestrant単剤と比較し，Buparlisib併用において無増悪生存期間（PFS）のわずかな延長が認められ，*PIK3CA*変異をもつ患者に絞るとさらにPFSが延長するとの結果が得られた[15]．しかし，有害事象（AE）として，グレード3以上の高血糖や肝毒性が25％以上に認められている．BELLE-3試験では，AIおよびmTOR阻害剤による治療歴があるホルモン受容体陽性閉経後乳がんを対象に，Fulvestrant単剤と，Buparlisibとの併用を比較した．その結果，*PIK3CA*変異陽性の患者でPFS延長が認められたが，20％以上で高トランスアミナーゼ血症が認められた[16]．しかし，HER2陰性乳がんを対象に，Paclitaxel単剤とBuparlisib併用を比較したBELLE-4試験では，*PIK3CA*変異の有無にかかわらずBuparlisib併用による効果は得られなかった[14]．Pictilisib（GDC 0041）は，Buparlisibと同様にHER2陰性のホルモン受容体陽性の乳がんでアロマターゼ阻害剤耐性患者に対する

Fulvestrant単剤とPictilisib併用の比較試験（FERGI試験）が行われたが，*PIK3CA*変異の有無にかかわらず有意なPFS延長は得られなかった．またPaclitaxelとの併用試験（PEGGY試験）も行われたが，こちらも有意なPFS延長は得られなかった．その他Pan-PI3K阻害剤では，Pilaralisib（XL-147），CH5132799，ZSTK474，SF1126，PX-866がさまざまながんを対象に臨床試験で評価されている．固形がんにおける効果判定基準（RECIST）ではどれも比較対象と比べて有意な効果は得られていないが，ZSTK474はphase I試験で複数の肉腫患者に6カ月以上のSD（stable disease）が得られている[17] [18]．

Pan-PI3K阻害剤で唯一の例外はCopanlisib（BAY 80-6946）で，さまざまな進行がんでの臨床試験の結果，CHRONOS-1試験において低悪性度非ホジキンリンパ腫（iNHL）のうち濾胞性リンパ腫（FL）で有意な奏効率が得られたことから[19]，2017年にFDAより再発FLに対する治療薬として承認された．iNHLのようなB細胞性疾患は，その増殖・分化にPI3Kδを必要とし，後述するPI3Kδ特異的阻害剤Idelalisibが承認されているが，CopanlisibはPI3Kアイソフォームのうち特にPI3KαとPI3Kδの阻害能が高いことがFLに奏効する理由と考えられる．

2）Pan-PI3K・mTOR二重阻害剤

このクラスの阻害剤は，各種クラスI PI3Kアイソフォームと，mTOR（mTORC1およびmTORC2）を広く抑制する．代表的な阻害剤として，BGT-226とDactolisib（BEZ-235），Apitolisib（GDC-0980），SF1126があげられる．さまざまな臨床試験が行われたものの，そのどれも効果が低く，Apitolisibなどは AEとしてグレード3以上の高血糖などが認められ，それらのどれも開発はうまく行っていない[14]．

3）アイソフォーム特異的PI3K阻害剤

クラスI PI3Kアイソフォームのうち，とりわけがん化との深いかかわりが指摘されているPI3Kα特異的な阻害剤が開発され，臨床試験が行われている．Alpelisib（BYL-719）は，*PIK3CA*変異をもつさまざまな進行がん患者に対して行われたphase I試験において，AEとして高血糖が高頻度で認められたものの，子宮体がんや子宮頸がんの症例に完全奏効（CR）や部分奏効（PR）が認められた．さらに，ホルモン受容体

表2　米国で臨床試験中の代表的な PI3K/Akt/mTOR 阻害抗がん剤（文献14をもとに作成）

カテゴリー	薬剤名	会社	臨床試験	備考
Pan-PI3K 阻害剤	Copanlisib/BAY 80-6946	Bayer	承認	再発濾胞性リンパ腫（FL）
	Buparlisib/(NVP-) BKM120	Novartis	phase Ⅲ	乳がん
	Pictilisib/GDC-0941	Genentech	phase Ⅱ	乳がん
	Pilaralisib/XL-147	Genentech	phase Ⅱ	乳がん
	CH5132799	Chugai	phase Ⅱ	乳がん，子宮体がん
	ZSTK474	Zenyaku	phase Ⅰ	複数の肉腫患者に6カ月以上のSD
	PX-866	Oncothyreon	phase Ⅰ～Ⅱ	Wortmannin の誘導体，非可逆的阻害剤
PI3K/mTOR 二重阻害剤	Dactolisib/BEZ235	Novartis	phase Ⅱ	腎がん，前立腺がん
	BGT-226	Novartis	phase Ⅰ	
	Apitolisib/GDC-0980	Genentech	phase Ⅱ	腎がん，前立腺がん
	SF1126	Semaphore	phase Ⅱ	*PIK3CA* 遺伝子変異・増幅陽性の頭頸部扁平上皮がん
PI3Kα 特異的阻害剤	Alpelisib/BYL719	Novartis	phase Ⅱ	*PIK3CA* 遺伝子変異がん
	Taselisib/GDC-0032	Genentech	phase Ⅲ	乳がん，非小細胞肺がん
	TAK-117	Takeda Oncology	phase Ⅱ	乳がん，腎がん
PI3Kβ 特異的阻害剤	GSK2636771	Glaxo Smithkline	phase Ⅱ	PTEN機能不全がん（NCI-MATCH試験）
	AZD8186	Astra Zeneca	phase Ⅰ	
	SAR260301	Sanofi	phase Ⅰ	
PI3Kδ 特異的阻害剤	Idelalisib/CAL-101	Gilead Sciences	承認	再発濾胞性リンパ腫（FL），再発慢性リンパ性白血病（CLL）
	AMG319	Cancer Research UK	phase Ⅱ	頭頸部扁平上皮がん
	Duvelisib/IPI-145	Infinity/AbbVie	phase Ⅲ	CLL，SLLを対象にOfatumumabとの併用
PI3Kγ 特異的阻害剤	IPI549	Gilead Sciences	承認	
Akt 阻害剤（PIアナログ）	Perifosine	Keryx	phase Ⅰ～Ⅲ	
Akt 阻害剤（アロステリック）	MK-2206	Merck	phase Ⅱ	非小細胞肺がん，乳がん
	Miransertib/ARQ 092	Arqule	phase Ⅰ	
	ARQ 751	Arqule	phase Ⅱ	
	TAS-117	Taiho	phase Ⅰ	
	BAY1125976	Bayer	phase Ⅰ	
Akt 阻害剤（ATP 競合的）	Ipatasertib/GDC-0068/RG7440	Roche	phase Ⅱ～Ⅲ	乳がん，前立腺がん
	Uprosertib/GSK2141795	Glaxo Smithkline	phase Ⅱ	子宮体がん
	AZD5363	Astra Zeneca	phase Ⅱ	
mTOR 阻害剤（ラパログ）	Everolimus/RAD-001	Novartis	承認	進行腎がんなど
	Temsirolimus/CCI-779	Wyeth/Pfizer	承認	進行腎がんなど
	Ridaforolimus/AP23573/MK-8669	Merck/ARIAD	phase Ⅲ	肉腫
	Nab-rapamycin	Children's Oncology Group	phase Ⅱ	*MTOR* 遺伝子変異がん
mTOR 阻害剤（ATP 競合的）	Vistusertib/AZD2014	Astra Zeneca	phase Ⅱ	*RICTOR* 遺伝子増幅がん
	AZD8055	Astra Zeneca	phase Ⅰ	
	Sapanisertib/INK128/TAK-228	Takeda Oncology	phase Ⅱ	NCI-MATCH試験でも検討中
	CC-223	Astra Zeneca	phase Ⅱ	リンパ腫
	OSI027	OSI Pharmaceuticals	phase Ⅱ	頭頸部扁平上皮がん

陽性の乳がんを対象にしたphase I 試験では，Alpelisib と Fulvestrant または Letrozole との併用が*PIK3CA* 変異をもつ患者に特異的に有意な奏効率を示した[14]．乳がん以外では，*BRAF* 変異大腸がんに対してBRAF阻害剤Encorafenib および抗EGFRモノクローナル抗体Cetuximab との併用試験が行われ，高血糖などのAEが認められるものの，良好な効果が得られている．その他のPI3Kα特異的阻害剤はTaselisibとTAK-117が臨床試験に進んでいる[14]．

PI3Kβ 阻害剤は，GSK2636771，AZD8186，SAR260301が臨床試験へと進んでいる．PTEN機能不全を有し*PIK3CA* 変異をもたない患者への効果が期待でき，実際phase I 試験においてPTEN機能不全の去勢抵抗性前立腺がんで奏効例が報告されている．GSK2636771はNCI-MATCH プレシジョンメディシン試験として*PTEN* 変異または*PTEN* 欠失進行がんに対する試験，*PTEN* 欠失悪性黒色腫に対するPembrolizumab 併用試験などが行われている．

PI3Kγ 阻害剤は，IPI-549が臨床試験へと進んでいる．PI3Kγ は腫瘍随伴マクロファージ（tumor-associated macrophage）で高発現しているとの非臨床試験結果から，単剤もしくは免疫チェックポイント阻害剤との併用試験が進められている．

PI3Kδ 阻害剤は，Idelalisib（CAL-101），AMG319，Duvelisib（IPI-145）が開発され，そのうちIdelalisibがB細胞性疾患である慢性リンパ性白血病（CLL），小リンパ球性リンパ腫（SLL）およびiNHLの濾胞性リンパ腫（FL）治療薬として承認されている．これは，再発CLL患者220名を対象としたphase III 試験において，抗CD20抗体Rituximab 単剤と比較して，Idelalisib併用群で有意な奏効率の上昇，PFSの延長，OSの延長が認められた結果を受けたものである[20]．また，2回以上の治療歴がある再発FLや再発SLLでIdelalisibが単剤で承認されている．また，Duvelisibは，CLLおよびSLLに対して，完全ヒト型モノクローナル抗CD20抗体Ofatumumab 単剤と，Duvelisib併用との比較試験が現在行われている[14]．

4）Akt 阻害剤

Akt阻害剤は，ホスファチジルイノシトール（PI）アナログ，ATP競合的阻害剤，アロステリック阻害剤の3種類に分類される．

PIアナログであるPerifosineは，Akt阻害剤として最も先行して臨床試験が進んだ化合物であり，AktのPHドメインが細胞膜のPIP_3 に結合するのを競合的に阻害することによりAktの活性化を抑制する．大腸がんおよび多発性骨髄腫に対する臨床試験が行われたが[21]，期待された効果が得られず開発はストップしている．

ATP競合的なキナーゼ阻害剤としては，Ipatasertib（GDC-0068）やUprosertib（GSK2141795）があげられる．Ipatasertibのphase I 試験では，*KRAS* 変異のない進行固形がんの患者で6カ月以上のSDが得られている[22]．また，未治療のトリプルネガティブ乳がんに対するphase II 試験で，Paclitaxel単剤に比べIpasertib併用群で有意なPFS延長を認めており，乳がんおよび前立腺がんを対象とした開発が進んでいる．その他，AZD5363が*PIK3CA* 変異または*AKT1* 変異婦人科がんを対象とした試験が進められている．

アロステリック阻害剤としては，MK-2206，Miransertib，ARQ751，TAS-117，BAY1125976があげられる．これらの阻害剤が結合すると，AktはPHドメインをタンパク質の外側に露出させない構造をとり，PIP_3 の存在する細胞膜上へのリクルートが阻害される[23]．これらのうちMK-2206についてはおよそ50種類に及ぶphase I およびphase II 試験が実施されている．例えば，ステージII またはIII の乳がんを対象としたMammaPrintを用いた乳がんのネオアジュバント療法（SPY2試験）において，MK-2206は，ホルモン受容体陽性，HER2陰性乳がんの病理学的完全奏効率を上昇させたり，プラチナベースの化学療法治療歴をもつ非小細胞肺がんで，*PIK3CA* や*PTEN* の異常をもつ患者に奏効したりすることが報告されている．その他のアロステリック阻害剤もPI3KやAKTの遺伝子異常のあるがんに対する検討が進められている．

5）mTOR 阻害剤

mTORのアロステリック阻害剤としては，Rapamycinの類縁体（ラパログ）であるTemsirolimus（CCI-779），Everolimus（RAD001），Ridaforolimus（AP-23573）と，アルブミン結合ナノ粒子製剤であるNab-rapamycinが開発され，そのうちTemsirolimusとEverolimusが承認されている．Temsirolimusは，未治療の転移性腎がんを対象にしたインターフェロン

γとの比較試験（グローバルARCC試験）において有意な全生存期間の延長が認められたことから，転移性腎がん治療薬として2007年に承認された[24]．Everolimusも進行腎がんを対象にしたRECORD-1試験において，プラセボ群と比較して有意なPFS延長を認めている[25]．また，膵臓NETを対象にしたRADIANT-3試験，消化管および肺NETを対象としたRADIANT-4試験において，Everolimus単剤がPFS延長を示したこと，ホルモン受容体陽性HER2陰性乳がんを対象としたBOLERO-2試験においてEverolimusとLetrozoleの併用がLetrozole単剤と比較してPFS延長を示したことから，これらのがん治療薬として承認を受けている．

ATP競合的なmTOR阻害剤としては，Vistusertib（AZD2014），AZD8055，Sapanisertib（INK128），CC-223，OSI-027があげられる．これらの阻害剤はRapamycinと比べてmTORC2も抑制することから，より強い抗がん効果が期待された．しかし，VistusertibおよびEverolimusは，ホルモン受容体陽性HER2陰性phase II MANTA試験で，Fulvestrant単剤とVistusertibまたはEverolimusとFulvestrantの併用の比較が行われたが，残念ながら有意な効果は得られなかった．

おわりに

以上，PI3K/Akt/mTOR経路とその阻害剤について概説した．この経路は乳がんや子宮体がんをはじめ多種のがんで活性化されており，その阻害剤はこれらの多くのがんで有望な治療戦略となりうると期待される．しかし，*PIK3CA*変異がんに有意な抗がん効果を示すためにはPI3Kα特異的な阻害剤が，B細胞性疾患に有意な抗がん効果を示すためにはPI3Kδ特異的な阻害剤が必要なように，副作用が少なくより効果的なPI3K経路阻害剤によるがん治療を実現するためには，より特異的な阻害剤を開発することが必要となっている．それに加え，奏効する患者を正確に層別化できる感受性予測バイオマーカーや，フィードバックシグナルや側副経路の活性化を回避するための併用薬の選択，投与スケジュールの工夫なども必要となる．一方，AEという観点では，インスリンシグナルを抑えることにより高血糖を起こすなど，PI3K阻害の主作用とは切り離せないon targetで不可避な副作用もある．このような問題を乗り越えるためにはPI3K経路のより深い理解に基づいた治療戦略が必要となり，研究のさらなる発展が求められる．

文献

1) Cantley LC：Science, 296：1655-1657, 2002
2) Vivanco I & Sawyers CL：Nat Rev Cancer, 2：489-501, 2002
3) Shayesteh L, et al：Nat Genet, 21：99-102, 1999
4) Samuels Y & Velculescu VE：Cell Cycle, 3：1221-1224, 2004
5) Samuels Y, et al：Science, 304：554, 2004
6) Wee S, et al：Proc Natl Acad Sci U S A, 105：13057-13062, 2008
7) Li J, et al：Science, 275：1943-1947, 1997
8) Steck PA, et al：Nat Genet, 15：356-362, 1997
9) Carpten JD, et al：Nature, 448：439-444, 2007
10) Bellacosa A, et al：Int J Cancer, 64：280-285, 1995
11) Sarbassov DD, et al：Science, 307：1098-1101, 2005
12) Gewinner C, et al：Cancer Cell, 16：115-125, 2009
13) Shaw RJ, et al：Proc Natl Acad Sci U S A, 101：3329-3335, 2004
14) Janku F, et al：Nat Rev Clin Oncol, 15：273-291, 2018
15) Baselga J, et al：Lancet Oncol, 18：904-916, 2017
16) Di Leo A, et al：Lancet Oncol, 19：87-100, 2018
17) Yaguchi S, et al：J Natl Cancer Inst, 98：545-556, 2006
18) Lockhart AC, et al：Mol Cancer Ther, doi: 10.1158/1535-7163.TARG-13-B271, 2013
19) Dreyling M, et al：J Clin Oncol, 35：3898-3905, 2017
20) Furman RR, et al：N Engl J Med, 370：997-1007, 2014
21) Richardson PG, et al：Expert Opin Drug Metab Toxicol, 8：623-633, 2012
22) Saura C, et al：Cancer Discov, 7：102-113, 2017
23) Wu WI, et al：PLoS One, 5：e12913, 2010
24) Hudes G, et al：N Engl J Med, 356：2271-2281, 2007
25) Motzer RJ, et al：Lancet, 372：449-456, 2008

＜著者プロフィール＞

旦　慎吾：がん研究会がん化学療法センター分子薬理部部長．1999年，東京大学大学院薬学系研究科修了，薬学博士．学部生〜大学院修士課程は東京大学医科学研究所（吉田光昭教授）にてHTLV-1プロウイルスの転写制御研究，博士後期課程は東京大学分子細胞生物学研究所（鶴尾隆教授）にて，抗がん剤の誘導するアポトーシスシグナル伝達機構について研究する．2000年より，（旧）癌研究会癌化学療法センター（矢守隆夫大部長）研究員，'10年同主任研究員．抗がん剤スクリーニング，PI3K阻害剤ZSTK474の基礎研究に携わる．'12年がん研究会がん化学療法センター分子薬理部副部長として独立，'17年より現職．

第2章 actionableパスウェイ

6. PARP阻害剤：がん治療における新しい合成致死アプローチ

三木義男

> *BRCA*変異によりDNA修復機能が低下したがんに対し，PARP〔Poly(ADP-ribose) poly-merase〕阻害剤による合成致死（synthetic lethality）療法の開発が進み，本邦においても
> PARP阻害剤Olaparibが，プラチナ感受性再発卵巣がんおよび*BRCA*変異陽性再発乳がんを
> 対象に承認され，新たな治療薬として期待されている．一方，遺伝性腫瘍の遺伝的素因診断を
> 目的とした*BRCA*の遺伝学的検査を，今後は乳がん感受性例の選定法として行う必要があり，
> 遺伝診療下で薬剤選択のコンパニオン診断を行う新たな診療体制の整備が喫緊の課題である．

はじめに

　DNAが不安定であり損傷を受けやすいという発見に端を発して，DNA修復機能を標的とするがん治療の開発が進められてきた．これまでに，DNA修復経路の選択的な障害は，さまざまながんにおいて，腫瘍形成の早期に比較的頻繁に生じている現象であることが明らかにされ，このようなDNA修復機能の障害は，がん細胞に増殖の容易性を与え，その結果，ゲノムの可塑性やがんの進化を促進する遺伝的不安定性および変異頻度の増加をもたらす[1]．しかし，特定のDNA修復経路が障害されているがんは，しばしば，そのバックアップとなるDNA修復経路に依存するようになり，これを標的とすることでがん細胞を排除する「アキレス腱」となる可能性が推測された．これが合成致死療法の基礎であり，*BRCA*変異陽性乳がんおよび卵巣がんの治療におけるポリ（ADP-リボース）ポリメラーゼ〔poly(ADP-ribose) polymerase：PARP〕阻害剤の成

［略語］

DDR：DNA damage response（DNA損傷応答）
DSB：double-strand break（DNA二本鎖切断）
HBOC：hereditary breast and ovarian cancer
　　　（遺伝性乳がん・卵巣がん）
HR：homologous recombination（相同組換え）
HRD：homologous recombination deficiency
　　　（相同組換え修復機能低下）
ICL：interstrand crosslink（鎖間架橋）

MMEJ：microhomology-mediated end joining
　　　（マイクロホモロジー媒介末端結合）
NHEJ：non-homologous end joining
　　　（非相同末端結合）
PARP：poly(ADP-ribose) polymerase
　　　〔ポリ（ADP-リボース）ポリメラーゼ〕
PFS：progression-free survival
　　　（無増悪生存期間）
SSB：single-strand break（DNA一本鎖切断）

PARP inhibitors: a new synthetic lethal approach to cancer therapy
Yoshio Miki：Department of Molecular Genetics, Medical Research Institute, Tokyo Medical and Dental University（東京医科歯科大学難治疾患研究所分子遺伝分野）

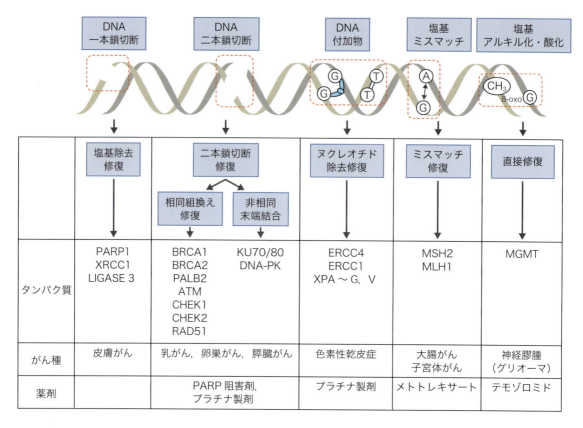

図1 DNA安定性を維持するDNA修復機構
DNAには，一本鎖切断から塩基アルキル化事象まで，種々の損傷が生じる．修復機構の選択は主に損傷病変の種類によって規定される．各修復機構に関与する重要なタンパク質，各修復機能の欠陥を特徴とする腫瘍型およびこれらの機能欠陥を標的とする薬物を示した．BRCA1, BRCA2は，DNA二本鎖切断に対し相同組換えによる修復経路において機能する．一方，PARPは，DNA一本鎖切断に対し塩基除去による修復経路において機能する．文献2をもとに作成．

功によって実証されている．本稿では，がん治療における分子標的としてのPARPの意義およびDNA損傷修復機能を標的にしたPARP阻害剤による合成致死療法の開発状況と今後の展開について概説する．

1 DNA損傷応答と発がん

遺伝情報を担うDNAには内的・外的要因によって常にさまざまな損傷が発生している（図1）[2]．DNA一本鎖切断（single-strand break：SSB），二本鎖切断（double-strand break：DSB）をはじめ，塩基ミスマッチなどその原因によって損傷の種類が異なり，その損傷の種類に応じた修復経路が存在する．*BRCA1・2* は，DNA二本鎖切断時に，相同組換え（homologous recombination：HR）により二本鎖切断を修復する経路で機能し[3]，その異常により乳がん，卵巣がんや，男性ではすい臓がん，前立腺がんの発生率も一般集団に比較し高くなる．また，PARP1はDNA一本鎖切断が生じた際に，塩基除去修復（base excision repair：BER）により修復する経路で働く酵素である（図1）．このようなDNA損傷に対し，DNA損傷応答（DNA damage response：DDR）がゲノム安定性を維持している．DNA損傷時，DNA損傷応答は，細胞周期を止めDNA修復機構により損傷を修復する．損傷が修復不可能な重篤な場合には，細胞死を誘導し異常な細胞を排除する．しかし，細胞老化や変異原曝露等により，DNA損傷と修復能のバランスが崩れDNA損傷応答が対応しきれなくなると，ゲノム変異が蓄積し発がんに

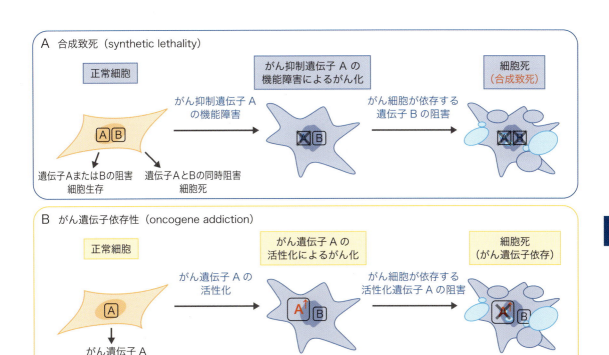

図2　合成致死（synthetic lethality）とがん遺伝子依存性（oncogene addiction）
A）がん抑制遺伝子Aの異常（機能喪失型）により発生したがん細胞に対し，その細胞が依存する遺伝子Bを阻害することで合成致死を誘導する．B）変異によって活性化したがん遺伝子により発生したがん細胞に対し，その活性化がん遺伝子を阻害し，細胞死を誘導する．

至る．したがって，DNA損傷応答は正常細胞のがん化を防止している．一方，従来の抗がん剤や放射線によるがん治療は，がんのDNAを損傷することにより細胞死を誘導するもので，DNA修復能が低い細胞では細胞死が誘導されやすい（治療感受性）．しかし，DNA修復能が変調しているがん細胞でも，その多くは自身の生存のため特定のDNA修復経路を活性化し修復能を維持しているため，細胞死は誘導されにくい（治療抵抗性）．このように，DNA損傷応答はがん細胞内で抗がん剤・放射線によるDNA損傷を修復することで細胞毒性を緩和し，治療抵抗性獲得に働く．したがって，DNA損傷応答は発がんを予防する守護者である一方で，がん細胞に治療抵抗性を獲得させる生命の破壊者でもあり「諸刃の剣」といえる．

2 DNA修復機能障害を標的とした合成致死療法の開発

1）DNA修復機能障害と合成致死

現在，開発されているがんの分子標的治療薬は，変異により活性化されたがん遺伝子（ドライバー遺伝子）を抑制する阻害剤が大部分で，がん遺伝子依存性（oncogene addiction）に基づく薬剤である（**図2B**）．一方，細胞の生存に係る特定の機能が，2種の遺伝子（または経路）によって規定されている場合，一方の遺伝子を阻害しても細胞は生存するが，それら2種遺伝子を同時に阻害するとがん細胞の死が誘導される．これが合成致死（synthetic lethality）である．実際のがん治療では，*BRCA1・2*変異陽性の遺伝性乳がん・卵巣がん（hereditary breast and ovarian cancer：HBOC）はDNA二本鎖切断修復能が障害されているため，一本鎖切断修復能に依存しており，これをPARP阻害剤により抑制する治療法が開発され，DNA修復機

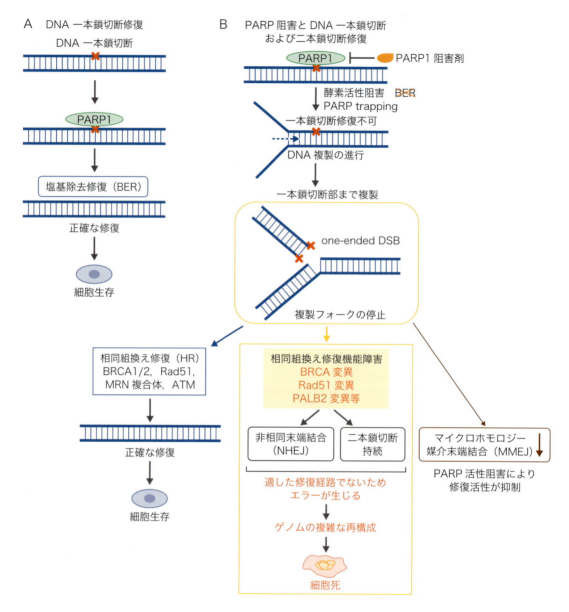

図3 DNA損傷に対するPARP機能とPARP阻害剤の効果
A）PARPは，塩基除去修復によりDNA一本鎖切断を修復する．B）PARP阻害剤によりDNA一本鎖切断修復が阻害されると，一本鎖切断部までDNA複製が進み，1個だけの二本鎖切断端（one-ended DSB）が形成される．この損傷は相同組換え修復（HR）機能により正確に修復されるが，HBOCのようにHR機能が低下した細胞では，非相同末端結合（NHEJ）による修復，または，二本鎖切断が持続する．両切断端（two-ended DSB）が形成される損傷では，NHEJにより正確な修復が可能であるが，one-endedの二本鎖切断端をHR以外の機構で修復した細胞は，ゲノムの複雑な再構成が生じ，細胞死が誘導される．

能阻害を標的とした合成致死療法とよばれている（**図2A**）．1994年，*BRCA1*遺伝子[4]が，1995年に*BRCA2*遺伝子[5]が同定され，その10年後の2005年，DNA修復経路における選択的変化を治療的に利用できるかもしれないという最初の可能性が報告された[6)7)]．乳がんおよび卵巣がんの約5％を占める*BRCA1・2*変異陽性症例は，DNA二本鎖切断（DSB）修復の主要経路である相同組換え（HR）機能が障害されている．

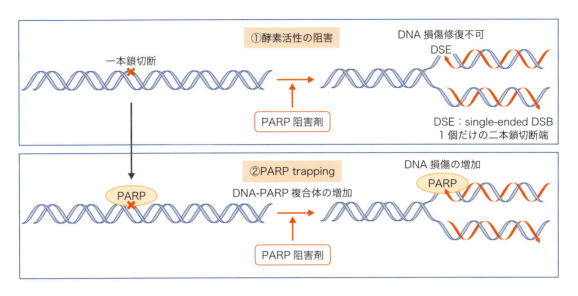

図4　DNA損傷修復におけるPARP阻害剤のメカニズム
PARP阻害剤には，①PARPの酵素活性阻害と②PARP trappingの2つの効果がある．

BRCA機能障害がん細胞は，一本鎖切断修復酵素PARPの阻害剤によって誘発された病変に対処することができないため，BRCA機能正常がん細胞に比較し，PARP阻害剤に感受性が高いことが見出された[6)7)]．

2）合成致死療法の分子メカニズム

放射線や紫外線等の外的因子や細胞活動に伴う内的因子で，DNA一本鎖切断が日常的に生じている．PARPは，塩基除去修復によりDNA一本鎖切断を修復する（**図3A**）．ここで，PARP阻害剤によりDNA一本鎖切断修復経路が機能しない場合，一本鎖切断はそのまま存続しDNA複製期に入る（**図3B**）．一本鎖切断部まで複製が進むと，一本鎖切断が二本鎖切断に変換され，このとき，DNAの構造上，1個だけ二本鎖切断端（one-ended DSB）が形成され，複製フォークが停止する．そこで，二本鎖切断修復機構に進み，相同組換え修復（HR）機能が維持されていれば，この損傷も正確に修復され，複製が再開される．しかし，HBOCのようにBRCA変異によるHR機能が障害されている細胞では，非相同末端結合（non-homologous end joining：NHEJ）による修復，または，二本鎖切断が持続する．このとき，HRのバックアップとして機能するマイクロホモロジー媒介末端結合（microhomology-mediated end joining：MMEJ）による修復は，PARP活性阻害により抑制される[8)]．二本鎖切断が1つでも存在すれば細胞は生存できないといわれている．放射線による二本鎖切断のように両切断端（two-ended DSB）が形成される二本鎖切断では，NHEJ等でも修復が可能であるが，PARP阻害剤の処理後，DNA複製により誘導されたone-endedの二本鎖切断については，HRのみ正確な修復が可能である．したがって，本来，one-endedの二本鎖切断の修復機構ではないNHEJ等で修復された細胞は，修復エラーのためゲノムの複雑な再構成が生じ，細胞死が誘導される（**図3B**）．

最近の研究で，PARP阻害剤が一本鎖切断修復を阻害することに加え，DNA上にPARPをトラップ（PARP trapping）することを立証した．これにより，DNA-PARP複合体が形成され，これが一本鎖切断の持続と同じくDNA複製に伴いDNA損傷となり増加することで複製フォークが停止し，その安定化と複製の再開には相同組換え修復機能（HR）が必要である（**図4**）[9)]．したがってHRが低下している細胞（例えば，BRCA変異陽性細胞）は，PARP阻害剤のこれら2種類の効果に対応することができず，細胞死を引き起こす．

3）PARP阻害剤と臨床試験

現在，相同組換え修復機能が低下した（homologous recombination deficiency：HRD）がん患者においてPARP阻害剤の臨床試験が進行している．PARP修復酵

表　開発中のPARP阻害剤の概要

PARP阻害剤 （会社名）	投与 ルート	PARP 活性阻害 (IC_{50})	PARP trapping	阻害する PARP	承認状況	
					米国食品医薬品局（FDA）	本邦
Olaparib (AstraZeneca)	経口	1.4 nM (PARP1) 12.3 nM (PARP2)	++	主に PARP1, PARP2	*BRCA* 生殖細胞系列変異陽性の 進行卵巣がん （2014年）	
					プラチナ製剤感受性再発卵巣・ 卵管・腹膜がん （2017年）	プラチナ製剤感受性再発卵巣・ 卵管・腹膜がん （2018年）
					BRCA 生殖細胞系列変異陽性 HER2 陰性の転移性乳がん （2018年）	*BRCA* 生殖細胞系列変異陽性 HER2 陰性の転移性乳がん （2018年）
Rucaparib (Clovis)	経口	3.2 nM (PARP1) 28.2 nM (PARP2)	++	主に PARP1, PARP2	*BRCA* 生殖細胞系列変異陽性の 進行卵巣がん （2016年）	（−）
Niraparib (TesaroBio)	経口	16.7 nM (PARP1) 15.3 nM (PARP2)	+++	PARP1, PARP2 特異的	プラチナ製剤感受性再発卵巣・ 卵管・腹膜がん （2017年）	（−）
Talazoparib (Pfizer)	経口	0.57 nM (PARP1, 2)	++++	主に PARP1, PARP2	臨床試験第Ⅲ相	（−）
Veliparib (Abbvie)	経口	3.3 nM (PARP1) 17.5 nM (PARP2)	+	PARP1, PARP2 特異的	（−）	（−）

文献10～12をもとに作成.

素活性の阻害とPARP trapping作用の相加的，あるいは相乗的効果がPARP阻害剤の抗腫瘍効果として現れる．現在，開発中のPARP阻害剤を，**表**に示した[8) 10) 11)]．それぞれ酵素阻害能，PARP trapping能に特徴がある．米国FDAは，Olaparibについては，2014年に*BRCA*生殖細胞系列変異陽性の進行卵巣がんに対して，また，2017年にはプラチナ製剤感受性再発卵巣・卵管・腹膜がんの維持療法として，遺伝子情報に関係なく承認している．さらに，2018年，がん化学療法歴のある*BRCA*遺伝子変異陽性かつHER2陰性の手術不能または再発乳がんに対する適応拡大を承認している．Rucaparibについては*BRCA*生殖細胞系列変異陽性の進行卵巣がんに対して，Niraparibについてはプラチナ製剤感受性再発卵巣・卵管・腹膜がんに対し，遺伝子情報に関係なく承認している．これらの結果を受け，本邦でもOlaparibが，2018年1月，プラチナ製剤感受性再発卵巣・卵管・腹膜がんの維持療法として，同

年7月，がん化学療法歴のある*BRCA*遺伝子変異陽性かつHER2陰性の手術不能または再発乳がんに対する適応拡大が承認された．

DNA障害型の抗がん剤（プラチナ製剤等）では，*BRCA*変異等によりDNA修復能が低い細胞では合成致死が誘導されやすく，実際，HBOCは，プラチナ製剤に感受性が高いことも明らかになった[12]．シスプラチン等のプラチナ製剤は，核内に入るとDNAに結合し鎖内架橋（intrastrand crosslink）や鎖間架橋（interstrand crosslink：ICL）を形成して，遺伝子を構造的にも機能的にも麻痺させる．これらのDNA損傷は，ICL修復経路（※1参照）によって修復，排除されるが，その途中でone-ended DSBが形成され，その先の修復工程はPARP阻害剤によるDNA損傷の修復と同じHR修復である．これが，プラチナ製剤感受性がPARP阻害剤の効果予測のサロゲートマーカーとなる根拠である．一方，漿液性卵巣がんのゲノム解析に

より，約50％の症例にBRCA1・2遺伝子をはじめとする相同組換え修復関連遺伝子の異常が認められ，これらの漿液性卵巣がんに対し，PARP阻害剤あるいはプラチナ製剤による治療が有効である可能性が示された[13]．これらの情報に基づき，プラチナ製剤に感受性を示した再発卵巣がんを対象に，PARP阻害剤Niraparib治療群とPlacebo群のおのおのを無作為化して無増悪生存期間（progression-free survival：PFS）を検討した．その結果，BRCA遺伝子変異陽性群はもちろん，BRCA遺伝子変異陰性群においても，Niraparib治療群が有意によい無増悪生存期間が得られた[14]．さらに，HRD（homologous recombination deficiency）score[※2][15]陽性がNiraparib治療の無増悪生存期間のよい指標となる可能性が示されたが，同時に，HRD scoreは改善が必要であることも報告された．

Olaparibについては，「白金製剤感受性再発漿液性卵巣がん患者を対象とした海外第II相試験，2013および2014」（Study 19）[16]，「BRCA変異を有する白金製剤感受性再発卵巣がん患者を対象としたOlaparibの国際共同第III相試験，2017」（SOLO2）[17]において，プラチナ製剤感受性再発卵巣がん患者を対象としたOlaparibの維持療法は，無増悪生存期間の大幅な延長が示され，本邦でも，2018年1月，プラチナ製剤感受性再発卵巣がんを対象に承認された．乳がんについても，「国際共同第III相OlympiAD試験」[18]において，無増悪生存期間を有意に延長し，病勢進行または死亡リスクを低減することが確認され，2018年7月，コンパニオン診断プログラムである「BRACAnalysis診断システム」による生殖細胞系列のBRCA遺伝子変異の判定結果に基づき，BRCA遺伝子変異陽性かつHER2陰

性の再発乳がんに対する適応拡大が承認された．

3 PARP阻害剤感受性症例の選定と遺伝学的検査

PARP阻害剤のような分子標的薬は，感受性例の選定が重要である．PARP阻害剤の感受性例は，相同組換え修復機能が低下している．そこで，図5に相同組換え修復の機能低下を見出すバイオマーカーを示した[19]．生殖細胞系列のBRCA1・2遺伝子変異，BRCA1・2以外のDNA損傷修復機能をもつ遺伝子の変異や，さらには，体細胞におけるこれら遺伝子の変異がマーカーとなる．また，複数の遺伝子発現の組合わせによるHRDの選定，遺伝子変異シグネチャー3（HRDを示す遺伝子変異パターン）による選定，ゲノムの再編成の数値化（HRD score）によるHRDの選定，Rad51 foci形成などHRの機能的アッセイなどがあげられる．

本邦では，生殖細胞系列のBRCA1・2遺伝子変異陽性乳がんを対象に，PARP阻害剤治療が行われようとしている．また，遺伝性腫瘍に対する生殖細胞系列の遺伝子パネル検査によって，BRCA1・2以外のDNA損傷修復機能をもつ遺伝子の変異や，がんゲノム医療の実装化に伴い，体細胞におけるこれら遺伝子の変異を検出しPARP阻害剤の感受性症例を選定することが，近い将来，行われると予想される．BRCA1・2遺伝子を含むDNA損傷修復関連遺伝子の生殖細胞系列変異を調べる遺伝学的検査を，薬剤選択のコンパニオン診断として行う場合であっても，遺伝性腫瘍の遺伝的素因の診断として対応しなければならない．また，クリニカルシークエンスによる体細胞変異の検出に用いようとする現在の遺伝子パネルには，遺伝性疾患の原因遺伝子が多く含まれており，これら遺伝子の体細胞で検出された変異は生殖細胞系列変異である可能性も高い．このように，がんゲノム医療におけるがんのクリニカルシークエンスではsecondary finding（二次的所見）として遺伝性腫瘍の原因が発見されることが予想されるため，遺伝カウンセリングが提供できる等の遺伝診療体制を整備し行うべきである．しかし，がんゲノム医療の中核拠点病院やその連携施設ではその体制が整っているが，現在，臨床遺伝専門医や認定遺伝

※1 鎖間架橋（interstrand crosslink：ICL）修復機構

シスプラチン等によるICLを排除するDNA修復機構．ファンコニ貧血経路，ヌクレオチド除去修復，損傷乗り越え複製等による複雑な修復経路．相同組換え修復により終了し，二本鎖切断修復と共通する．

※2 HRD（homologous recombination deficiency）score

がん組織のシークエンス情報からDNA相同組換え修復能の障害を数値化した指標である．HRD-LOH score，HRD-TAI score，HRD-LST scoreを算出，統合してHRD scoreを計算する．

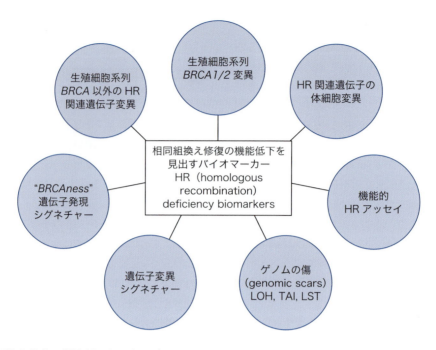

図5 相同組換え修復の機能低下を見出すバイオマーカー
HR：homologous recombination, LOH：loss of heterozygosity, TAI：telomeric allelic imbalance, LST：large-scale state transitions. 文献19より引用.

カウンセラー等の人材は少なく，多くの施設では十分な遺伝診療体制の整備は困難な状況である．また，日本医学会では，がん患者に遺伝学的検査を行う場合，主治医が説明することを基本としている．そこで，日本人類遺伝学会，日本遺伝カウンセリング学会，日本家族性腫瘍学会，日本遺伝性乳癌卵巣癌総合診療制度機構等が進めている，遺伝診療に必要な人材育成を目的とした種々の教育活動を利用し，主治医が遺伝学的検査前の説明に必要な知識を習得し臨むことが重要である．特に，体細胞の検査であってもsecondary findingとして遺伝的素因が診断される場合があること，また，それに伴い，患者には遺伝的素因等を知らないでいる権利があることを主治医がしっかり理解し，説明に臨むことが大切である．検査の結果，陽性者には専門家による遺伝カウンセリング等を提供する．

おわりに

PARP1およびPARP阻害剤の機能と今後の展望を，図6にまとめた[20]．PARP阻害剤は抗がん活性に加えて，PARP阻害により持続するDSBは，自然免疫の活性化（STING経路の活性化）およびがん細胞におけるPD-L1発現を増加させ，PD-1/PD-L1阻害剤（免疫チェックポイント阻害剤）の感受性を高める免疫状況を誘導する．したがって，現在進んでいるPARP阻害剤と免疫チェックポイント阻害剤併用の臨床試験が期待される．さらに，PARP1は，血管新生因子の転写を活性化し，血管新生を促進する．したがって，PARP1阻害は血管新生を阻害し，これがPARP阻害剤の抗がんメカニズムの1つとして機能しているとすれば，血管新生阻害剤との併用が有効である可能性が高い．これまでの臨床研究では，がんがPARP阻害剤に対する耐性を獲得し，最終的には進行することが示唆されており，このようなPARP阻害の種々の効果を利用して耐性を克服する新しい治療戦略が緊急に必要とされている．また，獲得耐性に対して，DNA修復関連因子を阻害し修復能を再び低下させた後，PARP阻害剤を使用する多くの新規治療法も報告され，耐性克服に向けた戦略が進んでいる[21]．一方，これまで遺伝性腫瘍の遺伝的素因の診断を目的に行ってきたBRCAの遺伝学

	PARP1 の機能		PARP 阻害の影響	PARP 阻害剤の臨床的,橋渡し研究的応用
DNA 損傷修復関連機能	① PARP1 DNA 一本鎖切断修復（single-strand break repair） PARP1 複製フォーク保護と再開始 PARP1 非相同末端結合の阻害 マイクロホモロジー媒介末端結合の誘導		・DNA 二本鎖切断へ変換（double-strand breaks）／PARP トラッピング ・複製フォークの崩壊 ・エラーの多い修復機構 ゲノム不安定性	・相同組換え修復機能欠損腫瘍に対する合成致死による抗がん効果 ・DSBs は，自然免疫（STING 経路）を活性化し PD-L1 を増加させ，PD-1/PD-L1 阻害剤への応答性を誘導する
DNA 損傷修復以外の機能	② クロマチン調節 転写制御〈→ histone H1，転写因子 RNA Pol II，NF-κB，Elk1 等		状態に合わせた遺伝子発現や転写因子の制御（刺激または阻害）	抗がんおよび抗炎症効果
	③ 低酸素症に対する血管新生と適応〈↑ERK 活性化，↑HIF1α，↑血管新生因子（syndecan, Id-1）		血管新生阻害	血管新生阻害剤との組合わせによる抗がん効果
	④ 上皮間葉転換／転移〈↑vimentin, Snail1，↑NF-κB, ETS		がんの転移および浸潤の阻害	抗がん効果
	⑤ 炎症惹起〈↑ROS による PARP1 の活性化，↑NF-κB, NFAT, AP-1		・虚血再灌流障害の減少 ・炎症の抑制→腫瘍増殖抑制	・抗がん効果 ・脳梗塞，心筋梗塞，ショックなどの急性期治療の可能性
	⑥ 免疫制御〈↑IL1, TNFα の産生，↑NF-κB, NFAT, AP-1，↑炎症性サイトカイン，↑IL2, Th2 サイトカイン，↓Foxp3+ Tregs		・抗炎症作用 ・免疫抵抗性	多発性硬化症，アレルギー／喘息，関節リウマチなどの慢性炎症疾患の治療の可能性

図6　PARP1 の機能，機能阻害の影響，および PARP 阻害剤の臨床的，橋渡し研究的応用

①PARP1 は DNA 損傷修復に機能する．具体的には，DNA 一本鎖切断（single-strand break：SSB）の修復，停止した複製フォークの修復と再起動，DNA 二本鎖切断（double-strand break：DSB）の修復制御等に関連する機能をもつ．PARP1 阻害により，非相同末端結合（NHEJ）の亢進，マイクロホモロジー媒介末端結合（MMEJ）の抑制なども報告されているが，SSB の修復阻害および PARP-DNA 複合体形成（PARP trapping）による複製フォークにおける DSB の形成が，相同組換え修復機能（HR）欠損細胞に対する PARP 阻害剤の最も強力なメカニズムである．抗がん活性に加えて，PARP 阻害により持続する DSB は，自然免疫の活性化（STING 経路の活性化）およびがん細胞における PD-L1 発現を増加させ，PD-1/PD-L1 阻害剤の感受性を高める免疫状況を誘導する．②PARP1 は DNA 損傷修復以外にも種々の機能を有する．PARP1 は，転写因子（transcription factor：TF）の調節，クロマチンの調節等を通して，遺伝子転写の強力なモジュレーターとして働く．また，PARP1 は，RNA ポリメラーゼ（pol）II 複合体と相互作用し，遺伝子発現を制御している．したがって，PARP 阻害を腫瘍抑制的に利用することが可能と考えられる．③PARP1 は，syndecan-4，Id-1 や HIF1α 等の血管新生因子の転写を活性化し，血管新生を促進する．したがって，PARP 阻害は血管新生を阻害し，これが PARP 阻害剤の抗がんメカニズムの 1 つとして機能しているとすれば，血管新生阻害剤との併用が有効であると推測される．④PARP1 は vimentin や Snail1 を活性化し，上皮間葉転換（epithelial-to-mesenchymal transition：EMT）を誘導，さらに，ETS や NF-κB 等の TF の活性化によって転移を誘導する．したがって PARP 阻害剤は EMT および転移を抑制することが期待できる．⑤活性酸素種（reactive oxygen species：ROS）によって PARP1 が活性化され，その結果，NF-κB，NFAT や AP-1 等の活性化により炎症が惹起される．⑥PARP1 は，NF-κB によるマクロファージや樹状細胞，および NFAT による T 細胞の活性化を含め，免疫応答の調節に密接に関係している．PARP1 は炎症性サイトカイン IL2 および T ヘルパー 2 型サイトカインの発現を増加させるが，Foxp3 調節性 T 細胞（Treg）は減少させる．これらの炎症性および免疫学的特性のために，PARP 阻害剤は，いくつかの急性および慢性炎症疾患の治療薬として，また，心筋梗塞，循環ショック状態や脳梗塞などにおける再灌流中の組織損傷の抑制剤としても注目されている．文献 20 より引用．

的検査を，今後は薬剤感受性を調べる薬理遺伝学的検査として行う必要があり，このような新たな状況に対し，患者の利益を守り不利益がかからぬ診療体制の構築が求められている．

文献

1) Kass EM, et al：Mol Cell, 62：777-787, 2016
2) Lord CJ & Ashworth A：Nature, 481：287-294, 2012
3) Venkitaraman AR：Science, 343：1470-1475, 2014
4) Miki Y, et al：Science, 266：66-71, 1994
5) Wooster R, et al：Nature, 378：789-792, 1995
6) Bryant HE, et al：Nature, 434：913-917, 2005
7) Farmer H, et al：Nature, 434：917-921, 2005
8) Ashworth A & Lord CJ：Nat Rev Clin Oncol, doi：10.1038/s41571-018-0055-6, 2018
9) Pommier Y, et al：Sci Transl Med, 8：362ps17, 2016
10) Hengel SR, et al：Cell Chem Biol, 24：1101-1119, 2017
11) Thomas A, et al：J Clin Invest, 128：1727-1730, 2018
12) Vollebergh MA, et al：Breast Cancer Res, 16：R47, 2014
13) Konstantinopoulos PA, et al：Cancer Discov, 5：1137-1154, 2015
14) Mirza MR, et al：N Engl J Med, 375：2154-2164, 2016
15) Timms KM, et al：Breast Cancer Res, 16：475, 2014
16) Ledermann JA, et al：Lancet Oncol, 17：1579-1589, 2016
17) Pujade-Lauraine E, et al：Lancet Oncol, 18：1274-1284, 2017
18) Robson M, et al：N Engl J Med, 377：523-533, 2017
19) Telli ML, et al：Breast Cancer Res Treat, doi: 10.1007/s10549-018-4807-x, 2018
20) Konstantinopoulos PA & Matulonis UA：Clin Cancer Res, doi: 10.1158/1078-0432.CCR-18-1314, 2018
21) Konstantinopoulos PA, et al：Cancer Discov, 5：1137-1154, 2015

＜著者プロフィール＞

三木義男：1981年，和歌山県立医科大学卒業，遺伝性腫瘍研究を通し，がん発生の分子機構解明に貢献．外科の臨床経験の後，米ユタ大学に留学，'94年，遺伝性乳がん原因遺伝子*BRCA1*を同定（Science）．その後，*BRCA1/2*に注目した乳がん発生の分子メカニズムの解明や，ゲノム科学を利用した抗がん剤治療感受性の評価，再発/転移乳がんの克服など，乳がんの個別化医療の開発をめざしている．

第2章　actionableパスウェイ

7. がんにおけるエピジェネティクス異常

勝本拓夫，北林一生

> がんにおいてエピジェネティクス制御機構は，発症や転移，幹細胞性の獲得，治療抵抗性など多様な局面において重要な働きをもつことが明らかとなっている．近年の次世代シークエンサー解析により，さまざまな腫瘍でエピジェネティクス関連遺伝子の変異や融合遺伝子の形成，エピジェネティクス変化による発現異常が報告されている．これらの知見から，がん細胞におけるエピジェネティクス異常を明らかにすることで，がんの病態理解や治療法開発のみならず，新たな診断法の開発や予後予測に寄与することが期待される．

はじめに

エピジェネティクスは主に遺伝子発現制御にかかわる分子機構で，さまざまな腫瘍でエピジェネティクスに関連した遺伝子の変異や発現異常，融合遺伝子の形成がみられることが示されている[1)2)]．これら遺伝子の変異や発現異常は正常細胞の遺伝子発現を制御不能にすることで細胞の増殖や分化，自己複製能の異常を引き起こし，がんの発症や病態にかかわっていると考えられる．これらの結果からエピジェネティクス関連遺伝子を標的としたがん治療薬および診断薬の開発，層別化や予後予測のマーカーとしての利用が考えられるが，その分子機構や標的遺伝子，組織特異性など不明な点も多い．

1 エピジェネティクス制御機構とがん

エピジェネティクス制御機構は，主要な機構としてヒストン修飾やDNAメチル化等が知られていて，そ

れぞれエピジェネティクス修飾酵素（Writer）とエピジェネティクス脱修飾酵素（Eraser），エピジェネティクス修飾結合タンパク質（Reader）によって制御されている[3)~5)]．近年これらエピジェネティクス関連遺伝子の変異が多数報告されていて，創薬標的として分子標的薬の開発が進んでいる（**図1**，**表**）．

2 ヒストン修飾

ヒストン修飾は，クロマチンを構成する主要なタンパク質であるヒストンのN末端に，メチル化，アセチル化，リン酸化，ユビキチン化などの修飾をすることで，転写因子や転写制御因子とDNAやクロマチンとの結合を調節することで，遺伝子発現を制御する機構である．ヒストン修飾酵素（Writer）として，SETドメインをもつMLLやEzh1/2といったヒストンメチル化酵素[7)]，p300やMOFといったヒストンアセチル化酵素[8)]，Ring1A/Bといったヒストンユビキチン化酵素[9)]などが知られている．一方ヒストン脱修飾酵素

Aberrant epigenetics in cancer
Takuo Katsumoto/Issay Kitabayashi：Division of Hematological Malignancy, National Cancer Center, Research Institute
（国立研究開発法人国立がん研究センター研究所造血器腫瘍研究分野）

Writer	Eraser	Reader
修飾酵素 (Writer)	脱修飾酵素 (Eraser)	修飾結合 タンパク質 (Reader)

阻害作用点	酵素活性部位	酵素活性部位	結合ドメイン
標的遺伝子	CBP/p300 DOT1L EZH1/2 DNMTs	HDACs SIRT1 LSD1	BRD4（ブロモドメイン）

図1　エピジェネティクス制御機構と阻害剤開発
詳細は本文中を参照.

(Eraser) として，JmjC ドメインをもつヒストン脱メチル化酵素[10]，HDAC ファミリーや Sirtuin ファミリーといったヒストン脱アセチル化酵素[11] などがある．さらにそれらの修飾を認識して結合するタンパク質として，アセチル化ヒストンに結合するブロモドメインをもつ BET ファミリーやクロモドメインを介してヒストン H3 の9番目のリジンのメチル化を認識する HP1 ファミリーなどが Reader として機能している[12) 13)]．

がんにおける Writer 遺伝子を標的とした分子標的薬として，ヒストンメチル化酵素の1つである Dot1L 阻害による MLL 融合遺伝子を発現する AML に対する抗腫瘍効果が報告されている[14]．また Eraser であるヒストン脱アセチル化酵素の阻害剤であるボリノスタットやコミデプシンが，CTCL の治療薬として使用されている[15]．Reader 分子を標的とした薬剤として，BET ファミリーの BRD4 が RNA ポリメラーゼ複合体と結合して転写の

［略語］

2-HG：2-hydroxyglutarate
　（2-ヒドロキシグルタル酸）
5caC：5 carboxyl-cytosine
　（5-カルボキシルシトシン）
5fC：5-formyl-cytosine（5-ホルミルシトシン）
5hmC：5-hydroxymethyl-cytosine
　（5-ヒドロキシメチルシトシン）
ALL：acute lymphoblastic leukemia
　（急性リンパ芽球性白血病）
α-KG：α-ketoglutarate（α-ケトグルタル酸）
AML：acute myeloid leukemia
　（急性骨髄性白血病）
ATL：adult T cell leukemia
　（成人 T 細胞白血病）
BET：bromodomain and extra-terminal
CTCL：cutaneous T cell lymphoma
　（皮膚 T 細胞リンパ腫）
DLBCL：diffuse large B cell lymphoma
　（びまん性大細胞型 B 細胞性リンパ腫）

DNMT：DNA methyltransferase
　（DNA メチル基転移酵素）
HDAC：histone deacetylase
　（ヒストン脱アセチル化酵素）
HP1：heterochromatin protein 1
　（ヘテロクロマチンタンパク質1）
IDH：isocitrate dehydrogenase
　（イソクエン酸脱水素酵素）
MBD：methyl-CpG binding domain
　（メチル化 CpG 結合ドメイン）
MDS：myelodysplastic syndromes
　（骨髄異形成症候群）
MPN：myeloproliferative neoplasms
　（骨髄増殖性腫瘍）
PDX：patient derived xenograft
PRC：Polycomb repressive complex
　（ポリコーム抑制複合体）
TDG：thymine DNA glycosylase
　（チミン DNA グリコシラーゼ）
TET：ten-eleven translocation

表　がんにおける主なDNA，ヒストン修飾関連遺伝子の変異

	遺伝子	変異	がんの種類
DNAメチル化	DNMT1	機能喪失	大腸がん
	DNMT3A	機能喪失	AML，MDS，MPN，T細胞リンパ腫
DNA脱メチル化	TET1	融合遺伝子	AML
	TET2	機能喪失	AML，MDS，T細胞リンパ腫，グリオーマ
ヒストンメチル化	MLL1	融合遺伝子	AML，ALL
	MLL1	その他	AML
	MLL1/2/3	機能喪失	膀胱がん，前立腺がん，胃がん，肝細胞がん，DLBCL
	EZH2	機能獲得	B細胞リンパ腫，メラノーマ
		機能喪失	AML，MDS
	SETD2	機能喪失	ALL，腎臓がん，乳がん
	NSD1/2/3	融合遺伝子	AML，多発性骨髄腫
ヒストン脱メチル化	JARID1A	融合遺伝子	AML
	JARID1C	機能喪失	腎臓がん，乳がん
	UTX	機能喪失	AML，膀胱がん，腎臓がん，食道がん，多発性骨髄腫など
ヒストンアセチル化	EP300	融合遺伝子	AML
	EP300	機能喪失	膀胱がん，乳がん，膵臓がん，肺がん，B細胞リンパ腫
	CREBBP	融合遺伝子	AML，MDS
	CREBBP	機能喪失	膀胱がん，卵巣がん，肺がん，ALL，DLBCL
	MOZ/MORF	融合遺伝子	AML，MDS，子宮平滑筋腫
ヒストン脱アセチル化	HDAC2	機能喪失	大腸がん
ヒストン脱ユビキチン化	ASXL1	機能獲得/喪失？	AML，MDS，MPN
	BAP1	機能喪失	メラノーマ，悪性胸膜中皮腫，腎臓がん
修飾ヒストン結合タンパク質	BRD4	融合遺伝子	NUT正中線がん
	TRIM33	融合遺伝子	甲状腺がん
	ING1	機能喪失	メラノーマ
	PHF6	機能喪失	AML，ALL
その他	IDH1/2	機能獲得	AML，グリオーマ，軟骨肉腫，T細胞リンパ腫，胆管がん

文献2，4〜6をもとに作成．

開始や伸長に重要な役割をもつことが報告されていて，さらにBRD4のブロモドメインとアセチル化ヒストンとの結合を阻害するJQ-1がc-Mycの発現制御を介して抗腫瘍効果を示すことが報告されている[16]．

3 DNAメチル化

　DNAメチル化は，DNA配列中のシトシン残基のメチル化を介して，主に転写の抑制にかかわるエピジェネティック制御機構である．修飾酵素としてDNAメ

チル基転移酵素（DNMTs）がこの反応を担う[17]．一方脱メチル化機構としてTETファミリーによってメチル化シトシンから5hmC，5fC，5caCへと変換され，さらにそれらを基質とするTDGによって最終的に非修飾シトシンへ戻る経路が知られている[18]．またメチル化シトシンを認識するタンパク質としてMeCP2やMBDファミリーがあり，ヒストン脱アセチル化酵素を含む転写抑制複合体を標的遺伝子領域にリクルートして転写抑制に寄与している[19]．これまでにDNAメチル化酵素阻害剤としてアザシチジンやデシタビンが開

発されていて，MDSの治療薬として用いられている[20]．

4 その他がん化にかかわる エピジェネティクス変異機構

IDH1/2は，クエン酸回路を構成する酵素で，イソクエン酸からα-KGへの変換を触媒している．AMLやグリオーマにおいてIDH1/2の変異が報告されていて，この変異体はα-KGをさらに2-HGへ変換する．ヒストン脱メチル化酵素やTETによる酵素反応にはα-KGが必須であり，2-HGはこの反応を競合的に阻害することにより，細胞のエピジェネティクス状態を変化させてがん化に寄与していると考えられている．近年多くの製薬企業によりIDH1/2変異体特異的な阻害剤の開発が進んでいる[21]．

5 エピジェネティクス修飾酵素を 標的とした新規がん治療法の開発

われわれの研究室では，製薬企業と共同してエピジェネティクス修飾酵素阻害による抗腫瘍効果について解析を進めていて，以下にヒストンメチル化酵素の1つであるEzh1/2のAMLにおける機能と阻害による抗腫瘍効果の解析について概説する[22]．

ポリコーム抑制複合体（PRC）は，PRC1とPRC2の2つの複合体があり，主に標的遺伝子の発現抑制に寄与している．Ezh1/2は，PRC2の酵素活性を担う分子であり，ヒストンH3の27番目のリジン残基のメチル化を行う[23]．これまでの解析から，悪性度の高い腫瘍においてEzh2の高発現が報告されている．さらに造血器腫瘍においてはリンパ腫では活性型の変異が，AML，MDSでは抑制型の変異が見出されている[24]．これまでにAMLに対するEzh2の抗腫瘍効果について欠損マウスを用いた解析が報告されているが，寿命延長効果はみられるものの全例でAML発症がみられる[25]．この結果よりEzh2の機能阻害をファミリータンパク質であるEzh1が相補している可能性が考えられることから，Ezh1と2の両方を阻害することでより高い治療効果が得られる可能性を考え，以下の研究を行った．

最初にAMLにおける化学療法剤の白血病幹細胞に対する効果を解析した．これまで報告されているように，

化学療法剤の1つであるシタラビン投与により全体の白血病細胞数は減少するが，静止期白血病幹細胞分画は残存していた．さらに白血病幹細胞を分離してEzh1/2の発現を解析した結果，Ezh2のみならずEzh1も他の分画と比べて高発現していることが明らかとなった．

次にMOZおよびMLL融合遺伝子による白血病マウスモデルを用いて白血病発症におけるEzh1/2の役割を解析した．これまでの報告と一致してEzh2単独欠損では，寿命延長効果がみられるものの全例でAML発症がみられるのに対して，Ezh1/2を両方欠損させた白血病細胞を移植したマウスではAML発症は全くみられなかった．Ezh1/2両欠損白血病細胞では分化とアポトーシス誘導がみられ，さらに静止期白血病幹細胞数を解析するとEzh2単独の欠損でも減少しているが，Ezh1/2両欠損マウスでは顕著な減少がみられた．遺伝子発現解析から，Ezh1/2を欠損した白血病細胞では，これまでに知られている標的遺伝子であるCdkn2a遺伝子以外にもサイクリンD1/2の発現が顕著に上昇していて，RBのリン酸化も亢進していた．以上の結果からEzh1/2阻害による静止期白血病幹細胞減少の分子機序として，白血病幹細胞が増殖期に移行することが重要であることが示唆された．

さらに第一三共株式会社と共同して，Ezh1/2の両方を阻害する薬剤であるOR-S1を用いてAMLにおけるEzh1/2阻害による抗腫瘍効果の解析を行った．その結果，OR-S1はEzh2単独の阻害剤であるGSK-126と比べて低濃度で白血病細胞の増殖を阻害した．マウス白血病モデルを用いた解析においてもOR-S1投与により白血病細胞に分化とアポトーシスが誘導された．また静止期の白血病幹細胞数が顕著に減少していて，生存期間延長効果がみられた．この抗腫瘍効果は化学療法との併用でさらに促進され，両剤併用では著明な生存延長効果がみられた．この効果はPDXマウスモデルを用いた解析においても同様であった（**図2**）．

最後に正常造血に対する影響を解析したところ，両剤投与後のマウスの骨髄細胞を移植した結果，少なくとも4カ月間は移植した骨髄細胞に由来した白血球が末梢血中に観察されたことから，正常の造血幹細胞が残存していることが示唆された．

以上の解析からAMLにおけるEzh1/2阻害は，化学療法抵抗性の静止期白血病幹細胞を増殖期に移行させ

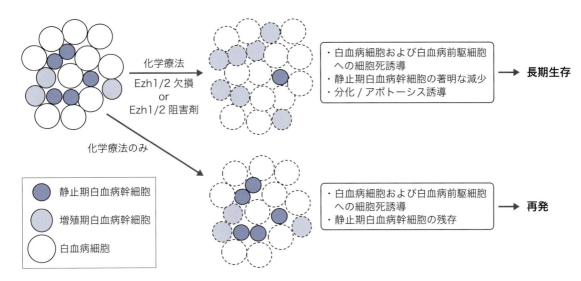

図2 Ezh1/2阻害による急性骨髄性白血病の治療効果
急性骨髄性白血病（AML）は，大部分を占める白血病細胞，増殖期にある白血病幹細胞，少数の静止期白血病幹細胞から構成されている．シタラビンなどの化学療法は，白血病細胞および増殖期白血病幹細胞に細胞死を誘導することによって抗腫瘍効果を示すが，多くの静止期白血病幹細胞が残存するために再発をきたす．一方化学療法に加えて，Ezh1/2を阻害すると白血病細胞および増殖期白血病幹細胞に細胞死を誘導するのみならず，静止期幹細胞でサイクリンの発現誘導とそれに伴うRBのリン酸化により増殖期への移行を促進する．その結果静止期白血病幹細胞が著明に減少して，さらに増殖期に入った白血病幹細胞が化学療法感受性となることから，化学療法により多くの白血病細胞を除去することができる．以上の機序から併用療法では残存する白血病幹細胞数が大きく減少して，顕著な生存期間延長効果が得られる．

ることで化学療法感受性にして，化学療法との併用で白血病細胞のみならず効果的に白血病幹細胞を除去することで顕著な抗腫瘍効果を発揮していることが示唆された．さらにAML以外にもATLやリンパ腫においてもEzh1/2阻害剤の抗腫瘍効果が報告されていて，第1相試験が開始されている．

おわりに

次世代シークエンサーの登場によりがんにおいて多くのエピジェネティクス関連遺伝子の変異や過剰発現，融合遺伝子の形成が報告され，それらの分子を標的としたがんにおける新規薬剤開発が多くの製薬企業で進んでいるが，臨床応用されているものはまだ少ない．加えてエピジェネティクス分野では，薬剤による抗腫瘍効果と標的遺伝子や組織特異性，がん幹細胞に対する効果などその分子機序が必ずしも明らかになっていないものも多い．これらを明らかにするために，今後とも遺伝子改変マウスや同所移植PDXマウスによる腫瘍モデルの開発とそれらを用いた基礎研究が重要である．また治療だけでなく悪性度診断や予後予測について，DNAメチル化についてはすでに臨床応用されているが，ヒストン修飾などについてもエピジェネティクスをもとにした新規診断法の開発が求められる．

文献

1) 特集「原因か？結果か？ がんのエピゲノム異常」（鈴木拓，今井浩三/企画），実験医学，32：3024-3065, 2014
2) You JS & Jones PA：Cancer Cell, 22：9-20, 2012
3) Simó-Riudalbas L & Esteller M：Br J Pharmacol, 172：2716-2732, 2015
4) Dawson MA & Kouzarides T：Cell, 150：12-27, 2012
5) Shen H & Laird PW：Cell, 153：38-55, 2013
6) Watson IR, et al：Nat Rev Genet, 14：703-718, 2013
7) Mozzetta C, et al：Nat Rev Mol Cell Biol, 16：499-513, 2015
8) Hirsch CL, et al：J Mol Biol, 429：1958-1977, 2017
9) Cao J & Yan Q：Front Oncol, 2：26, 2012
10) Kooistra SM & Helin K：Nat Rev Mol Cell Biol, 13：297-311, 2012
11) Seto E & Yoshida M：Cold Spring Harb Perspect Biol, 6：a018713, 2014

12) Yun M, et al：Cell Res, 21：564-578, 2011
13) Lalonde ME, et al：Genes Dev, 28：1029-1041, 2014
14) Chen CW, et al：Nat Med, 21：335-343, 2015
15) Moskowitz AJ & Horwitz SM：Leuk Lymphoma, 58：1306-1319, 2017
16) Delmore JE, et al：Cell, 146：904-917, 2011
17) Lyko F：Nat Rev Genet, 19：81-92, 2018
18) Rasmussen KD & Helin K：Genes Dev, 30：733-750, 2016
19) Parry L & Clarke AR：Genes Cancer, 2：618-630, 2011
20) Gangat N, et al：Am J Hematol, 91：76-89, 2016
21) 中川 亮, 北林一生：実験医学, 35：1719-1724, 2017
22) Fujita S, et al：Leukemia, 32：855-864, 2018
23) Schuettengruber B, et al：Cell, 171：34-57, 2017
24) Kim KH & Roberts CW：Nat Med, 22：128-134, 2016
25) Tanaka S, et al：Blood, 120：1107-1117, 2012

＜筆頭著者プロフィール＞
勝本拓夫：1998年茨城大学理学部生物学科卒業，筑波大学大学院を経て，2004年千葉大学大学院医学研究科修了．（財）がん研究振興財団リサーチレジデントを経て，'07年から国立がんセンター研究所・分子腫瘍学部研究員，'11年より国立がん研究センター研究所・造血器腫瘍研究分野研究員．造血器腫瘍を中心にがんにおけるエピジェネティクス関連遺伝子の機能解明および新規がん治療薬の開発をめざし，研究を行っている．

第2章 actionableパスウェイ

8. ユビキチン・プロテアソーム系（UPS）と がん治療戦略

弓本佳苗，中山敬一

第1世代のプロテアソーム阻害剤であるbortezomibが血液悪性腫瘍の治療に有効であること
が示されて以降，ユビキチン・プロテアソーム系（ubiquitin-proteasome system：UPS）の
がん治療標的としての可能性がますます注目されはじめている．がん細胞は細胞増殖やアポトー
シスの回避，上皮間葉移行やがん幹細胞の維持等，種々の場面でUPSを利用しており，プロテ
アソームのみならずUPSの他の構成因子をも治療標的とする試みが広まりつつある．本稿では，
さまざまなUPS構成因子を標的としたがん治療戦略の最近の進展について概説したい．

はじめに

あらゆる生命現象は種々のタンパク質の厳密な発現
制御のうえに成り立っており，その破綻はがん化の一
因となりうる．タンパク質の発現量は転写・翻訳によ
る制御に加えて，タンパク質分解による制御機構をもっ
ており，細胞はUPSに加えオートファジー・リソー
ム系など複数のタンパク質分解機構が存在する．なか
でもUPSは特定のタンパク質を時空間特異的にピンポ
イントで分解する機構であり，その標的はサイクリン，
サイクリンキナーゼインヒビター，p53，c-Myc，
$I\kappa B\alpha$，βカテニン等，がん遺伝子産物からがん抑制
遺伝子産物まで多岐にわたるため，その重要性が認識
されている．

[略語]
UPS：ubiquitin-proteasome system
（ユビキチン・プロテアソーム系）

1 UPS

ユビキチンは76アミノ酸からなる，酵母からヒトに
至るまで非常によく保存されたタンパク質である．ユ
ビキチンは，ユビキチン活性化酵素（E1），ユビキチ
ン結合酵素（E2），ユビキチンリガーゼ（E3）とよば
れる3つの酵素のカスケード反応により，標的タンパ
ク質のリジン側鎖にイソペプチド結合する（**図1**）．UPS
の肝となる基質特異性はE3が担う．標的タンパク質に
結合したユビキチンのリジン側鎖にユビキチンが次々
と結合し，ポリユビキチン鎖が形成される．ポリユビ
キチン化されたタンパク質の"多く"は，プロテアソー
ムとよばれる巨大プロテアーゼ複合体に運ばれ，分解
される．

なお，ユビキチン修飾は分解シグナルだけでなく多
彩な様式で標的タンパク質の機能を制御しており，分
解か否かはユビキチン鎖の形によって判別される．例
えば，ユビキチンの48番目のリジンにイソペプチド結

Targeting the ubiquitin proteasome system (UPS) for cancer treatment
Kanae Yumimoto/Keiichi I. Nakayama：Department of Molecular and Cellular Biology, Medical Institute of Bioregula-
tion, Kyushu University（九州大学生体防御医学研究所分子医科学分野）

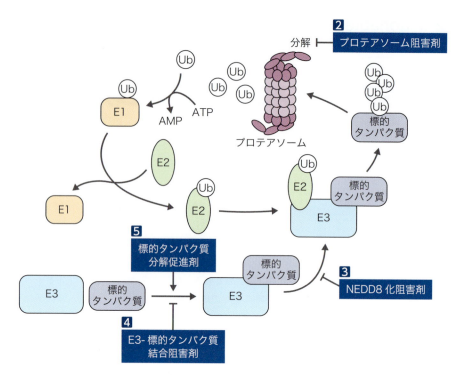

図1 ユビキチン・プロテアソーム系（UPS）
E1は，ユビキチンのC末端グリシンとその活性部位システインとの間にチオエステルを形成する．活性化されたユビキチンはE2に輸送され，E3の助けを借りて標的タンパク質に移される．4つ以上からなるユビキチン鎖が分解シグナルとして認識される．プロテアソームによる標的分子の分解の前に，脱ユビキチン化酵素（DUB）は標的タンパク質からユビキチン部分を除去し，再利用する．本稿で紹介する薬剤がいずれの経路を阻害しているかを示している．Ub：ユビキチン．

合をつくるK48結合型ユビキチン鎖は分解シグナルの代表であるのに対し，K63結合型はタンパク質分解には関与しないといわれている．E3によっては，同じ標的タンパク質の同じリジン残基に付加するユビキチン鎖の結合様式が異なることが知られているが[1]，その詳細は別の機会に述べる．

2 プロテアソーム阻害剤

プロテアソームにより分解されるタンパク質はがん遺伝子産物からがん抑制遺伝子産物まで多岐にわたるため，プロテアソームの活性阻害はがん細胞にとって薬にも毒にもなりそうなものである．しかし現実には，プロテアソームインヒビター（PI）は特に血液腫瘍において著効を示している．第1世代のPIであるbortezomib（商品名：Velcade）は，多発性骨髄腫（MM）およびマントル細胞リンパ腫の治療薬として承認されており，特にMMの治療ではデキサメタゾンとの併用が推奨導入療法とされている．一方で，bortezomibに耐性のMM患者も存在し，また，その副作用として重篤な末梢神経障害を呈することが問題視されている．このため，第2世代のPIとしてcarfilzomib（商品名：Kyprolis）が，経口PIとしてixazomib（商品名：NINLARO）が承認されたほか，marizomib, delanzomib, oprozomib等，次世代のPIの治験も進んでいる（**表**）．

なぜPIが著効するのかについては，さまざまな議論がなされている．がん細胞では正常細胞と比較して積極的にタンパク質合成が行われているため，必然とミスフォールディングするタンパク質も増加する．PIによりこれらの異常タンパク質が消化できず蓄積した結果，アポトーシスが誘導されるという説が今のところ

表　プロテアソーム阻害剤

名前	可逆/不可逆	阻害サブユニット	構造	投与法
bortezomib (PS-341)	可逆	$\beta5$, $\beta1$ ($\beta5i$)		静脈
carfilzomib (PR171)	不可逆	$\beta5$ ($\beta5i$)		静脈
marizomib (NPI-0052)	不可逆	$\beta5$, $\beta2$, $\beta1$		静脈
delanzomib (CEP18770)	可逆	$\beta5$, $\beta1$		経口・静脈
ixazomib (MLN9708)	可逆	$\beta5$, $\beta1$		経口・静脈
oprozomib (ONX0912)	不可逆	$\beta5$ ($\beta5i$)		経口

有力である．このほか，p53やBax等のアポトーシス誘導タンパク質の分解阻害やNF-κB経路の活性化阻害等の可能性があげられるが，詳細は定かではない．

3 NEDD8化阻害剤

　E3のうち最大のサブファミリーであるCullin複合体型E3（CRL）は，UPSのうち約20％の基質のユビキチン化を担うといわれており，その活性化にはユビキチン様分子NEDD8によるCullinの修飾（NEDD8化）を必要とする．NEDD8化はユビキチン化と同様にNEDD8活性化酵素，NEDD8結合酵素，NEDD8リガーゼのカスケード反応からなるが，CullinのNEDD8リガーゼはCRLの構成因子でもあるRBX1が担う．NEDD8化したCullinをもつCRLは構造変化を起こして活性化状態となる．MLN4924（pevonedistat）はNEDD8活性化酵素の阻害剤として開発された分子であり[2]，CRL依存性のタンパク質分解をブロックする

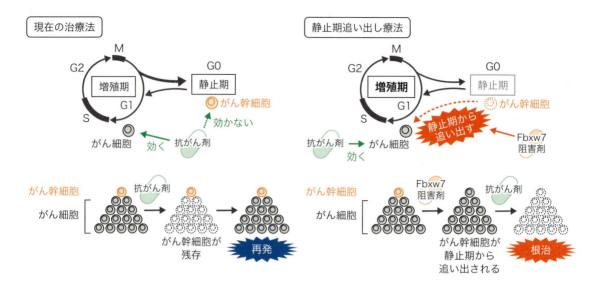

図2　静止期追い出し療法
がん組織を構成している多くのがん細胞が増殖期に存在しているのに対し，がん幹細胞は静止期に維持されている．このためがん幹細胞は，がん細胞の増殖を抑制することを目的として開発されてきた従来の抗がん剤に抵抗性を示す．Fbxw7阻害剤によりがん幹細胞を静止期から「追い出す」ことで，再発の抑制が期待される．

結果，p21，IκBα，HIF1α，CDT1等のCRLの基質の蓄積をもたらす．その結果，がん細胞内で細胞周期停止，アポトーシス，老化およびオートファジーを誘導することにより，顕著な抗がん効果を発揮するといわれている．

MLN4924の前臨床試験では，ある種の固形腫瘍および血液悪性腫瘍に対して強力な抗腫瘍活性を有することが示された[3]．これらの知見に基づき第Ⅰ相および第Ⅱ相臨床試験が行われており，現時点では良好な結果が得られている．特に急性骨髄性白血病（AML）においては，アザシチジンとの併用により完全寛解を得る患者が複数例みられており（NCT01814826），有力な治療薬となることが期待できる．

4　E3-標的タンパク質結合阻害剤

がん抑制遺伝子産物の減少が悪性の原因となっている場合，その分解のみを特異的に抑制できれば，副作用の少ない効果的な治療薬となることが期待できる．UPSにおいて特異性を担っているのはE3-基質間の結合であるため，両者の結合阻害が最も可能性の高い薬剤開発戦略と思われる．

最もよく研究されているがん抑制遺伝子の1つであるp53は，E3であるHDM2により厳密な量的制御を受けており，その半減期は20分と短い．このため，HDM2とp53の結合を阻害することによるp53の安定化を目的として多くの薬剤が開発されてきた．しかし，主に薬物動態の問題で臨床試験に進んだ薬剤はわずかであり，その1つであるRG7122は血液毒性や嘔吐等の重篤な副作用を示した[4]．またがん細胞のp53の約半数は変異をもつことから，単に内在性p53の蓄積を促しても治療効果を示すとは限らないことが懸念される．

がん治療の残された課題の1つに「がん幹細胞」の存在があげられる．増殖サイクルにあるがん細胞とは異なり，がん幹細胞は静止期に存在するため既存の抗がん剤が効きにくく，再発の原因となっている（**図2左**）．われわれは，E3であるSCF^{Fbxw7}が，c-Mycの分解を介してがん幹細胞を静止期に留めていることを見出した[5]．SCF^{Fbxw7}によるc-Mycの分解を抑制すればがん幹細胞は増殖サイクルへ「追い出され」抗がん剤が効きやすくなると考え，慢性骨髄性白血病モデルで検証した．その結果，Fbxw7の欠損とイマチニブとの併用によりイマチニブ単剤よりも生存率が大幅に改善

された。この「静止期追い出し療法」（**図2右**）のヒト患者への応用にはFbxw7阻害剤が必須であり、われわれは現在薬剤スクリーニングを行っている。

Fbxw7阻害剤はがん根治に魅力的である一方で、いくつかの副作用を伴うことを予想している。SCF^{Fbxw7}はc-MycのほかにもNotchやCyclin Eをはじめとする増殖因子を分解しており、がん細胞の増殖促進が予想されるが[6]、これは従来の抗がん剤との併用により解決できるだろう。またわれわれはがんニッチ細胞のFbxw7が抑制されると、CCL2の過剰分泌を介してがん転移を促進することも発見した[7]。この問題に対しては、CCL2レセプターであるCCR2のアンタゴニストである既存薬プロパゲルマニウムが効果的に転移抑制できることを見出しており、これらの薬剤との併用により解決できると考えている。

5 標的タンパク質分解促進剤

これまで、UPS全体もしくはその一部を阻害することによるがん治療戦略について述べてきた。一方で、UPSを用いて特定の標的タンパク質を積極的に分解するがん治療戦略についても研究開発が進んでいる。

thalidomideは服用した妊婦で胎児の奇形がみられたためいったん発売中止になったものの、近年、MMの治療薬として再評価されている薬剤である。thalidomideの結合タンパク質を探索したところ、E3の構成因子であるCRBNが発見された[8]。thalidomideとその誘導体であるlenalidomideやpomalidomideはIKZF1（Ikaros）およびIKZF3（Aiolos）にも結合してCRL4^{CRBN}によるユビキチン化および分解を促進する[9][10]。また、骨髄異形成症候群の1つである5q-syndromeはthalidomide誘導体のうちlenalidomideのみが治療効果をもたらすが[11]、これは、lenalidomideのみがカゼインキナーゼ1aの分解誘導を導けることに起因する[12]。このように、thalidomide誘導体は薬剤ごとに基質特異性を変化させている点は非常に興味深い。

UPSを利用して特定のタンパク質を積極的に分解する試みはthalidomideの作用機構解明よりも早く2001年からはじまっており[13]、PROTAC（proteolysis-targeting chimeric molecule）とよばれている。

PROTACは、とあるE3と結合するドメインと分解したいタンパク質と結合するドメインをリンカーで結んだヘテロ二官能性分子であり、E3をハイジャックして標的分子をユビキチン化し分解に導く（**図3左**）。より副作用を減少させる試みとして、受容体型チロシンキナーゼ（RTK）リン酸化配列をもつphospho-PROTACが開発された[14]。phospho-PROTACはRTKによるリン酸化依存的にSH2ドメイン等をもつ下流分子をリクルートし分解に導くため、増殖シグナルが入った細胞のみ下流シグナルを遮断できる。

開発当初はペプチドベースだったPROTACだが、細胞透過性が問題となり、近年では低分子化合物をベースにした開発が主流となっている。例えば、BET阻害剤JQ1とthalidomideをリンカーでつないだ化合物dBET1は、AML細胞株でJQ1よりも強力にアポトーシスを誘導し、AMLマウスモデルでも腫瘍抑制効果を示した[15]。しかしいくら低分子化合物とはいえ、2分子をリンカーでつなぐとそれなりに巨大分子となり、細胞透過性や溶解度の問題が生じやすい。この問題を克服するため、クリックケミストリーを用いて2つの低分子化合物を細胞内でつないでPROTACを合成するCLIPTACが開発された[16]（**図3右**）。例えば、トランスシクロオクテン（TCO）を付加したJQ1とテトラジン（Tz）を付加したthalidomideを培地に加えると、培養細胞中のBETタンパク質であるBRD4が選択的に分解された。

6 UPSを標的にしたがん治療戦略の課題

これまで述べたように、UPSを標的とした治療法は成果をあげている一方で、課題も存在する。1つ目は標的タンパク質がどのE3でユビキチン化されるかの全容が解明されていない点である。この問題に対し、われわれは網羅的なE3-基質同定法であるDiPIUS法を開発した[17]。DiPIUS法ではドメイン情報をもとに、基質とは結合できるがE2とは結合できない変異型E3を作製する。その結果、基質はユビキチン化されず蓄積する。野生型E3と変異型E3の結合タンパク質を、定量的プロテオミクスを用いて比較して変異型E3に多く結合するものを選別することで、アンバイアスな条件でE3の効率よい基質同定が可能となった。

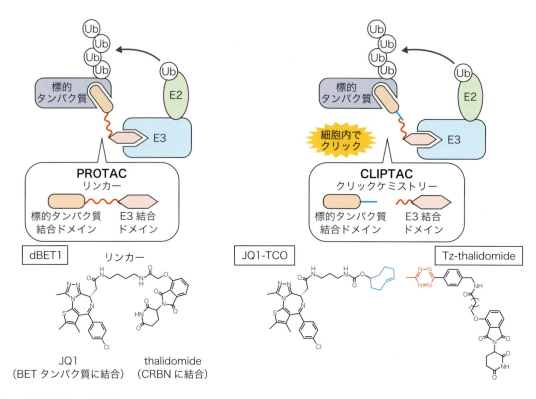

図3 PROTACとCLIPTAC
PROTAC分子は，E3結合領域，リンカー，標的タンパク質結合領域からなる．PROTACは標的タンパク質とE3の両方と同時に結合して，標的タンパク質のポリユビキチン化および分解を誘導する．CLIPTACはクリックケミストリーを用いることにより，E3結合領域分子と標的タンパク質結合分子を細胞内でつないで機能的なPROTACにする．PROTACよりも低分子量で浸透性の高い分子が期待できる．PROTACの例としてdBET1を，CLIPTACの例としてJQ1-TCOとTz-thalidomideの化学式を示す．

2つ目は，次世代シークエンサーが普及した現在でも，核酸情報からどのタンパク質が増減しているかを完全に読みとることは不可能である点である．この問題に対し，われわれは質量分析計を用いてヒトタンパク質の絶対量を同時に精密測定するiMPAQT法を開発した[18]．ヒトタンパク質18,000の絶対定量に必要な内部標準ペプチド情報を事前に取得しデータベース化しており，ほとんどすべてのタンパク質の量的変化のモニターが可能である．iMPAQT法は治療標的の探索に加え，タンパク質発現変化に基づく診断法や治療効果モニタリング法の開発につながることも期待できる．

3つ目は，UPSに限らず，標的候補特異的に活性阻害効果をもつ化合物が圧倒的に少ない点である．この問題に対し上に紹介したPROTACやCLIPTACを用いれば，標的タンパク質の結合低分子が阻害剤に早変わりするため，薬剤候補の幅が大きく広がる．まずは，既存のCLIPTACが *in vivo* での阻害効果をもつかどうかの検証が最優先であろう．このようにUPSを標的とした治療法はさらなる可能性を秘めており，さらなる進展が望まれる．

文献

1) Popov N, et al：Nat Cell Biol, 12：973-981, 2010
2) Soucy TA, et al：Nature, 458：732-736, 2009
3) Zhou L, et al：Cell Signal, 44：92-102, 2018
4) Hientz K, et al：Oncotarget, 8：8921-8946, 2017
5) Takeishi S, et al：Cancer Cell, 23：347-361, 2013
6) Xu W, et al：Semin Cancer Biol, 36：62-70, 2016
7) Yumimoto K, et al：J Clin Invest, 125：621-635, 2015
8) Ito T, et al：Science, 327：1345-1350, 2010
9) Krönke J, et al：Science, 343：301-305, 2014
10) Lu G, et al：Science, 343：305-309, 2014
11) List A, et al：N Engl J Med, 355：1456-1465, 2006
12) Krönke J, et al：Nature, 523：183-188, 2015
13) Sakamoto KM, et al：Proc Natl Acad Sci U S A, 98：8554-8559, 2001

14) Hines J, et al：Proc Natl Acad Sci U S A, 110：8942-8947, 2013
15) Winter GE, et al：Science, 348：1376-1381, 2015
16) Lebraud H, et al：ACS Cent Sci, 2：927-934, 2016
17) Yumimoto K, et al：J Proteome Res, 11：3175-3185, 2012
18) Matsumoto M, et al：Nat Methods, 14：251-258, 2017

＜筆頭著者プロフィール＞

弓本佳苗：九州大学理学部生物学科卒業．九州大学大学院医学系学府博士課程修了．医学博士．2010年より九州大学生体防御医学研究所研究員（特任助教）．ユビキチンリガーゼを軸に，分子機能解析から個体解析まで，幅広い視点で研究を行っている．タンパク質が分解される「必然」の理由を探ることで，細胞や個体の緻密さに迫っていきたい．

2章

actionable パスウェイ

第2章 actionable パスウェイ

9. がん代謝

曽我朋義

> がん細胞は，解糖系を亢進させてATPのみならず生体分子の前駆体を産生していることが知られている．近年，がん幹細胞，免疫細胞なども分化する際に代謝を解糖系にシフトすることが明らかになり，代謝のリプログラミングが広い分野の研究者に注目されるようになった．本稿では，免疫細胞，がん幹細胞，がん組織，オンコメタボライトによるエピゲノム制御などの最新の代謝研究について概説する．

はじめに

1924年にOtto Warburgが，がん細胞は酸素の有無にかかわらず解糖系を亢進させてATPを産生すること（ワールブルグ効果[※1]）を提唱した[1]．この発見によ

り，代謝異常は，がんの特徴の1つとして広く知られるようになった．現在は，ATPのみならず増殖に必要な核酸，タンパク質，脂質などの生体分子の前駆体を産生するために，がん細胞は解糖系を利用すると考えられている[2]．また，ペントースリン酸経路，グルタ

[略語]

2HG：2-hydroxyglutarate
（2-ヒドロキシグルタル酸）
αKG：α-ketoglutarate（α-ケトグルタル酸）
AMPK：AMP-activated protein kinase
APC：adenomatosis polyposis coli
CTL：cytotoxic T lymphocyte
（細胞傷害性T細胞）
CTLA-4：cytotoxic T lymphocyte antigen-4
EMT：epithelial to mesenchymal transition
（上皮間葉転換）
FH：fumarate hydratase
（フマル酸ヒドラターゼ）
HIF-1：hypoxia inducible factor-1
（低酸素誘導因子1）
IDH：isocitrate dehydrogenase
（イソクエン酸脱水素酵素）

KDM：histone lysine demethylase
（ヒストンリジン脱メチル化酵素）
LDH：lactate dehydrogenase
（乳酸脱水素酵素）
NRF2：NF-E2-related factor-2
PD-1：programmed cell death-1
PD-L1：programmed cell death-1 ligand-1
PGC-1α：peroxisome proliferator-activated
receptor gamma coactivator 1-alpha
PHD：prolyl hydroxylase
（プロリル水酸化酵素）
PI3K：phosphoinositide 3-kinase
（ホスファチジルイノシトール3-キナーゼ）
SAM：*S*-adenosylmethionine
SDH：succinate dehydrogenase
（コハク酸脱水素酵素）
TET：ten-eleven translocation

Cancer metabolism
Tomoyoshi Soga[1][2]：Institute for Advanced Biosciences, Keio University[1]/AMED-CREST[2]（慶應義塾大学先端生命科学研究所[1]/国立研究開発法人日本医療研究開発機構[2]）

ミン代謝，ヘキソサミン代謝，one-carbon代謝※2などのさまざまな代謝経路が，がん細胞で特異的に亢進することも見出されている[3]〜[5].

どのような理由でがん細胞は代謝をリプログラミングするのであろうか？ 1つの要因は，がん細胞を取り巻く微小環境にある[5][6]. がん組織では血管ネットワークが無秩序に過剰形成され，また血管の構造自体も脆弱で機能的ではない. その結果，がん細胞での栄養，酸素，pHレベルが正常細胞とは異なる[5][6]. 栄養源であるグルコース，アミノ酸，脂質などは，代謝の重要な基質であるため，これらの濃度が変化するとそれに応じて代謝が変動する.

もう1つの原因は，代謝酵素の転写や活性，アミノ酸濃度，酸素分圧などの制御に深く関与するp53，MYC，AMPK，PI3K，HIF-1などの遺伝子異常である[5][6]. これらの遺伝子異常は，シグナル伝達経路や代謝酵素の転写や活性を変化させることによって代謝異常を惹起する.

また，TCA回路の代謝酵素の遺伝子変異によって高濃度に蓄積した2-ヒドロキシグルタル酸（2HG）などの代謝産物がエピゲノム制御を介してがん化や代謝異常に深く関与していることも明らかになっている[7][8]. さらには，がん代謝は，酸化ストレス，ホルモン，炎症，腸内細菌叢などのさまざまな要因によっても調節されているのではないかと考えられている.

近年，未成熟なT細胞が分化・活性化する際[9]やがん幹細胞が分化する際[10]に，がん細胞と同じように解糖系を使うなど，免疫細胞やがん幹細胞の代謝に関する新たな知見が報告されている. これまで，がん代謝研究は，エネルギー産生，生体分子の前駆体の産生，レドックスバランスなどがん細胞の恒常性の維持に重要であるとして注目されていたが，免疫，がん幹細胞，腸内細菌

などがん化にかかわる分野にも広がりを見せている.

誌面に限りがあるため，がん細胞特異的な代謝経路の詳細については成書[11]や総説[3]〜[6]に譲ることとして，本稿では，免疫細胞，がん幹細胞，がん組織，オンコメタボライトによるエピゲノム制御などの最新のがん代謝研究の興味深い知見を解説したい.

1 免疫細胞と代謝

この数年，抗PD-1抗体，抗PD-L1抗体，抗CTLA-4抗体などの免疫チェックポイント阻害剤を用いた免疫療法がめざましい治療効果を示している. これらの方法は，がん細胞を攻撃するT細胞にブレーキをかける分子の働きを阻害することによって，T細胞に本来の攻撃性を取り戻してがん細胞を死滅させている. 免疫チェックポイント阻害剤は顕著な治療効果を示す一方，奏効率は多くのがんで10〜30％に過ぎない. したがって，この治療法をさらに進化させるためには，さらなるブレークスルーを生み出すことが不可欠である.

近年，がん細胞に加えて免疫細胞の代謝もさかんに研究されており，興味深い論文が報告されている. 解糖系の乳酸脱水素酵素A（LDHA）の発現が高いメラノーマでは蓄積した乳酸が，がんを攻撃する細胞傷害性T細胞（CTL）やT細胞の侵入を阻止していることが示された[12]（**図1**）. また，未成熟なT細胞が成熟T細胞に分化・活性化する際に解糖系を亢進させることや[9]，がん細胞が大量のグルコースを取り込むためT細胞の分化・活性化が抑制される[13]（**図2**）ことなどが見出されている. また，抗PD-1抗体などの免疫チェックポイント阻害剤は，がん細胞の解糖系を抑制してT細胞を活性化させること[13]など，がんと免疫細胞のエネルギー代謝に関する興味深い研究が次々に報告されている.

現在われわれは，がん細胞とT細胞のエネルギー代謝を制御することによって，T細胞を分化・活性化させて抗腫瘍効果を発揮させようとする方法論の開発に取り組んでいる. 国立がん研究センターの牧野嶋秀樹博士らと大腸組織の免疫組織染色を行った結果，確かに細胞傷害性T細胞などのT細胞は，がん細胞には，ほとんど存在していないことが確認された.

※1　ワールブルグ効果
酸素が十分に存在しても解糖系を利用してATPを産生する現象. これに対し酸素欠乏下で解糖系を使用してATPを産生する現象はパスツール効果とよばれる.

※2　one-carbon代謝
セリンに由来する1個の炭素原子が，葉酸代謝とメチオニン回路の代謝産物に受け渡されていく経路. メチオニン回路により産生されるSAMはDNAやタンパク質へのメチル基の供与体となる.

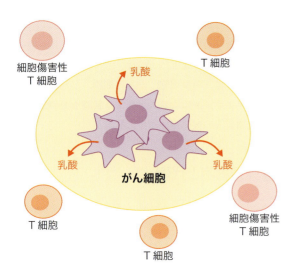

図1　がん細胞が産生する乳酸がT細胞の侵入を抑制
マウスのLDHが高発現しているメラノーマでは，乳酸の増加および細胞傷害性T細胞とT細胞の減少が観察された．このことは，がん細胞が解糖系を亢進させた結果，産生された乳酸が細胞傷害性T細胞やT細胞の侵入を防いで免疫抵抗性を高め，自らの増殖を促進していることを示唆する．

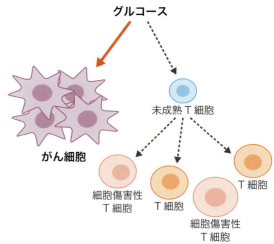

図2　がん細胞によるグルコースの取り込みがT細胞の分化・活性化を抑制
解糖系の亢進のため，がん細胞とT細胞はグルコースを奪い合っている．しかし，がん細胞が大量のグルコースを取り込むため未成熟T細胞の分化・活性化が抑制され，その結果，T細胞によるがん細胞への攻撃が低下する．

2　がん幹細胞と代謝

　近年，がん幹細胞の代謝に関しても興味深い論文が報告された．ミトコンドリア呼吸鎖複合体Ⅰの阻害剤であるメトホルミンは未分化型の膵臓がん幹細胞には有効であるが，分化した膵臓がん細胞には効果がないことが知られていた．

　Sanchoらは，膵臓がん幹細胞では酸化的リン酸化反応によってATPは産生されているが，分化するとATP産生を解糖系に切り替えるため（**図3**），メトホルミンが効力を示さないことを見出した[10]．また，メトホルミンを投与し続けるとメトホルミンに耐性をもつ膵臓がん幹細胞が出現し，それは代謝を解糖系に切り替えていることも明らかになった．この代謝の可塑性は，膵臓がん細胞に薬剤や放射線に対する抵抗性，多様性をもたらしていると考えられる．

　Sanchoらは，酸化的リン酸化反応と解糖系の代謝リプログラミングはがん原遺伝子産物であるMYCと転写活性化因子であるPGC-1αのバランスによって制御されていることも報告している[10]（**図3**）．

　これらの結果は，がん細胞のみならずがん幹細胞を

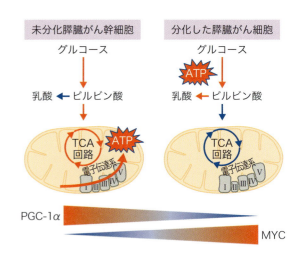

図3　未分化型膵臓がん幹細胞および分化した膵臓がん細胞の代謝
未分化型膵臓がん幹細胞では酸化的リン酸化反応によってATPを産生するが，分化した膵臓がん細胞では解糖系を亢進してATPを産生する．この代謝の切り替えはMYC/PGC-1αの比によって制御されている．文献10をもとに作成．

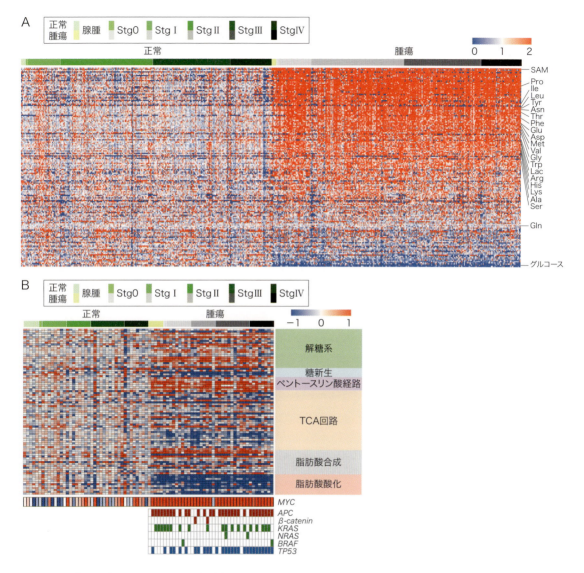

図4　大腸がん組織のマルチオミクス解析
A) 275名の大腸がん患者の正常組織と腫瘍組織のペアを用いて，CE-TOFMSによるメタボローム解析を行った．多くの代謝産物のレベルが腺腫（良性腫瘍）の段階ですでに変化しており，腫瘍のステージが進行してもほぼ一定であった．Stgはステージをあらわす．B) DNAマイクロアレイによる代謝酵素遺伝子の発現および次世代シークエンサーによる遺伝子変異解析結果．多くの代謝酵素の遺伝子も腺腫（良性腫瘍）の段階で発現が変動していた．*APC*，*KRAS*，*TP53*などの遺伝子の変異の有無にかかわらず，MYC遺伝子はほとんどの腫瘍組織で高発現した．文献14より引用．

含めた代謝を理解したうえで，抗腫瘍薬を開発する必要性があることを示している．

3 がん組織の代謝

これまで，がん代謝に関する論文が数多く報告されてきたが，ほとんどが培養細胞株での結果であった．培養細胞で使用する培養液中にはグルコースやアミノ酸などが高濃度に含まれており，それらの影響のため，培養細胞の代謝は実際のがん組織とは異なっている可能性が高い．

そこで，われわれは，香川大学病院消化器外科の鈴

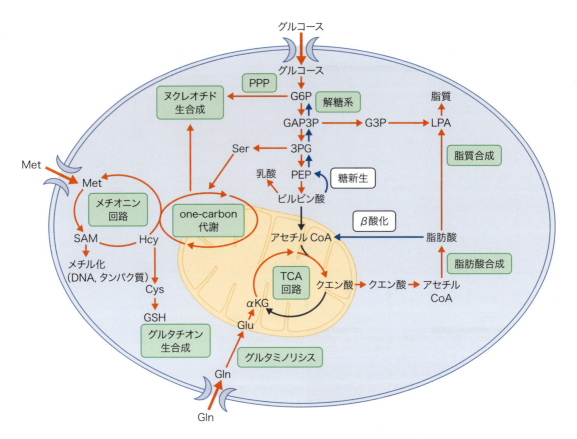

図5　大腸がん組織の代謝
正常組織に比べてがん組織で亢進する代謝経路を➡，抑制されている代謝経路を➡で示した．がん組織では，多くの代謝経路が亢進するが，糖新生，β酸化経路は抑制される．

木康之教授のグループと共同で大腸がん患者275例の正常組織と腫瘍組織のマルチオミクス解析を行い，大腸がん組織の代謝の解明を行った．メタボローム解析（**図4A**），トランスクリプトーム解析（**図4B**）の結果，代謝は予想に反して，良性腫瘍の段階で変化しており，ステージが進行しても一定であることが判明した[14]．代謝経路で見ると，がん組織では，解糖系，ペントースリン酸，ピリミジン・プリンのヌクレオチド生合成，one-carbon代謝，メチオニン回路，グルタチオン生合成，グルタミノリシス※3，脂肪酸合成，脂質合成経路が亢進しており，反対に糖新生，β酸化経路は抑制されていることが判明した（**図5**）．

これらの結果から，がん細胞は，増殖・進展，恒常性の維持に必要な核酸，脂質などの生体高分子，抗酸化ストレス物質などを活発に産生していると思われる．また，がん細胞では，グルタミノリシスによって取り込まれたグルタミンからTCA回路のαKGが供給され，ATP産生および脂肪酸，脂質合成が行われていると考えられる（**図5**）．さらにがん細胞では，one-carbon代謝とメチオニン回路が亢進し，SAMが過剰に産生されて，DNAおよびヒストンなどのタンパク質のメチル化が促進する（**図5**）．

一方，がん遺伝子，がん抑制遺伝子の変異解析，DNAメチル化解析，透過型電子顕微鏡による組織撮影などの結果から，大腸がんで起きる*APC*, *KRAS*, *TP53*などの遺伝子の変異では代謝は変化しないことや，MYCが大腸がんの代謝リプログラミングにおいて

※3　グルタミノリシス
グルタミンがグルタミン酸，α-ケトグルタル酸，リンゴ酸，ピルビン酸を経て乳酸へ代謝される経路．TCA回路の中間体を補充する役割があると考えられている．

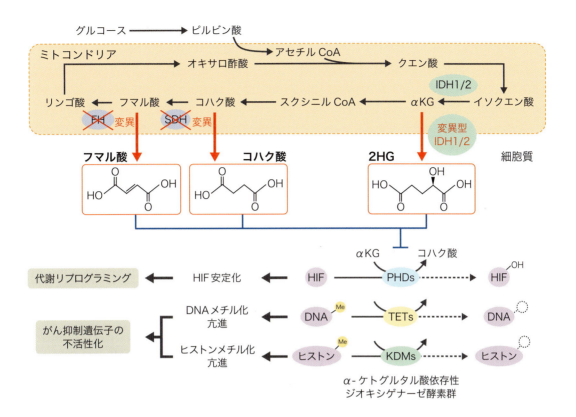

図6　オンコメタボライトによるエピゲノム制御
TCA回路の代謝酵素遺伝子であるFH，SDH，IDH1/2の変異で生じたフマル酸，コハク酸，2HGは，α-ケトグルタル酸依存性ジオキシゲナーゼ酵素群の活性を阻害する．α-ケトグルタル酸依存性ジオキシゲナーゼ酵素群には，プロリル水酸化酵素（PHDs），DNA脱メチル化酵素（TETs），ヒストンリジン脱メチル化酵素（KDMs）などが存在し，これらの酵素活性が阻害されると，HIF-1αの安定化やDNAとヒストンのメチル化が促進され，代謝リプログラミングやがん化が惹起される．文献7をもとに作成．

中心的な役割を担っており，少なくとも215の代謝反応を制御していることを見出した[14]．

さらに，MYCおよびMYCに制御されているピリミジン生合成経路が大腸がんの有望な治療標的であることも見出した[14]．

遺伝子増幅，APC，β-カテニンなどの遺伝子変異，増殖因子やPI3K/Akt/mTORシグナル伝達経路の活性化，さらにはホルモン，炎症などで，MYCの転写が亢進することが知られている．これらが原因となって，大腸がん組織ではMYCが高発現し，代謝のリプログラミングを誘導するのであろう．

4 オンコメタボライトによるエピゲノム制御

近年，TCA回路の代謝酵素であるイソクエン酸脱水素酵素（IDH1）[15]〜[18]，コハク酸脱水素酵素（SDH）[19][20]，フマル酸ヒドラターゼ（FH）[21][22]の遺伝子変異によって高濃度に蓄積した2-ヒドロキシグルタル酸（2HG），コハク酸，フマル酸がエピゲノム反応を惹起して多彩ながんに深く関与していることが詳らかになった．

2HG，コハク酸，フマル酸はオンコメタボライトとよばれており，いずれもα-ケトグルタル酸と構造が類似するため，α-ケトグルタル酸依存性ジオキシゲナーゼ酵素群を競合的に阻害する[7]（**図6**）．この酵素群には，プロリル水酸化酵素（PHDs），DNA脱メチ

ル化酵素（TETs），ヒストンリジン脱メチル化酵素（KDMs）などが存在し，オンコメタボライトによってこれらの酵素活性は阻害される（**図6**）．PHDsの活性が低下すると，HIF-1αのユビキチン分解が抑制されてHIF-1αが安定化する．HIF-1αは，血管新生，細胞増殖，アポトーシス，糖代謝に関与する遺伝子発現を誘導する．また，TETsやKDMsの活性が阻害されると，DNAおよびヒストンの脱メチル化反応が抑制されて，DNAとヒストンのメチル化が促進される[7]（**図6**）．その結果，クロマチン構造が変化し，その領域にある遺伝子の発現を調節することによってがん化を惹起することが知られている．

われわれもOxford大学との共同研究によって，遺伝性平滑筋腫症–腎細胞がん症候群（HLRCC）の原因であるFHの欠損によって蓄積したフマル酸が転写因子NRF2を安定化させて，その標的である酸化ストレス防御遺伝子群を発現させたり[21]，フマル酸がアコニターゼ2を修飾してTCA回路を抑制したり[23]，AMPやアルギニンに結合して尿素回路を抑制したりすること[8]を見出した．

また，フマル酸によるTETsの活性阻害により，マイクロRNAクラスターであるmir-200ba429のプロモーター領域がメチル化されてmir-200ba429の転写が抑制され，その結果，上皮間葉転換（EMT）の転写因子が発現し，がんの浸潤，転移が誘導されることも報告されている[22]．

このように，代謝酵素遺伝子の変異で蓄積した代謝産物がエピジェネティクスに深く関与して，がん化や代謝異常に関与していることが明らかになっている．

おわりに

21世紀に入り，がんの代謝研究は，めざましい進歩を遂げてきた．がん代謝は，微小環境，遺伝子異常の影響のみならず転写因子，エピジェネティクス，トランスポーター，酸化ストレス，シグナル伝達，オートファジー，ホルモン，炎症，腸内細菌叢などのさまざまな要因により調節され複雑である．がん細胞の可塑性，免疫細胞への影響も明らかになってきた．しかし，がん代謝の制御機構は，まだまだ明らかにされておらず，新しい発見が次々と報告されている．がん特異的な代謝は，そのまま抗腫瘍薬の分子標的となり，また診断技術の開発にも利用できる．一刻も早くがん代謝の全貌が解き明かされ，画期的ながん治療法や診断法の開発につながることを期待したい．

文献

1) Warburg O：Science, 123：309-314, 1956
2) Vander Heiden MG, et al：Science, 324：1029-1033, 2009
3) Hay N：Nat Rev Cancer, 16：635-649, 2016
4) Locasale JW：Nat Rev Cancer, 13：572-583, 2013
5) Cairns RA, et al：Nat Rev Cancer, 11：85-95, 2011
6) Vander Heiden MG：Nat Rev Drug Discov, 10：671-684, 2011
7) Adam J, et al：Oncogene, 33：2547-2556, 2014
8) Adam J, et al：Cell Rep, 3：1440-1448, 2013
9) Peng M, et al：Science, 354：481-484, 2016
10) Sancho P, et al：Cell Metab, 22：590-605, 2015
11) 実験医学増刊「がん代謝」（曽我朋義／編），羊土社，2017
12) Brand A, et al：Cell Metab, 24：657-671, 2016
13) Chang CH, et al：Cell, 162：1229-1241, 2015
14) Satoh K, et al：Proc Natl Acad Sci U S A, 114：E7697-E7706, 2017
15) Dang L, et al：Nature, 462：739-744, 2009
16) Xu W, et al：Cancer Cell, 19：17-30, 2011
17) Mardis ER, et al：N Engl J Med, 361：1058-1066, 2009
18) Ward PS, et al：Cancer Cell, 17：225-234, 2010
19) Niemann S & Müller U：Nat Genet, 26：268-270, 2000
20) Hao HX, et al：Science, 325：1139-1142, 2009
21) Adam J, et al：Cancer Cell, 20：524-537, 2011
22) Sciacovelli M, et al：Nature, 537：544-547, 2016
23) Ternette N, et al：Cell Rep, 3：689-700, 2013

＜著者プロフィール＞
曽我朋義：1984年慶應義塾大学工学部応用化学科卒業．工学博士．横河電機（株），横河アナリティカルシステムズ（株）を経て，2001年慶應義塾大学先端生命科学研究所および環境情報学部助教授，'06年より教授．'08年慶應義塾大学医学部教授（兼担）．'03年ヒューマン・メタボローム・テクノロジーズ（株）を創業．キャピラリー電気泳動–質量分析計（CE-MS）によるメタボローム測定技術の開発者．がんの代謝は，現在最も興味のある研究分野．

第2章 actionable パスウェイ

10. がんゲノムからみた
免疫チェックポイント異常

斎藤優樹，片岡圭亮

> 免疫チェックポイント阻害薬が臨床で使用され，さまざまながん種で高い奏効率を示している．一方で，免疫チェックポイント阻害薬が無効である，ないしは長期使用に伴い耐性化する症例が多く，大きな課題となっている．近年の大規模シークエンス解析から，腫瘍細胞では腫瘍免疫に関連する遺伝子にさまざまな遺伝子異常が起こり，腫瘍免疫を回避していることが明らかになった．これらの遺伝子異常は，がん発症・進展における免疫回避の重要性を示すだけでなく，バイオマーカーとして用いることにより，免疫チェックポイント阻害薬が有効な患者の層別化を可能にし，個別化医療につながる可能性を示唆している．

はじめに

　抗 PD-1 抗体，抗 PD-L1 抗体，抗 CTLA-4 抗体といった免疫チェックポイント阻害薬がさまざまながん種に対して有効であることが明らかになり，がんにおける免疫異常が脚光を浴びている．同時に，近年の次世代シークエンサー技術の発達に伴い，腫瘍免疫と関連したゲノム異常が多数同定されてきている．このようなゲノム異常は免疫チェックポイント阻害薬の奏効率と関連する可能性もあり，注目を集めている．本稿では，筆者らが同定した *PD-L1 3′-UTR* 異常を含め

て，悪性腫瘍における免疫関連分子のゲノム異常について概説する．さらに，免疫チェックポイント阻害薬の効果と関連する異常についても最新の知見を述べる．

1 がんにおける免疫回避が促進される
ゲノム異常

　近年，さまざまながんにおける網羅的な遺伝子解析の結果，免疫回避に関与する遺伝子異常が多数同定されてきている．これらの遺伝子異常は，腫瘍細胞の周囲の免疫担当細胞を抑制したり，腫瘍細胞による抗原

[略語]

B2M：β-2 microglobulin
CTLA-4：cytotoxic T-lymphocyte-associated antigen 4
HLA：human leukocyte antigen

LOH：loss of heterozygosity
PD-1：programmed cell death 1
PD-L1：programmed cell death ligand 1
TMB：tumor mutation burden

Genetic alterations of immune checkpoint molecules
Yuki Saito[1] [2] /Keisuke Kataoka[1]：Division of Molecular Oncology, National Cancer Center Research Institute[1] /Department of Gastroenterology, Keio University School of Medicine[2] （国立がん研究センター研究所分子腫瘍学分野[1] /慶應義塾大学医学部消化器内科[2]）

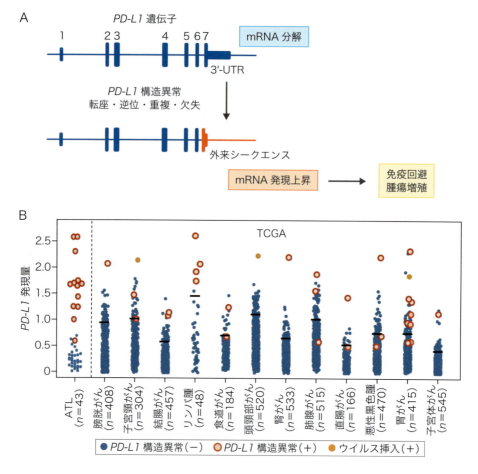

図1 さまざまながん種における*PD-L1*遺伝子3′-UTR異常
A）*PD-L1*遺伝子3′-UTR異常の概念図．B）がん種別の*PD-L1*遺伝子の3′-UTR異常と*PD-L1*発現量の関係．
ATL：adult T-cell leukemia（成人T細胞白血病）．文献2より引用．

提示に必要な分子を欠損させたりすることにより，免疫回避に寄与していると考えられる．以下に代表的な遺伝子異常について概説する．

1）PD-L1（programmed cell death ligand 1）

PD-L1あるいはPD-L2は，リガンドとしてPD-1と相互作用することによりT細胞の活性化を抑制する．一部のがんでは，腫瘍細胞がPD-L1を高発現しており，腫瘍微小環境に存在するCD8陽性T細胞およびナチュラルキラー細胞がPD-1を発現している．抗PD-1抗体（ニボルマブ・ペンブロリズマブ）および抗PD-L1抗体（アベルマブ・アテゾリズマブ）はこのPD-1経路を阻害することで腫瘍免疫応答を再活性化し，抗腫瘍効果を発揮する[1]．

筆者らは，成人T細胞白血病（ATL）の全ゲノム解析から，*PD-L1*遺伝子の3′側非翻訳領域に構造異常が集積しており，*PD-L1*遺伝子の顕著な発現上昇を認めることを明らかにした（図1）[2]．また同様の異常がびまん性大細胞型B細胞リンパ腫や胃がんなどさまざまながん種において共通していることを明らかにした．さらに，CRISPR/Cas9システムおよびマウス腫瘍退縮モデルを用いた解析により，*PD-L1*遺伝子3′側非翻訳領域異常をもつがんは免疫回避による増殖が促進されるが，その効果はPD-1/PD-L1阻害により著しく減弱されることを明らかにした．この結果は，*PD-L1*遺伝子3′側非翻訳領域異常がさまざまながん種における共通した免疫回避機構であるだけでなく，免疫チェックポ

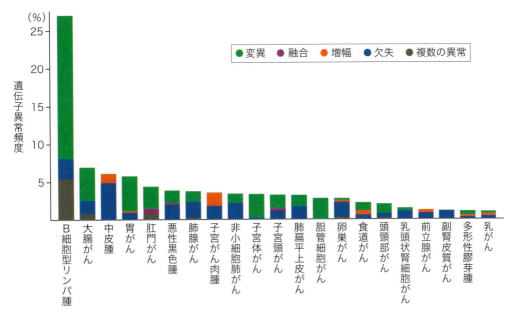

図2 さまざまながん種における B2M 遺伝子異常の割合
文献7, 8をもとに作成.

イント阻害薬の治療標的になりうることを示している.

2）HLA（human leukocyte antigen）

Neoantigen（腫瘍特異的抗原）がHLAクラスIに提示されると，細胞障害性T細胞が活性化し，腫瘍免疫応答をきたす．したがって，腫瘍免疫が作用するためにはHLAクラスIが機能することが必須になる．HLAはその遺伝的多様性から，次世代シークエンサーでの解析が困難であったが，近年解析アルゴリズムの開発が進み，腫瘍細胞におけるHLA遺伝子のゲノム異常が明らかになってきた．その結果，頭頸部がんや大腸がんなどいくつかのがん種ではHLA点変異が多いことが明らかになってきた[3]．また，非小細胞肺がんにおいて，約40％でHLAのLOH（loss of heterozygosity, ヘテロ接合性の消失）が起きていることが報告されている[4]．マルチサンプリング検体を用いて進化系統樹を推定すると，HLAのLOHは腫瘍のサブクローン分岐後に出現しており，腫瘍免疫存在下においてHLA機能不全をもつサブクローンに対する選択圧がかかっていることが推定された．HLA遺伝子に変異が生じて腫瘍細胞が抗原提示をできなくなると腫瘍免疫が応答しなくなることが予想され，がんの重要な免疫回避機序の1つと考えられる．

3）B2M（β-2 microglobulin）

B2Mは，HLAクラスI分子を構成するサブユニットであり，その発現やペプチド結合能の安定化に必須の分子と考えられている．2011年に，びまん性大細胞型B細胞リンパ腫の症例の75％はB2Mが発現しない，ないしは細胞表面に存在しない局在異常があることが報告された[5]．大腸がんにおいても，B2M遺伝子に両アレル破壊が起こりやすいことも報告されている[6]．TCGA（The Cancer Genome Atlas）プロジェクトで公開された全がんゲノムデータを解析すると，B2M遺伝子の遺伝子異常が，リンパ腫・大腸がんだけでなくさまざまながん種で蓄積しており[7,8]（図2），B2Mの機能不全がさまざまながん種において腫瘍免疫の回避に関与している可能性を強く示唆している．

2 免疫チェックポイント阻害薬の感受性・耐性などにかかわるゲノム異常

前述の通り，多様ながんにおいて，免疫回避が促進されるゲノム異常が選択的に腫瘍細胞に蓄積されている．これらの一部は，免疫チェックポイント阻害薬へ

の耐性に関与している．例えば，悪性黒色腫では抗PD-1抗体非奏効群・抗CTLA-4抗体非奏効群においてそれぞれ*B2M*遺伝子のLOHが多いことが報告され，予後と関連していると報告されている[9]．また，悪性黒色腫や非小細胞肺がんに対して免疫チェックポイント阻害薬を使用した際に，*HLA*遺伝子のLOHを認めるがんは予後が悪いことが最近報告された[10]．これらの結果は，免疫回避に関連する遺伝子異常が，がん発症・進展にかかわるだけでなく，免疫チェックポイント阻害薬の有効性の予測にも有用であることを示唆している．

一方で，前項のB2M・HLAなどの免疫関連分子の異常のみならず，免疫チェックポイント阻害薬の臨床応用に伴い，その感受性や耐性化に関するゲノム機序が明らかになりつつある．その代表例がtumor mutation burden（TMB，腫瘍変異負荷）である．TMBは腫瘍におけるがんゲノム上の変異数を示し，非小細胞肺がんにおけるPD-1抗体の奏効率と相関することが報告されている[11]．また悪性黒色腫におけるTMBが抗CTLA-4抗体の奏効率と関連することが示唆されており[12]，さまざまながん種でTMBが抗PD-1抗体・抗PD-L1抗体の奏効率と相関すると報告されている[13]．TMBが多い悪性黒色腫や非小細胞肺がんに，免疫チェックポイント阻害薬が奏効しやすいことは，TMB仮説を裏付ける事実である．

またミスマッチ修復機構との関連も報告されている．遺伝子のミスマッチ修復機構に異常が生じると体細胞変異が生じるが，特にマイクロサテライト領域に変異が生じやすい．この領域への変異の蓄積をmicrosatellite instability（MSI，マイクロサテライト不安定性）とよぶ．MSIが高い（MSI-H）大腸がんは，低い（MSI-L）大腸がんに比べて，抗PD-1抗体の奏効率が高いことが報告されている[14]．

なぜTMBやMSIといったゲノム異常が，免疫チェックポイント阻害薬の奏効率と関連するのか．これには，neoantigenが関与すると考えられている．遺伝子変異が多くTMBが多かったり，ミスマッチ修復機構の異常によりMSIが高かったりする腫瘍細胞は，HLA上にneoantigenが提示される可能性が高まるため，免疫チェックポイント阻害薬が奏効しやすいと考えられる．

一方で，TMBが多くても免疫チェックポイント阻害薬が奏効しない症例も少なくない．その考えうる説明として，clonal neoantigen（クローン性腫瘍抗原）という概念が提唱されている[15]．腫瘍内不均一性が高くサブクローンが多いと，腫瘍全体に共通するneoantigenが提示される確率が下がり，免疫チェックポイント阻害薬が奏効しにくくなるという仮説である．シグニチャー解析から，アルキル化薬などの殺細胞性抗がん剤の使用が，腫瘍内不均一性をきたし，免疫チェックポイント阻害薬が奏効しなくなる可能性も言及されている．臨床と分子生物学の両面からさらなるデータの蓄積が必要と考えられる．

3 免疫チェックポイントの標的遺伝子異常とT細胞リンパ腫

前述の*PD-L1*構造異常は，T細胞を含む免疫担当細胞を抑制することにより，がんの発症・進展に寄与している．逆に，近年，T細胞の抑制性分子の異常がT細胞リンパ腫の発症に関与するという報告が相次いでいる．

その代表例がCTLA-4の異常である．CTLA-4はT細胞表面に発現する分子であり，T細胞を活性化する機能をもつCD28と競合することにより，T細胞活性化の負のフィードバック制御因子として作用する．抗CTLA-4抗体は，活性化T細胞の抑制を解除し，腫瘍免疫を増強させることが知られている．筆者らは，成人T細胞白血病・リンパ腫のRNAシークエンスの結果，5例の*CTLA4-CD28*融合遺伝子を認めたことを報告した[16]．全ゲノムシークエンスにより，これらの融合遺伝子をもつ症例において*CD28*遺伝子，*CTLA4*遺伝子を含む領域のタンデムな重複が認められ，これが遺伝子の融合の原因と考えられた（**図3**）．これらの症例において*CD28*遺伝子の細胞内ドメインと*CTLA4*遺伝子のN末端側とが結合しており，融合遺伝子の発現は*CTLA4*遺伝子による制御機構のもとにおかれていると予測された．この結果は，免疫チェックポイントの標的遺伝子である*CTLA4*遺伝子の異常が，T細胞リンパ腫の発がんに関与していることを示している．

また，一部のT細胞リンパ腫で認められる*ITK-SYK*融合遺伝子を発現するマウス（*ITK-SYK*[CD4-creERT2]マウス）において，T細胞特異的なtransposon

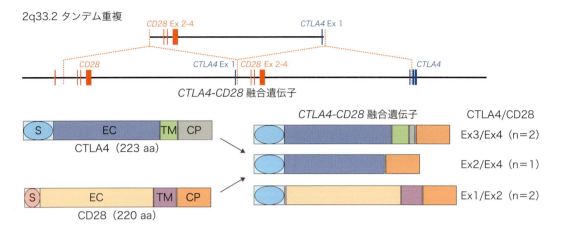

図3 成人T細胞白血病・リンパ腫におけるCTLA4-CD28融合遺伝子
文献16より改変して転載.

mutagenesisスクリーニングを行った結果，T細胞リンパ腫発症に寄与する異常としてPD-1の欠失が同定されたという報告がある[17]．同時に，ヒトT細胞リンパ腫においてPD-1欠損が30％を超える頻度で認められた．これらの結果は，PD-1の生理学的な機能について新たな知見をもたらすだけでなく，抗PD-1抗体の使用により発がんシグナルが存在するT細胞の活性化，ひいてはT細胞リンパ腫を引き起こす可能性を示唆している．

このように，免疫チェックポイント阻害薬が標的とする，T細胞抑制に働く遺伝子（CTLA-4，PD-1）に異常があると，T細胞リンパ腫が起こりうる．免疫チェックポイント阻害薬を使用することがT細胞リンパ腫を誘発する可能性も考えられ，長期使用の安全性を含め，さらなる臨床データの蓄積が望まれる．

おわりに

がんの免疫回避に関与するPD-L1，HLA，B2Mのゲノム異常について概説し，免疫チェックポイント阻害薬の感受性・耐性などにかかわるゲノム異常を紹介した．紹介した報告の多くが示すように，腫瘍免疫の選択圧を受けた腫瘍細胞の一部がさらなる遺伝子異常を獲得し，immunoediting（腫瘍免疫編集）をきたすことで，腫瘍免疫を回避するようになる[18]．免疫チェックポイント阻害薬の耐性化や発がんとも関連するこれらのゲノム異常をどう検出し，さらにどのように治療に結び付けていくかが，今後の重要な課題である．

さらに，本稿では免疫チェックポイント阻害薬が標的とするT細胞抑制に関与する遺伝子の異常とT細胞リンパ腫の関連を紹介した．T細胞における発がんシグナル存在下での免疫チェックポイント阻害薬使用の安全性を含め，臨床情報と紐付けたがんゲノムデータのさらなる蓄積と解析が期待される．

文献

1) Brahmer JR, et al：N Engl J Med, 366：2455-2465, 2012
2) Kataoka K, et al：Nature, 534：402-406, 2016
3) Shukla SA, et al：Nat Biotechnol, 33：1152-1158, 2015
4) McGranahan N, et al：Cell, 171：1259-1271.e11, 2017
5) Challa-Malladi M, et al：Cancer Cell, 20：728-740, 2011
6) Grasso CS, et al：Cancer Discov, 8：730-749, 2018
7) Cerami E, et al：Cancer Discov, 2：401-404, 2012
8) Gao J, et al：Sci Signal, 6：pl1, 2013
9) Sade-Feldman M, et al：Nat Commun, 8：1136, 2017
10) Chowell D, et al：Science, 359：582-587, 2018
11) Rizvi NA, et al：Science, 348：124-128, 2015
12) Van Allen EM, et al：Science, 350：207-211, 2015
13) Yarchoan M, et al：N Engl J Med, 377：2500-2501, 2017
14) Le DT, et al：N Engl J Med, 372：2509-2520, 2015
15) McGranahan N, et al：Science, 351：1463-1469, 2016
16) Kataoka K, et al：Nat Genet, 47：1304-1315, 2015
17) Wartewig T, et al：Nature, 552：121-125, 2017
18) Vesely MD & Schreiber RD：Ann N Y Acad Sci, 1284：1-5, 2013

＜著者プロフィール＞
斎藤優樹：慶應義塾大学医学部医学研究科博士課程在学中．現在は，国立がん研究センター研究所分子腫瘍学分野において，消化器腫瘍を中心とした全がんゲノム解析の研究に取り組んでいる．

片岡圭亮：2017年より国立がん研究センター研究所分子腫瘍学分野を主宰．研究テーマは，遺伝学的基盤に基づいた造血器腫瘍の発症機構の解明である．

第2章 actionableパスウェイ

11. CAR-T細胞療法開発の現況と将来展望

森　純一，玉田耕治

> 近年，CAR-T細胞療法などの遺伝子改変T細胞療法は，既存の標準治療では治癒できない再発・難治性の造血器腫瘍に対して優れた治療効果を発揮することが明らかとなってきた．その一方で有害事象の克服や固形がんへの治療効果の向上など解決すべき問題点もまだ多く存在している．現在，遺伝子改変T細胞療法は新たながん治療のブレイクスルーとなることが強く期待されており，今後のさらなる発展が望まれている．

はじめに

　近年，キメラ抗原受容体（chimeric antigen receptor：CAR）を発現させたT細胞によるCAR-T細胞療法が新規がん免疫療法の1つとして注目されている．CAR-T細胞とは，がん表面抗原を認識する抗体由来の一本鎖抗体とT細胞活性化に必要な細胞内シグナル伝達ドメインを融合させたCARとよばれるコンストラクトを患者末梢血から採取したT細胞に遺伝子導入することにより作製する遺伝子改変T細胞である．輸注されたCAR-T細胞はがん表面抗原を認識すると活性化され，がん細胞を傷害し，抗腫瘍効果を発揮する．

　現在までにCAR-T細胞療法は多くのがん種において臨床試験が行われており，特に血液悪性腫瘍においては優れた成績をおさめている．2017年8月には難治性または2回以上の再発を認める25歳以下のB細胞性急性リンパ芽球性白血病（ALL）に対してCD19を標的としたCAR-T細胞療法が世界ではじめてFDAに承認され，高い注目を集めている．その一方で副作用や固形がんに対する治療効果についてはいまだ多くの問題が残っており，今後のさらなる開発が望まれている．

[略語]
CAR：chimeric antigen receptor
（キメラ抗原受容体）
CRS：cytokine release syndrome
（サイトカイン放出症候群）
TIL：tumor-infiltrating lymphocyte
（腫瘍浸潤リンパ球）

1 遺伝子改変T細胞療法の変遷

　遺伝子改変T細胞療法の開発に先立って，外科的に切除された腫瘍組織から腫瘍浸潤リンパ球を抽出し，体外で培養増殖後に患者に輸注するTIL（tumor-infiltrating lymphocyte）療法が実施されてきた[1]．TIL療法はメラノーマ，滑膜肉腫，食道がんなど，一部のがん種において一定の効果を認めたものの，切除された腫瘍組織が必要であること，TILの培養が困難な症例が存在することなどから，汎用化や実用化が難

Current status and future perspective of CAR-T cell therapy
Junichi Mori[1,2] /Koji Tamada[1]：Department of immunology, Yamaguchi University Graduate School of Medicine[1] / Department of Urology, Yamaguchi University Graduate School of Medicine[2]（山口大学大学院医学系研究科免疫学分野[1] / 山口大学大学院医学系研究科泌尿器科学分野[2]）

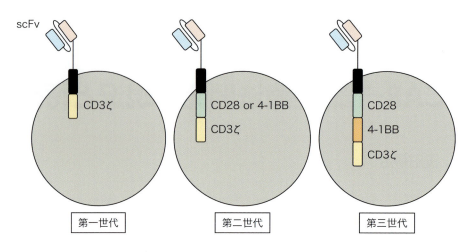

図　キメラ抗原受容体の構造

しいという側面があった．

　現在，TIL療法の欠点を克服するアプローチとして遺伝子改変T細胞療法が注目されており，特にCAR-T細胞療法とT細胞受容体遺伝子導入T細胞（TCR-T）療法の臨床応用が進展している．両者ともに患者の自己リンパ球を採取後に拡大培養しながら，ウイルスベクターなどを用いた手法により受容体遺伝子をT細胞に導入し，患者に輸注する細胞療法である．CAR-TとTCR-Tの大きな違いとして，CAR-Tは細胞表面抗原を直接CARが認識するのに対し，TCR-TはHLAに提示された細胞内抗原ペプチドを認識する．したがって，TCR-TはHLA拘束性があるのに対し，CAR-TはHLA非拘束性である一方，その標的は細胞表面分子に限定される．また，CAR-Tは抗体の反応性を利用しているために通常のTCRに比べて抗原親和性が高いことも特徴である．

2 キメラ抗原受容体の構造

　抗体由来のがん特異性をT細胞に導入するというCARの概念は25年以上前に提唱されており[2]，最初に作製されたCAR構造はT細胞活性化シグナル伝達領域にCD3ζ鎖のみを用いた第一世代とよばれるものであった．CARの構造はその後改良され，CD3ζ鎖に加えてCD28や4-1BBといったT細胞の共刺激分子シグナル伝達領域を1つ含む第二世代CAR，さらにはCD3ζ鎖に加えて2つの共刺激分子を組込んだ第三世代CARが開発された（図）．共刺激分子シグナル伝達領域をもたない第一世代に比べ，第二世代，第三世代のCAR-T細胞は増殖能，サイトカイン産生能，細胞傷害活性が高く，生体内で長期間の生存能力を示すことが知られている[3)4)]．

3 CAR-T細胞療法の臨床応用

　現在，CAR-T細胞療法は造血器悪性腫瘍において最も臨床応用が進んでいる．第二世代CD19標的CAR-T細胞療法において，小児・若年者の再発・難治性CD19陽性ALL患者を対象とした第Ⅰ相/第Ⅱ相臨床試験では92％もの高い完全寛解率が得られており，一部の患者では2年以上の長期寛解が得られている[5)]．

　びまん性大細胞型B細胞リンパ腫に対する第Ⅱ相試験においても，患者の85％がⅢ期またはⅣ期で，77％が前治療に不応の症例であったにもかかわらず，CD19標的CAR-T細胞療法により82％の症例で客観的奏効を認め，54％で完全奏効を認めた．また，全体の52％の患者が治療後18カ月時点で生存し，ALL同様一部の患者では治療2年後も寛解が維持されていた[6)]．他の第Ⅱ相試験においても57％の症例で完全奏功を認めている[7)]．これらの結果を受けて2017年8月にCAR-T細胞療法として世界ではじめて急性リンパ性白血病に対するCD19標的CAR-T細胞療法がFDAに承認され，

続けて10月には再発・難治性びまん性大細胞型B細胞リンパ腫に対しても承認された.

CD19はB細胞系悪性腫瘍のみならず正常B細胞にも発現するため，CD19標的CAR-T細胞療法では正常B細胞の消失が起こる．これはon-target off-tumor toxicityとよばれる有害事象の一種であるが，精製イムノグロブリンの補充療法により対応可能とされており，現時点では重篤な感染症の報告はない．一方で，on-target off-tumor toxicityは標的分子が生命維持にかかわる臓器や細胞に発現する場合，重篤な有害事象を引き起こす．その対応策としては，自殺遺伝子を搭載したCAR-T細胞やinhibitory CAR，dual-antigen receptor CARなどの開発が進んでいる．例えば，自殺遺伝子であるiCaspase9を導入したCAR-T細胞はAP1903とよばれる薬剤投与によってiCaspase9の二量体化による活性化を介して細胞死を誘導する[8]．また，dual-antigen receptor CARはがんへの特異性を高めることによりon-target off-tumor toxicityの可能性を低下させることが期待される[9]．

CD19標的CAR以外では，多発性骨髄腫においてBCMA（B-cell maturation antigen）や活性型インテグリンβ7を標的としたCAR-T細胞療法が開発され，注目を集めている．BCMAは腫瘍壊死因子（TNF）受容体スーパーファミリーに属する分子であり，骨髄腫細胞や形質細胞，一部の成熟B細胞に発現している．再発・難治性多発性骨髄腫を対象としたBCMA標的CAR-T細胞の第Ⅰ相試験では95％という高い奏効率を認め，1年以上効果が持続する症例も認められている[10]．また，インテグリンβ7は細胞接着にかかわる膜タンパク質の一種であるが，血液細胞以外の組織には発現しておらず，ほとんどの血液細胞では不活性型構造で存在している．一方で，多発性骨髄腫では多くのインテグリンβ7が恒常的に活性化している状態で存在する．活性型インテグリンβ7のみを特異的に認識するCAR-T細胞は，マウスの実験系において骨髄腫に対して著明な抗腫瘍効果を示しており，今後の臨床応用が期待される[11]．

4 CAR-T細胞療法の課題

1）サイトカイン放出症候群

On-target off-tumor toxicityに加えて，CAR-T細胞療法の臨床応用における課題の1つがサイトカイン放出症候群（cytokine release syndrome：CRS）とよばれる有害事象である．CRSは発熱，心機能障害による血圧低下，呼吸障害，神経症状などを特徴とし，一般的にはCAR-T細胞投与後数時間～数日で発症するが，数週間後に発症する場合もある．腫瘍ボリュームが多いほど重篤なCRSが起こりやすいとされ，IL-6やIFN-γなどの炎症性サイトカインの血中レベルが上昇する[12]．CRS発生率は報告によりばらつきがあるものの，軽度なものを含めると50～100％と高率であり，そのうち13～48％が重度または生命を脅かすレベルとされている[13]．

Grade4以上のCRSの予測因子としてCAR投与後36時間以内の発熱や血中MCP-1高値，血中IL-6高値が示唆されており，これらを組合わせることで高感度かつ特異的にGrade4以上のCRS発生を予測できるとの報告がある[14]．また，CRSの発症と血中のフェリチン濃度が相関することが報告されており，発熱やIL-6の上昇も含めて，臨床所見がマクロファージ活性化症候群（macrophage activation syndrome：MAS）と類似していることから，CRSではCAR-T細胞の活性化とサイトカイン放出が引き金になり，MASを発症している可能性が示唆されている[12]．神経症状については，高濃度のサイトカインが血管内皮細胞を刺激し，血液脳関門を破綻させることが原因となる可能性や，CAR-T投与前の血液脳関門における内皮細胞の活性化が神経毒性の重症度と相関する可能性が示唆されている[14][15]．

CRSの治療としてはIL-6受容体に対するアンタゴニスト抗体であるトシリズマブが効果的であり，第一選択薬とされている[16]．多くの症例では，トシリズマブの投与後，数時間から数日以内に解熱や血圧の安定化を含めた症状の改善が認められる．ステロイドを併用した症例も認められるが，ステロイドがCAR-T細胞の増殖を抑制し，抗腫瘍効果を減弱させる可能性もあり，慎重な使用が求められる．CRSの多くは可逆性であるが，死亡例，敗血症などの感染症を併発する症例，

せん妄・幻覚・発語障害などの神経症状や脳炎症状を示す症例など，臨床的な病態は多様であり，その対応には十分な注意と経験が必要である．CD19標的CAR-T細胞療法では臨床効果が得られた症例のほとんどにおいてある程度のCRSが発症しているが，その重症度と臨床効果の相関関係は明らかになっていない．

2）固形がんに対するCAR-T細胞療法

CAR-T細胞療法は造血器悪性腫瘍において良好な臨床成績を認める一方，固形がんに対してはいまだ十分な治療効果が得られていない．その要因の1つとして固形がんの不均一性があげられる．CAR-T細胞は基本的に腫瘍細胞上の単一の表面分子を標的として攻撃するため，腫瘍組織における標的分子の不均一性により標的分子を発現していないがん細胞が多く存在する場合はその効果を発揮することは難しい．さらに，固形がんにおける標的分子の多くはさまざまな正常組織，特に生命維持に不可欠な臓器において発現する場合があり，on-target off-tumor toxicityの回避が困難となる可能性がある．また，造血器腫瘍においては静脈内投与されたCAR-T細胞が自動的に腫瘍細胞とコンタクトする可能性が高い一方，固形がんでは腫瘍組織内にCAR-T細胞が遊走，集積する必要があること，腫瘍微小環境における免疫抑制機構を克服して生存し，がん細胞を傷害する必要があることなども治療効果が得られにくい要因と考えられる．これらの課題に対応した新しいCAR-T細胞技術の開発が積極的に取り組まれている．

おわりに

CD19標的CAR-T細胞療法の米国での承認により，遺伝子改変型T細胞療法に対する注目と期待は一段と高まっており，今後さらなる技術開発や臨床応用が進むことが予想される．例えば，CARコンストラクトの細胞内ドメインにIL-2受容体β鎖の一部とSTAT3結合モチーフを搭載したCAR-T細胞は，抗原認識に依存してサイトカイン関連シグナルを伝達できることで，よ

り強力な抗腫瘍活性を発揮することが示された[17]．またわれわれの研究グループは，T細胞の増殖や生存を刺激するサイトカインであるIL-7とT細胞や樹状細胞の遊走を亢進するケモカインであるCCL19を同時に産生できるCAR-T細胞を開発した．このIL-7/CCL19産生型CAR-T細胞は腫瘍局所において，CAR-T細胞のみならず，宿主のT細胞や樹状細胞の遊走や活性化を誘導することにより，固形がんに対して強力な抗腫瘍効果を示した[18]．今後は，このような新規技術の研究とそれに基づく臨床開発が進展することにより，CAR-T細胞療法の実用化が広がることが期待されている．

文献

1）Rosenberg SA, et al：Clin Cancer Res, 17：4550-4557, 2011
2）Gross G, et al：Proc Natl Acad Sci U S A, 86：10024-10028, 1989
3）Savoldo B, et al：J Clin Invest, 121：1822-1826, 2011
4）Milone MC, et al：Mol Ther, 17：1453-1464, 2009
5）Maude SL, et al：N Engl J Med, 371：1507-1517, 2014
6）Neelapu SS, et al：N Engl J Med, 377：2531-2544, 2017
7）Schuster SJ, et al：N Engl J Med, 377：2545-2554, 2017
8）Gargett T & Brown MP：Front Pharmacol, 5：235, 2014
9）Kloss CC, et al：Nat Biotechnol, 31：71-75, 2013
10）Fan FX, et al：ASCO Meeting Library, 2017. https://meetinglibrary.asco.org/record/153928/abstract
11）Hosen N, et al：Nat Med, 23：1436-1443, 2017
12）Maude SL, et al：Blood, 125：4017-4023, 2015
13）Le RQ, et al：Oncologist, 23：1-5, 2018
14）Gauthier J & Turtle CJ：Curr Res Transl Med, 66：50-52, 2018
15）Gust J, et al：Cancer Discov, 7：1404-1419, 2017
16）Grupp SA, et al：N Engl J Med, 368：1509-1518, 2013
17）Kagoya Y, et al：Nat Med, 24：352-359, 2018
18）Adachi K, et al：Nat Biotechnol, 36：346-351, 2018

＜筆頭著者プロフィール＞
森　純一：2013年，山口大学医学部卒業．'16年，山口大学大学院医学系研究科入学，泌尿器科学講座専攻．'17年より同大学免疫学講座・玉田耕治教授のご指導を受け，腎がんに対するCAR-T細胞療法をテーマに研究に取り組んでいる．

第2章 actionableパスウェイ

12. 上皮間葉移行とがん幹細胞のシグナルパスウェイ

西尾和人，坂井和子

> がん幹細胞（CSC）と上皮間葉移行（EMT）はともに治療抵抗性等にかかわる．がん細胞は
> EMTによりCSC化するが，可逆的である．EMT機構を標的にしてCSCを排除するアプロー
> チは魅力的だが，EMT-CSCのメカニズムのさらなる理解が必要である．

はじめに

　がん幹細胞（CSC）と上皮間葉移行（EMT）は密接に関連している．がん細胞は多様な表現型へ相互変換する．通常相互変換にはがん細胞のゲノムの突然変異の変化は伴わず，エピジェネティックな調節メカニズムが寄与すると考えられている．腫瘍組織中の一部分にCSCが存在する．CSCは，原則として，腫瘍細胞が自己複製することにより，新しいCSCを生成すること，腫瘍原性が低く自己複製しない子孫に分化する後代を生むことができるはずである．CSCは治療後の腫瘍増殖，転移，再発等の原因となる可能性がある．そのうち，CSCと非CSCの違いが，上皮間葉転換（EMT）により説明されうる[1)2)]．がん細胞におけるEMT機構の活性化により頂端・基底極性の存在など上皮特性を失

い，細長い線維芽細胞様形態，移動や浸潤能力の増加などの間葉系の形質を獲得する．多くのがんで，CSCに富む部分集団内の腫瘍細胞のみがEMT機構活性化を示すことも知られている．両者は，治療抵抗性に関係している．腫瘍には不均一性が存在する．またがん組織中にCSCが存在するという概念のもとに，がんの不均一性が議論できる．CSC表現型の重要な調節因子としてのEMT機構の解析により腫瘍内多様性および耐性のメカニズムの研究が進むと期待される．同パスウェイを狙った新規治療法の解析につながると期待される．本稿ではがん幹細胞（CSC）と上皮間葉移行（EMT）の相互変換のシグナルパスウェイを概説する．

1 EMT機構

　細胞外刺激，細胞内シグナル伝達経路が，EMTを誘導する．TGF-SMADパスウェイが中心的な役割を担う．Wnt，増殖因子受容体，ECMインテグリンシグナル伝達経路なども，EMT誘導に関連する．これらのシグナルは「EMT誘導転写因子」（EMT-TF）を活性化し，EMT関連遺伝子を発現させる．EMT-TFはSnail

---

[略語]
CAF：cancer associated fibroblast
　（がん関連線維芽細胞）
CSC：cancer stem cell（がん幹細胞）
EMT：epithelial-mesenchymal transition
　（上皮間葉移行）

Signaling pathway of epithelial-mesenchymal transition and cancer stem cell
Kazuto Nishio/Kazuko Sakai：Department of Genome Biology, Kindai University Faculty of Medicine（近畿大学医学部ゲノム生物学）

(SnailおよびSlugなど，別名SNAI1とSNAI2），ZEB（ZEB1，ZEB2など），塩基性ヘリックスループヘリックス（TWIST1，TWIST2，TCF3など）のファミリーからなる．PRRX1，YAP1/TAZ，SOX4などの他の転写因子も重要な役割を果たしている．これらの調節因子は，クロマチン構造を変化させ，プロモーター活性を調整することにより，EMT関連遺伝子の転写を制御する．最終的に，E-カドヘリンおよびサイトケラチンをコードする遺伝子など上皮細胞表現型に関連する遺伝子の抑制や，N-カドヘリン，フィブロネクチン，ビメンチンをコードする遺伝子など間葉細胞表現型に関連する遺伝子の発現を誘導する．Snailは，SWG，ZEB1およびTWIST1など多様な他のEMT-TFの発現を誘導する上流調節因子である．一方TCF3は，Snail，SlugおよびZEB1などのさまざまな他のEMT-TFによって発現が誘導され，下流のエフェクターとして機能する．

EMT-TFの発現および機能は，シグナル伝達経路によって調節され，他の上流の調節メカニズムによって制御される．miRNAが重要な役割を担っていることも明らかにされてきた．miR-200ファミリーなどのmiRNAはZEB1およびZEB2等のmRNAの不安定化と翻訳抑制を介して特異的タンパク質の発現を抑えEMT機構を調節する[3]．miR-200 miRNAとZEB1，ZEB2はダブルネガティブフィードバックループを形成している[4]．またSnailの発現はmiR-34ファミリーにより抑制され，miR-34 miRNAの発現はSnailによって抑制される調節フィードバックループが形成されている[5]．

EMT-TFの発現レベルは翻訳後のタンパク質安定性により調節される．Snailはセリンリッチなモチーフを有し，この部位がGSK-3sによってリン酸化された後，そこが標的となってユビキチン化，次いでプロテアソーム分解が起こる．TWIST1は，ERK1/2，p38および，JNKによってSer68がリン酸化され，ユビキチン介在性の分解から保護される．さらに，RINGフィンガーユビキチンEリガーゼは，ZEB1のユビキチン化とプロテアソーム分解に重要な役割を担う．

がん浸潤性の特徴であるE-カドヘリン発現の消失機構の解析から，ヒトがんにおけるEMT活性化機構は不完全性を有すること（部分的EMT）が示された[6]．乳がん患者の血中循環腫瘍細胞の解析により上皮細胞，間葉細胞の転写産物を同時に発現するがん細胞の存在が明らかにされ，部分的EMT活性化が示された．EMT機構の部分的活性化は，個々の腫瘍内でがん細胞表現型の多様性をもたらす．がん細胞はがん浸潤の過程で，EMTおよびMET（間葉上皮移行）機構を柔軟に活性化することができる．

上皮腫瘍細胞の脱分化は，がんの浸潤先端部で特に顕著であり，EMT機構は腫瘍の浸潤先端で特異的に活性化されると考えられている．遺伝子導入により腫瘍形成転写因子Mycを発現させた乳がんモデルでは，間葉系の特徴を有する上皮由来細胞は，腫瘍と間質組織との境界に多いと報告されている．また，このプロセスは，個々のがん細胞が環境シグナルに強く影響される．

2 EMTの微小環境調節

腫瘍間質内の間質細胞が，がん細胞の表現型に影響を与える．これらの間質細胞は血管新生に係る血管内皮細胞，免疫担当細胞，がん関連線維芽細胞（CAF）である．CAFは腫瘍の浸潤先端部に認められ，さまざまなサイトカイン等を分泌することにより，近傍のがん細胞のEMTの誘導に関与している．この作用は，CAFから分泌されるTGFβによるものと考えられる．

低酸素状態に対する細胞応答は，HIF-1が中心的なメディエーターである．がん細胞において転写因子ZEB1/2，TCF3などEMTプロセスを誘導する．淡明細胞型腎細胞がん（RCC）においてHIF-1が，ZEB1，ZEB2およびTCF3の発現を誘導することによって間接的にE-カドヘリンの発現を抑制し，それによってがん細胞に間葉系の形質をもたらす[7]．HIF-1によるTWIST1プロモーターの直接的な活性化も示されている．

慢性的に炎症が生じている組織は，がん化が起こりやすい．炎症関連シグナルの影響下で，EMT機構の発現などの悪性度の高い腫瘍となる．炎症細胞およびサイトカインやケモカインのような炎症の可溶性メディエーターが腫瘍微小環境内に豊富にある．例えばRASタンパク質は，炎症誘発性サイトカインおよびIL-8やCXCL1などのケモカインを産生するがん細胞を誘導することが示されている．炎症細胞からの特異的サイトカインがEMT機構活性化に寄与する．担がんマウスモデルでTNFα処理により，不安定なSnailタンパク質

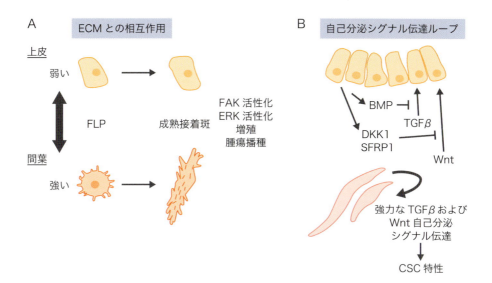

図　EMTとCSCの関連性
A）EMTにより，がん細胞は細胞外マトリクス（ECM）と相互作用できる．EMTはインテグリンを含む成熟接着斑の発現を誘導し，接着斑はがん細胞のFAK，ERKキナーゼパスウェイを活性化する．B）EMTの活性化によりTGFβやWnt経路など自己分泌シグナルループを形成する．ループはEMT活性化による細胞のCSC化に寄与する．BMP：骨形成タンパク質，DKK1：Dickkop関連タンパク質，FLP：糸状仮足様突起，SFRP1：分泌性Frizzled関連タンパク質1．

のNF-κB依存性の安定化がもたらされてEMTが活性化し，腫瘍細胞の浸潤性が増加したとの報告がある．IL-1βおよびIL-6等の炎症誘発性サイトカインも，がん細胞のEMTを誘導する．これらは組織炎症，異なるタイプのシグナル伝達，がん細胞でのEMT機構の活性化機構が連携していることを示している．

3 EMTとCSCとの相互関係

EMT機構は「浸潤・転移カスケード」を促進する．Twist1，Snailの過剰発現やTGFβによりEMTを活性化すると，別の上皮がん細胞にCSC特異的な細胞表面マーカー（CD44，CD24）が発現し，スフェア形成能力の上昇などが示される．CSCはおそらくMET機構の活性化により非CSCに分化する能力があると考えられる．がん細胞はCSC状態と非CSC状態との相互転換が可能であることを示唆している．

EMT機構によって誘導されたがん細胞の分泌タンパク質（セクレトーム）のスペクトルの変化が自己分泌シグナル伝達ループを確立している．実際に，形質転換されたHMLERヒト乳房上皮細胞のセクレトームを分析した研究では，EMT機構の活性化は「幹細胞性」

に重要な役割を果たすことが示されている．TGFβ-SMADおよびWnt-β-カテニン経路など自己分泌シグナル伝達ループを誘発することも明らかになっている（図）．EMT機構が細胞内シグナル伝達経路に対するその影響を介してCSC表現型に寄与すると考えられる．例えば，Snailは，SnailヒストンデアセチラーゼI（HDAC1）-p53複合体の形成および，それに続くp53の脱アセチル化を介してがん細胞p53の発現を低下させ，それによってプロテアソーム分解が促進されると報告されている[8]．

おわりに─治療を目的としたEMT機構の標的化

EMTと分子標的薬を含む薬剤耐性については，多くの研究により示されている．化学療法や放射線療法によって腫瘍組織の多くを占める非CSC腫瘍細胞が消失される一方，CSCが残存することが示されている．ある種の分子標的療法や免疫療法後のCSCの生存率は，非CSCの生存率よりも高い．最近では免疫チェックポイント阻害薬に対する耐性とEMTに関しての知見も得られつつある．非小細胞肺がんにおいてzinc finger

E-box結合ホメオボックス（ZEB1）介在性のEMT活性化により，miR-200を介したPD-L1の発現抑制が緩和される．抗PD-1/PD-L1抗体に対する感受性を上げる一方，抗CTLA-4抗体に耐性になる可能性がある．

EMT機構を直接標的とする治療法の開発にはEMTの誘導の阻止，EMT機構が活性化されている細胞の選択的な標的化，MET機構の活性化を介したより多くの間葉系がん細胞の上皮状態への転換によるEMTプロセスの逆転が考えられる．

種々の既存抗がん薬のEMT機構に対する作用はよく知られている．われわれはmTOR阻害薬がCSC表現型を誘導する可能性等を示したが，CSCに対する作用も示唆される[9]．

例えばin vitroで5-FUはEMTを誘導し，感受性の低下をもたらす．われわれは，乳がんで用いられる微小管作用薬エリブリンがTGFβ/Smad経路を抑制することにより5-FUによるEMTを解除すること，さらにMET作用を有することを示した．また，担がんマウスモデルにおいて，S1とエリブリンの併用により相乗効果が発揮されることを示した[10]．これらのことは，既存抗悪性腫瘍薬のEMT-METや関連するCSCに対する作用を再評価する必要性を示唆しているものと考える．

文献

1) Polyak K & Weinberg RA：Nat Rev Cancer, 9：265-273, 2009
2) Medema JP：Nat Cell Biol, 15：338-344, 2013
3) Díaz-López A, et al：Cancer Manag Res, 6：205-216, 2014
4) Burk U, et al：EMBO Rep, 9：582-589, 2008
5) Kim NH, et al：J Cell Biol, 195：417-433, 2011
6) Mareel M, et al：Bull Cancer, 79：347-355, 1992
7) Krishnamachary B, et al：Cancer Res, 66：2725-2731, 2006
8) Ni T, et al：Nat Cell Biol, 18：1221-1232, 2016
9) Matsumoto K, et al：Cancer Res, 69：7160-7164, 2009
10) Terashima M, et al：Springerplus, 3：417, 2014

＜筆頭著者プロフィール＞
西尾和人：2016年以前は，国立がんセンター研究所薬効試験部にて，分子標的薬等の感受性，耐性に係るバイオマーカー研究を実施してきた．'16年5月より現職である近畿大学医学部ゲノム生物学教授，近畿大学ライフサイエンス研究所ゲノムセンター長を兼担．がんクリニカルシークエンスの実装を進めている．

第3章　倫理・遺伝カウンセリング

1. 遺伝性腫瘍の遺伝カウンセリング

大瀬戸久美子

> 遺伝性腫瘍は若年発症，同側・両側発症，多重がんなどの特徴があり，通常の検診よりも早期の医療介入が必要になる．遺伝学的検査の結果は一生涯変わらない情報であり，不適切に扱われた場合来談者のみならず血縁者にも不利益が起こりうる．医学の進歩により遺伝情報を医療に応用する場面が増加し，さらには今後「がんゲノム医療の実装」のなかで二次的所見として遺伝性腫瘍と診断されるケースも増えてくる．いまだ多くの課題が残されている遺伝性腫瘍診療について多角的に検討し，現状と今度の課題について共有したい．

はじめに

しばしば，遺伝カウンセリングの目的を「遺伝学的検査のために実施するもの」と考える人もいる．しかし，遺伝性腫瘍診療における遺伝カウンセリングの真の目的は「来談者を適切な医療へつなげること」である（図1）．

遺伝学的検査をすることが遺伝性腫瘍における遺伝カウンセリングのゴールではなく，遺伝カウンセリングは「きっかけ」であり，遺伝学的検査は確定診断をする「ツール」である．

また，がんゲノム医療においては二次的所見として得られた遺伝性腫瘍の情報をどのように患者に伝えるか，どのように医療に結びつけるか検討されているが，二次的所見という観点にとらわれず遺伝性腫瘍診療体制整備の構築が結果的にがんゲノム医療における二次的所見の対応整備につながると考える．

これらを念頭に置き，遺伝性腫瘍における遺伝カウンセリングにどのような観点が必要なのかをまとめる．

1 遺伝性腫瘍の遺伝カウンセリング

遺伝性腫瘍（表）は単一遺伝子による遺伝性疾患で，生殖細胞系列に病的バリアント[※1]を認めることにより確定診断されることが多い．

> **[略語]**
> **dMMR**：deficient mismatch repair
> 　（ミスマッチ修復機構の欠損）
> **FAP**：familial adenomatous polyposis
> 　（家族性大腸腺腫症）
> **HBOC**：Hereditary Breast and/or Ovarian
> 　Cancer syndrome
> 　（遺伝性乳がん卵巣がん症候群）
> **VUS**：variants of uncertain significance
> 　（意義不明変異）

> **※1　病的バリアント**
> 遺伝子の標準配列と異なる箇所をバリアントとよぶ．バリアントのなかで病的意義の可能性が高いもの，もしくは病的意義のあるものを病的バリアントという．
> （病的意義あり：pathogenic variants，病的意義がある可能性が高い：likely pathogenic variants）

Genetic counseling for hereditary cancer
Kumiko Oseto：Department of Clinical Genomics, The University of Tokyo Hospital（東京大学医学部附属病院ゲノム診療部）

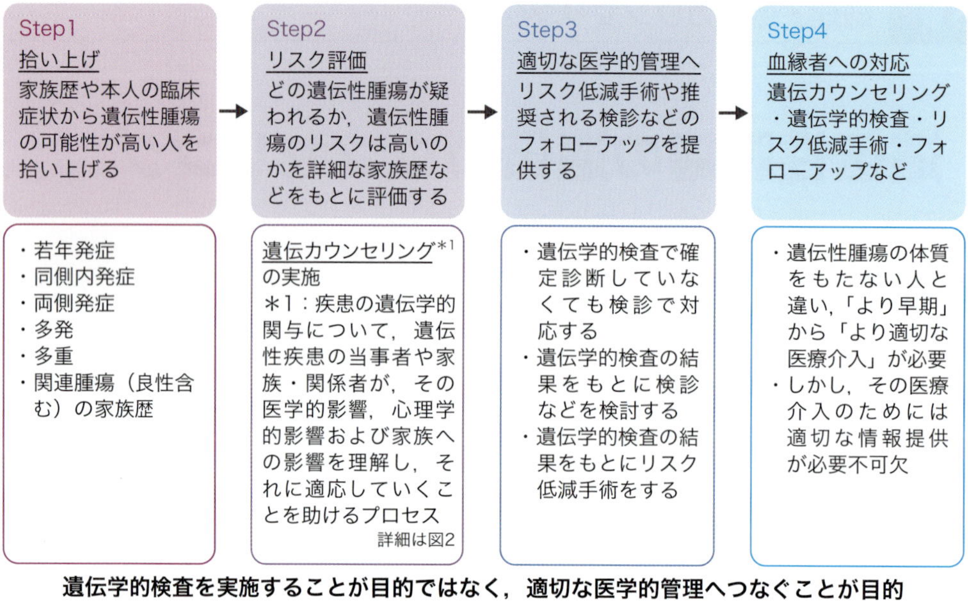

Step1	Step2	Step3	Step4
拾い上げ 家族歴や本人の臨床症状から遺伝性腫瘍の可能性が高い人を拾い上げる	**リスク評価** どの遺伝性腫瘍が疑われるか，遺伝性腫瘍のリスクは高いのかを詳細な家族歴などをもとに評価する	**適切な医学的管理へ** リスク低減手術や推奨される検診などのフォローアップを提供する	**血縁者への対応** 遺伝カウンセリング・遺伝学的検査・リスク低減手術・フォローアップなど
・若年発症 ・同側内発症 ・両側発症 ・多発 ・多重 ・関連腫瘍（良性含む）の家族歴	遺伝カウンセリング[*1]の実施 *1：疾患の遺伝学的関与について，遺伝性疾患の当事者や家族・関係者が，心理学的影響，医学的影響および家族への影響を理解し，それに適応していくことを助けるプロセス 詳細は図2	・遺伝学的検査で確定診断していなくても検診で対応する ・遺伝学的検査の結果をもとに検診などを検討する ・遺伝学的検査の結果をもとにリスク低減手術をする	・遺伝性腫瘍の体質をもたない人と違い，「より早期」から「より適切な医療介入」が必要 ・しかし，その医療介入のためには適切な情報提供が必要不可欠

遺伝学的検査を実施することが目的ではなく，適切な医学的管理へつなぐことが目的

図1　遺伝性腫瘍診療の取り組み方

以下に実際の遺伝カウンセリングの流れを示す（**図2**）．

①来談者から来談目的やどのようなことが心配なのか，どのようなことを聞きたいのかを確認する．自身の術式決定のため・子どもへの遺伝が心配・主治医に遺伝の可能性について聞いたから・テレビなど報道で見たからなどさまざまである．今後，これらに加えてがんゲノム医療において二次的所見として遺伝性腫瘍の原因遺伝子に病的バリアントを認めたということで遺伝カウンセリングを来談する人も現れてくる．

②来談者の家系図を作成する．少なくとも本人から見たときの親・子ども・兄弟姉妹だけではなく父方母方双方のおじおば・祖父母・姪甥・いとこまでのいわゆる第3度近親者までの病歴を聴取する．「がんの人はいましたか」ではなく「大きなご病気をされた人はいましたか」という形でがん以外の疾患も拾い上げることがポイントである．Lynch症候群やCowden病などはポリープや子宮筋腫など良性の疾患を発症している人もいるからである．また，「家族歴は生きている」ため初回の聴取で完結するものではなく，家族歴に変化はないかを確認する必要がある．

家族歴や本人の臨床症状をもとに遺伝性腫瘍を考える際に，NCCNガイドラインに記載のある拾い上げ基準[1]や各遺伝性腫瘍におけるガイドラインを念頭に聴取を行うことが有用であるが，通常の外来のなかで遺伝性腫瘍を拾い上げるときには少なくとも若年発症・両側発症（乳腺）・多発（乳腺や大腸）・多重・家系員に同じような疾患の人がいるかを聴取することが重要なポイントである．

③臨床症状や家族歴をもとにどのような遺伝性腫瘍が疑われるかを確認し，(1)その遺伝性腫瘍の原因遺伝子や関連がんの発がんリスク，(2)病的バリアントが認められた場合にどのようなフォローアップが可能なのかなど，(3)遺伝学的検査を実施した場合のメリットとデメリット，(4)遺伝学的検査を実施しなかった場合に何がどこまで実施可能なのか，(5)血縁者への影響などを説明する．現在，多くの施設で実施されているのは，上記のように家族歴や臨床症状からどの遺伝性腫瘍が疑われるかを絞り込んでから実施する遺伝学的検査だが，今後germline（生殖細胞系列）のmultigene panel検査の普及も見込まれる．乳がん患者がmultigene panel検査を実施したところLynch症候群だと診断された症例[2]や，大腸がん患者で

表　遺伝性腫瘍の例

症候群名	原因遺伝子	主な疾患	ワンポイントチェック
遺伝性乳がん卵巣がん症候群（HBOC）	*BRCA1* *BRCA2*	乳がん，卵巣がん，膵がん，前立腺がんなど	リスク低減手術という選択肢
Li-Fraumeni症候群	*TP53*	骨肉腫（原発性肉腫と軟骨肉腫），軟部組織肉腫，乳がん，脳腫瘍，白血病，副腎皮質がん	放射線照射を極力回避 抗がん剤の選択にも注意
Cowden症候群	*PTEN*	乳がん，甲状腺濾胞がん，子宮体がん，粘膜性皮膚病変，多発性消化管過誤腫または神経節腫，巨頭症	良性腫瘍として見逃されている可能性がある
Lynch症候群	*MLH1, MSH2, MSH6, PMS2*	大腸がん，子宮体がん，胃がん，小腸がん，尿路系がん，肝胆道系がん	検診のしやすい臓器が多いが，Lynch症候群と気づかれず進行がんで見つかることも
家族性大腸腺腫症（FAP）	*APC*	大腸ポリポーシス，大腸がん，骨腫，デスモイド腫瘍	小児期からの大腸内視鏡検査が必要 しかし，大腸内視鏡検査をすると確定診断となることも 事前の説明が大切
Peutz-Jeghers症候群（PJS）	*STK11*	色素沈着，腸のポリープ，乳がん，大腸がん，膵がん，胃がん，卵巣がん，小腸がん，子宮頸部・精巣の良悪性腫瘍など	大人になると色素沈着が薄れることも 小児科で色素沈着や腸重積により気づかれることも
遺伝性びまん性胃がん	*CDH1*	びまん性胃がん，浸潤性小葉がん	各がんの病理組織像にも注意
von Hippel-Lindau病（VHL）	*VHL*	血管芽腫（小脳，脊髄，網膜），副腎褐色細胞腫，副腎外傍神経節腫，乳頭状嚢胞腺腫，膵神経内分泌腫瘍	同じ遺伝子変異でも発症する疾患のパターンは個人差がある
多発性内分泌腫瘍症1型	*MEN1*	副甲状腺腺腫，膵腸管内分泌腫瘍，下垂体腫瘍	家族間・家族内でも症状にばらつきがみられる
多発性内分泌腫瘍症2型	*RET*	甲状腺髄様がん，褐色細胞腫，副甲状腺機能亢進症	甲状腺髄様がんに対する*RET*遺伝子検査は保険適応 褐色細胞腫に対する注意が必要

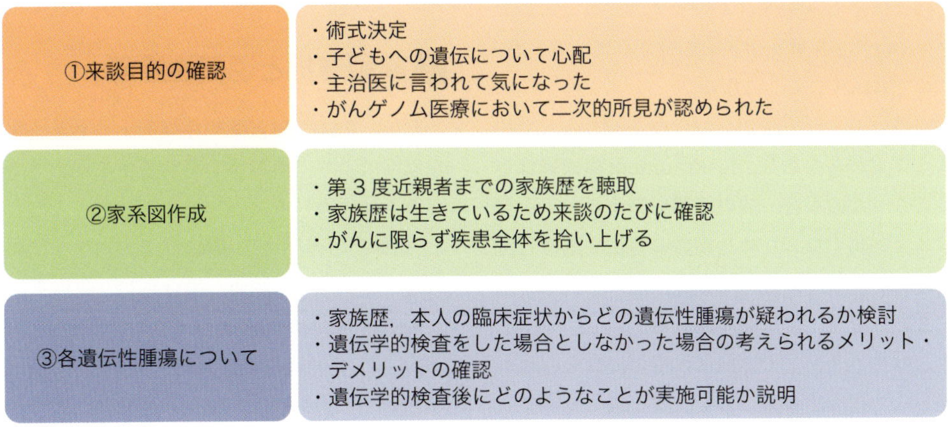

①来談目的の確認	・術式決定 ・子どもへの遺伝について心配 ・主治医に言われて気になった ・がんゲノム医療において二次的所見が認められた
②家系図作成	・第3度近親者までの家族歴を聴取 ・家族歴は生きているため来談のたびに確認 ・がんに限らず疾患全体を拾い上げる
③各遺伝性腫瘍について	・家族歴，本人の臨床症状からどの遺伝性腫瘍が疑われるか検討 ・遺伝学的検査をした場合としなかった場合の考えられるメリット・デメリットの確認 ・遺伝学的検査後にどのようなことが実施可能か説明

図2　遺伝カウンセリングの流れ

BRCA1/2 に病的バリアントが認められた例[3] が報告されており，今までの家族歴や臨床症状から絞り込んで実施する遺伝学的検査では見落としてしまう可能性もあるため，パネルを用いた遺伝学的検査の早急な取り組みが必要となる．

2 遺伝性腫瘍診療における課題

各遺伝性腫瘍症候群は1つの疾患だけ発症するのではなく，生涯において複数の疾患を発症することがある．そのため，遺伝性腫瘍診療は初発の段階でその可能性に気づくことができれば二次がんの予防や早期発見につなげられる重要な意味をもつ診療である．また，本人の発がんだけでなく血縁者に対してもその遺伝情報を用いて遺伝医療を提供することができる．しかし，遺伝性腫瘍診療にはまだ多くの課題が残されている．費用の問題はその1つで，未発症の臓器に対する検診の場合，たとえ遺伝性腫瘍と診断がついていても自費で行うことになる．Lynch症候群における関連疾患の検診やLi-Fraumeni症候群における全身MRI[4] なども，がん未発症臓器に対しては自費となる．費用の点に関しては，リスク低減手術にも課題があり，遺伝性乳がん卵巣がん症候群（Hereditary Breast and/or Ovarian Cancer syndrome：HBOC）では2018年の乳癌診療ガイドライン[5] においてリスク低減対側乳房切除は強く推奨という形で推奨グレードが引き上げられた．しかし，現段階ではまだリスク低減手術は自費で実施することになる．卵巣がんのリスク低減手術も推奨されている[6] が，費用は自費で実施することになる．

費用面以外にも，医療者が気づけなかったことで招いてしまう二次がんもあり，Li-Fraumeni症候群はその一例である．この場合，放射線照射野からの二次発がんのリスクが高くなるため，検診の方法や治療方法において注意が必要である[4]．また，用いる抗がん剤の選択にも影響を及ぼす可能性がある．

また，どのタイミングで血縁者へ情報提供を行うかも課題である．遺伝性腫瘍の多くは成人後に発症することが多いが，Li-Fraumeni症候群や家族性大腸腺腫症（familial adenomatous polyposis：FAP）のように小児期から発症リスクが高く医療介入が必要なものもある．

検診の時期や方法，さらには治療にもかかわることがあり，本人だけでなく血縁者に伝えることで早期発見・早期治療・リスク低減が可能となるため，得られた遺伝情報を血縁者間で共有することは有効であると考える．ただし，血縁者の知る権利・知らない権利もあるが，来談者自身が遺伝性腫瘍の体質があることを伝えることや遺伝性腫瘍についての知識を共有するだけでも非常に意義のあることである．

未発症者が遺伝学的検査を実施する際には，民間の保険への加入や支払いに対しての配慮も必要になる．医療情勢や社会情勢が海外と異なる点を差し引いても，日本は諸外国と比べて法整備や遺伝に対する社会の受け入れは遅れていると言わざるを得ない．もちろん，法整備ができたとしても社会における遺伝性疾患への理解が進まない限り，差別や偏見が起こらないとは言い切れない．そのため社会全体の遺伝に対する教育が必要である．

遺伝カウンセリングのなかでも言葉や表現には細心の注意を払っている．こちらが意図しない受け止め方を来談者がすることもあるため，伝えたいことの確認をしながら進めていく．がんは遺伝子の病気であるけれど，がんが遺伝するのではなく，発がんしやすい体質が遺伝する可能性があるということを伝えなくてはならない．伝え方しだいで新たな偏見を生む可能性さえあるため，遺伝カウンセリング実施者のみならず医療者全体の共通認識とする必要がある．

3 薬剤選択と遺伝性腫瘍

近年，PARP阻害薬や免疫チェックポイント阻害剤の登場により，薬剤適応を判断するうえで遺伝学的検査やそれに通じる検査が求められるようにもなってきた．PARP阻害薬では*BRCA1/2* の遺伝学的検査により病的バリアントを認めた場合[7] に，免疫チェックポイント阻害剤では高頻度マイクロサテライト不安定性（MSI-H）またはミスマッチ修復機構の欠損（deficient mismatch repair：dMMR)[8] を認めた場合に薬剤適応が考慮される．

薬剤選択，適応を見るうえで必要な検査のため，通常の遺伝学的検査よりも検査実施のステップは簡略化される．しかし，遺伝性腫瘍である，あるいはその可

能性が高いことがわかるため，結果開示後に適切な遺伝医療へつなげられる医療体制の構築が必要である．

診断がついた情報をもとに本人の二次がんの早期発見・予防につなげられない場合や，血縁者の適切な医療体制への連携がとれない場合には，遺伝学的検査結果が生かされないことになる．われわれは疾患に対してどのように受け止めるか，結果についてどのように考えるかは患者・クライエントしだいだと考えるが，得られた結果については適切な医療体制へ結びつけることこそが必要であると考える．

4 multigene panel 検査における中間リスク遺伝子の対応と意義不明変異（variants of uncertain significance：VUS）

今後，multigene panel 検査の普及が見込まれる．実際に海外ではすでにパネル検査が広まっている．このパネルにはその遺伝子のバリアントと腫瘍に対するリスクが moderate risk のものも含まれ，検診やリスク評価に対する情報が乏しいなど，得られた結果をもとに医療介入が難しいケースもある．また，解析遺伝子が増えることで VUS（variants of uncertain significance）[※2] の割合も増加することが示されている[2]．これらの遺伝子もデータの蓄積により検診やリスク評価に対する情報がアップデートされ，VUSの割合も減少すると考えられる．

VUSに関しては high risk のものにおいても認められる．家族歴が濃厚だが遺伝学的検査の結果 VUS となった際に，本人の二次がんや血縁者のフォローアップを含め臨床的にどのように対応するのか課題が残る．VUSに対する新たな解析手法の開発にも期待が寄せられる．現段階でデータベースをもとに意義付けをされても，報告されている論文が相反する報告をしている場合もあり，解釈の段階での AI の活用も待たれるところである．しかし，解析手法や AI が導入されても実際の家族歴を無視することはできない．解析技術やデータベースが充実し VUS がなくならない限り，遺伝学的検査の結果が VUS であった場合の対応は，各々の症例について議論する場も必要である．

5 がんゲノム医療における二次的所見

遺伝性腫瘍を疑い，遺伝学的検査を実施する場合もこれまでのような課題があげられるが，拾い上げや遺伝カウンセリングにおいて多くのステップを検討するなかで，来談者も医療従事者も遺伝性腫瘍の可能性やその後の対応，血縁者への影響など心の準備をすることができた．しかし，がんゲノム医療においては遺伝性腫瘍が二次的に認められることを想定していない患者も多いのではないだろうか．がんゲノム医療はがん患者の腫瘍部（somatic，体細胞）および正常部（germline，生殖細胞系列）のゲノム情報を用いて治療の最適化・予後予測・発症予防を行う医療行為である．Somatic ならびに germline から得られたすべてのゲノム情報を医療として最大限活用するためには，あらゆることを想定したゲノム医療体制を構築する必要がある（図3）．これは国全体としての取り組みもあるが，各施設においてどれだけ「想定外を想定内にできるか」が重要である．

そのためには遺伝性腫瘍に従来かかわってきた職種だけでなく，すべての医療従事者間での連携を構築しなくてはならない．筆者が勤務する東京大学においても例外ではなく，2017年4月にゲノム診療部がさらなる遺伝医療充実のために改組された．ゲノム診療部には各診療科・各部署から担当者が所属し，その担当者と遺伝医療の専門家を中心にゲノム医療実施体制を構築している．がんゲノム医療に必要な医療体制の構築は遺伝性腫瘍診療に必要な医療体制構築であり，それはすなわち患者が必要とする医療を提供できる診療体制の構築である．

おわりに

遺伝情報を用いた医療を展開するうえでは，得られる結果だけでなく，結果を患者や血縁者がどのように受け止めるかもあらゆる可能性を想定し対応を検討しなくてはならない．

※2 **VUS（variants of uncertain significance）**
臨床的意義が不明なバリアント．

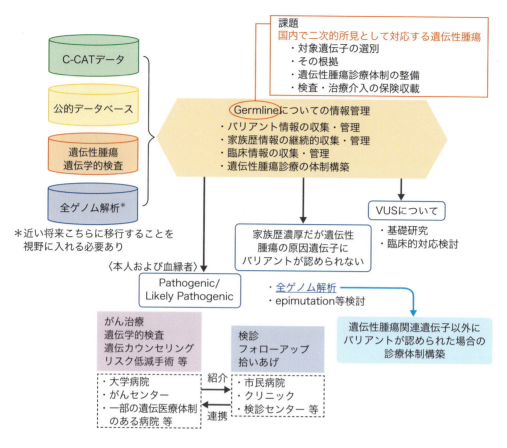

図3 筆者の考える遺伝性腫瘍診療に必要な体制

文献

1) NCCN Guidelines: Genetic/Familial High-Risk Assessment: Breast and Ovarian, Version 1.2018-October 3, 2017
2) Tung N, et al：Cancer, 121：25-33, 2015
3) Yurgelun MB, et al：J Clin Oncol, 35：1086-1095, 2017
4) Kratz CP, et al：Clin Cancer Res, 23：e38-e45, 2017
5) 「乳癌診療ガイドライン1 治療編 2018年版」（日本乳癌学会／編），金原出版，2018
6) 「卵巣がん治療ガイドライン 2015年版」（日本婦人科腫瘍学会／編），金原出版，2015
7) Robson M, et al：N Engl J Med, 377：523-533, 2017
8) Le DT, et al：Science, 357：409-413, 2017

＜著者プロフィール＞

大瀬戸久美子：2008年名古屋市立大学大学院医学研究科修士課程に入学し，基礎研究と遺伝カウンセリングの研修を開始する．'11年認定遺伝カウンセラーの資格取得．出生前診断や遺伝性腫瘍の遺伝カウンセリングを中心に遺伝性疾患全般の遺伝カウンセリングを実施するため名古屋市立大学，名古屋大学，北野病院，愛知県がんセンターなど複数施設を兼務．'14年名古屋市立大学大学院医学研究科博士課程を修了．'17年より東京大学医学部附属病院ゲノム診療部も兼務．現在，遺伝性腫瘍を専門とし，臨床とともに研究にも取り組んでいる．

第3章　倫理・遺伝カウンセリング

2. 人を対象とする医学研究の インフォームド・コンセント
―医学・生命科学の基礎研究で必要な手続きを中心に

永井亜貴子，武藤香織

> 人の試料・情報を利用する医学研究や生命科学研究の実施には，あらかじめ倫理審査委員会の審査を受け，承認を得たうえで必要なインフォームド・コンセントの手続きを行う必要がある．本稿では，医学・生命科学分野で実施される人を対象とした基礎研究の多くが適用となるだろう医学系指針・ゲノム指針に基づくインフォームド・コンセントの手続きについて述べる．また，コホート研究やバイオバンクなど広範な用途で長期に試料・情報を利用する場合の同意の取得方法として，ICT技術を利用したダイナミック・コンセントの概要について述べる．

はじめに

　人の疾患の基礎研究に従事する研究者にとって，人の細胞は身近な，かつ大切な実験材料である．例えば，同じ研究室のメンバーから唾液をもらうことはないだろうか．血糖値の自己測定器などを使って自分で血液を入手することはないだろうか．企業から細胞株を購入することはないだろうか．

　研究に利用する人の試料，そして人に由来する資料（データ）の適切な入手方法や，他機関との授受に関する手続きは，国の研究倫理指針に定められている．「患者さんからもらうわけではないから関係ない」と思っていたら，それは大きな間違いだ．原則として，すでに取得済みで研究室に保管されている人の試料やデータを他の機関に提供する場合も，研究計画について倫理審査委員会の審査を受け，承認を得たうえで，必要なインフォームド・コンセントの手続きを行わなければならない．しかし，その手続きは複雑でわかりにくい．

　本稿では，医学研究におけるインフォームド・コンセントの手続きとインフォームド・コンセントにおける課題について述べる．

1 研究倫理指針と インフォームド・コンセント

1）研究倫理指針と適用範囲

　現在，国内で実施される医学研究は，「臨床研究法」，「人を対象とする医学系研究に関する倫理指針（以下，医学系指針）」，「ヒトゲノム・遺伝子解析研究に関する倫理指針（以下，ゲノム指針）」，「遺伝子治療等臨床研究に関する指針」等により規制されている．本稿では，特に基礎研究を実施する際に遵守すべき，医学系指針およびゲノム指針で規定されているインフォームド・

[略語]
IC：informed consent

Procedures for informed consent in medical and life science research involving human participants
Akiko Nagai/Kaori Muto：Department of Public Policy, The Institute of Medical Science, The University of Tokyo（東京大学医科学研究所ヒトゲノム解析センター公共政策研究分野）

表1 用語の定義と該当例

用語	定義		該当例
個人情報	生存する個人に関する情報で特定の個人を識別することができるもの		
		①情報単体で特定の個人を識別することができるもの	氏名，顔画像等
		②他の情報と照合することで特定の個人を識別することができるもの	「対応表」によって特定の個人を識別できる他の情報と照合できるもの
		③個人識別符号が含まれるもの	
個人識別符号	特定の個人の身体の一部の特徴を電子計算機の用に供するために変換した文字，番号，記号その他の符号であって，当該特定の個人を識別することができるもの		ゲノムデータの全部または一部，生体情報をデジタルデータに変換したもの等
要配慮個人情報	本人の人種，信条，社会的身分，病歴，犯罪の経歴により害を被った事実その他本人に対する不当な差別，偏見その他の不利益が生じないようにその取扱いに特に配慮を要する記述等が含まれる個人情報		個人情報に病歴が含まれるもの，ゲノム情報等
匿名加工情報（非識別加工情報）	措置を講じて特定の個人を識別することができないように個人情報を加工して得られる個人に関する情報であって，当該個人情報を復元することができないようにしたもの		個人情報保護法施行規則に定める基準に従って作成等行ったもの
新たに取得する（新規）試料・情報	当該研究に用いるため研究対象者から直接取得する試料・情報		追加採血・検査，研究で取得する調査票等
既存試料・情報	当該研究とは異なる目的で研究対象者から直接取得された試料・情報		残余検体，診療記録，既存試料・情報を解析して得られたゲノムデータ等

コンセントの手続きについて述べる．

　その前に，両指針の適用範囲となる研究について確認しておきたい．医学系指針では「我が国の研究機関により実施され，又は日本国内において実施される人を対象とする医学系研究を対象とする」と定義しており，ゲノム指針では「提供者の個体を形成する細胞に共通して存在し，その子孫に受け継がれ得るヒトゲノム及び遺伝子の構造又は機能を，試料・情報を用いて明らかにしようとする研究をいう」と定義している．

　では，人に関するすべての試料・情報が対象となるのだろうか．指針上の定義を見てみると，「既に学術的な価値が定まり，研究用として広く利用され，かつ，一般に入手可能な試料・情報」のみを用いる研究は，両指針の対象外とされている．このことは，研究室のメンバーからもらう唾液も，研究者本人の血液も，両指針の対象となることを意味している．ただし，例えばHeLa細胞など，購入可能な細胞株のみを用いる場合は，試料・情報の定義に含まれず，倫理指針の対象

外である．また，学術研究用のバイオバンク（バイオリソース）から入手できる試料については，その試料の稀少性やバンク側の方針等により一概に対象外とはならないため，当該バンクが求める指示に従ってもらいたい．

2）インフォームド・コンセント

　ここからは両指針の対象となる研究について，特にインフォームド・コンセントについて解説する．両指針の用語のうち，インフォームド・コンセントに関連する用語の定義を**表1**に示した．特に実施しようとする研究でゲノムデータが生成される場合，または利用する情報にゲノムデータを含む場合は，匿名化を行ったとしても個人情報として扱わなければならないことに注意が必要である．

　インフォームド・コンセントとは，十分な説明に基づく同意である．治療は患者の利益のために行われるのに対して，医学研究では参加しても研究参加者が利益を得るとは限らないため，人を対象とする医学研究

ゲノム研究	文書IC				
ゲノム研究ではない	侵襲あり	文書IC			
	侵襲なし	介入あり	・文書IC ・または口頭IC＋記録		
		介入なし	人体試料を用いる	・文書IC ・または口頭IC＋記録	
			人体試料を用いない	要配慮個人情報を取得する	・原則として適切な取得同意 ・または適切な同意困難＋通知・公開＋拒否機会の保障
				要配慮個人情報を取得しない	・文書IC ・または口頭IC＋記録 ・または通知・公開＋拒否機会の保障

図　新たに試料・情報を取得する研究のICの手続き

を実施する場合は，基本的にインフォームド・コンセントの取得が必要である[1][2]．

なお，研究者自身が自分の試料を研究に用いる場合の規定は定められていない．研究計画を立案した研究者は研究計画を十分理解しているという前提のもとで同意書の取得を免除する倫理審査委員会も多いが，詳しい手続きは倫理審査委員会に問い合わせてほしい．

インフォームド・コンセントの成立には，①研究対象者に同意能力が備わっていること，②対象者に十分な説明がなされること，③対象者がその説明を理解すること，④対象者が当該研究の実施に同意することの4つの要件を満たさなければならない．

両指針で規定されているインフォームド・コンセントの手続きには，A．文書によるインフォームド・コンセント（以下，文書IC），B．口頭によるインフォームド・コンセント取得とその記録の作成（以下，口頭IC＋記録），C．研究計画の個別通知または情報公開（以下，通知・公開），D．研究計画の個別通知または情報公開に加え，対象者の拒否機会の保障（以下，通知・公開＋拒否機会保障）がある．文書ICとは，文書により説明し，文書により同意を受けることを指す．口頭IC＋記録とは，口頭により説明し，口頭により同意を受け，同意日時，説明方法，同意事項等について記録することを指す．通知・公開とは，研究対象者に研究の概要を知らせる活動の総称であり，通知とは特定の対象者への案内（口頭説明やチラシ配付，メールや郵便での文書送付等）を，公開とは不特定多数への案内（ホームページへの掲載，院内へのポスター掲示，

パンフレットの備置等）を意味する．通知・公開＋拒否機会保障は，前述のような方法によりあらかじめ研究の概要を通知・公開し，さらに研究への参加等を拒否できる機会を設けることを指す．

以上のインフォームド・コンセントのどの手続きが求められるかは，その研究計画での試料・情報の取得方法によって異なる．以下では，試料・情報の取得方法の分類に基づき説明する．

i）新たに試料・情報を取得する研究

新たに試料・情報を取得する研究を実施する場合のインフォームド・コンセントの手続きを図に示した．新たに人の試料や情報を取得してゲノム研究または侵襲を伴う研究を実施する場合には，文書ICの取得が必要である．

ゲノム研究では，研究対象者が患者の場合，病名の告知を受けていることが前提となる．さらに単一遺伝性疾患である場合は，インフォームド・コンセントにおいて，遺伝カウンセリングに関する情報も含め説明を行い，必要に応じて遺伝カウンセリングの機会を提供しなければならない．また，研究参加者が自らの遺伝情報の開示を希望する場合には，原則として開示しなければならないと規定されているが，開示によって対象者の利益を害するおそれがある場合（当該遺伝情報の精度や確実性が不十分，研究参加者への精神的負担や誤解につながるおそれなど）や，研究の適正な実施に著しい支障を及ぼすおそれがある場合は，非開示とすることもできる．その場合は，非開示とする理由を説明し，対象者から同意を得る必要がある．

表2　自機関の既存試料・情報を用いる研究のICの手続き

	原則IC取得	・文書IC ・または口頭IC＋記録	
人体試料を用いる	IC取得困難 （例：試料を取得してから相当の年月が経過しており，研究対象者と連絡が困難な場合など）	匿名化（特定の個人を識別できない）*，または匿名加工情報・非識別加工情報 *ゲノム指針では，さらに対応表が作成されていないことが必要	IC等の手続き不要
		当初の利用目的と相当の関連性 ※関連性は倫理審査委員会で審査	通知・公開
		社会的に重要性の高い研究 ※倫理審査委員会で適否を判断	通知・公開 ＋原則として拒否機会の保障
人体試料を用いない	必ずしもICは要しない		
	ICを受ける	・文書IC ・または口頭IC＋記録	
	ICを受けない	匿名化（特定の個人を識別できない）*，または匿名加工情報・非識別加工情報 *ゲノム指針では，さらに対応表が作成されていないことが必要	IC等の手続き不要
		当初の利用目的と相当の関連性 ※関連性は倫理審査委員会で審査	通知・公開
		学術研究，その他の特段の理由*がある *法律・条例等に具体的根拠がある場合，その理由を倫理審査委員会で審査	通知・公開 ＋原則として拒否機会の保障

ⅱ）自機関で保有している既存試料・情報を利用する研究

自らの研究機関で保有する既存試料・情報を利用する研究である場合のインフォームド・コンセントの手続きを**表2**に示した．既存試料・情報を用いる場合は，文書ICまたは，口頭IC＋記録の手続きが必要である．しかし，それらの手続きが困難な場合は，当初の研究の利用目的との合理的な関連性，社会全体の協力が必要な研究かどうか（「社会的に重要性の高い研究」）等を倫理審査委員会が審査し，研究機関の長の許可が得られれば，通知・公開または通知・公開＋拒否機会保障の手続きにより利用が認められる．

既存情報のみを用いる研究の場合は，必ずしもインフォームド・コンセントを要しないが，当初の利用目的との関連性，学術研究，その他特段の理由があるかについて，倫理審査委員会の審査を受け，必要な手続きを行わなければならない．

ⅲ）他機関へ既存試料・情報を提供する場合

他の研究機関に既存試料・情報を提供する場合のインフォームド・コンセントの手続きを**表3**に示した．原則，文書IC，または口頭IC＋記録が必要となるが，

それらの手続きが困難な場合は，既存試料・情報が匿名化されているか否か，学術研究その他の特段の理由の有無，社会的に重要性が高い研究かによって必要な手続きが異なる．なお，ゲノム指針では，他機関に試料・情報を提供する際には，原則として匿名化しなければならない．

ⅳ）既存試料・情報を他機関から取得する研究

既存試料・情報を他機関から取得する研究を実施する場合，研究者は，①インフォームド・コンセントの内容，または代替措置の内容，②当該既存試料・情報の提供を行った他機関の名称，住所およびその長の氏名，③当該既存試料・情報の提供を行った他機関による当該試料・情報の取得の経緯を確認し，記録を作成しなければならない．さらに，研究責任者はその記録を研究の終了報告日から5年間保管しなければならない．

なお，文書ICおよび口頭ICで説明すべき事項，通知・公開すべき研究に関する情報の詳細は本稿では扱わないので，医学系指針，ゲノム指針を参照してほしい．

表3 他の研究機関に既存試料・情報を提供する場合のICの手続き

原則IC取得	・文書IC ・または口頭IC＋記録	
IC取得困難 （例：試料を取得してから相当の年月が経過しており，研究対象者と連絡が困難な場合など）	匿名化（特定の個人を識別できない）*，または匿名加工情報・非識別加工情報 *ゲノム指針では，さらに対応表が作成されていないことが必要	IC等の手続き不要
	匿名化されている（直ちに判別できない） ＋学術研究その他特段の理由* *法律・条例等に具体的根拠がある場合，その理由を倫理審査委員会で審査	通知または公開
	学術研究，その他の特段の理由*がある *法律・条例等に具体的根拠がある場合，その理由を倫理審査委員会で審査	通知または公開 ＋ 原則として拒否機会の保障 ＋ 上記を満たしていることについて，倫理審査委員会の意見を聞いたうえで，既存試料・情報の提供を行う機関の長の許可を取る
	社会的に重要性の高い研究 　＋研究の実施に侵襲を伴わない 　＋インフォームド・コンセントの手続き簡略化が研究対象者の不利益とならない 　＋手続きを簡略化しなければ，研究実施困難 ※倫理審査委員会で適否を判断	適切な措置 ＋ 適切な措置について，倫理審査委員会の意見を聞いたうえで，既存試料・情報の提供を行う機関の長の許可を取る

2 インフォームド・コンセントにおける課題

　小杉らが作成した提言[3]において，医療で網羅的遺伝子解析を行う場合の患者や家族への説明事項や，検査結果の検討方法，開示すべき二次的所見等の考え方が具体的に示されている．研究で行う解析は，臨床検査として実施される解析よりも精度や確実性が劣るのが一般的であるため，この提言よりも慎重に進めたうえで，その方針を説明することが妥当であると考えられる．

　また，がんや生活習慣病などを対象疾患とする研究では，生活習慣や既往歴などの多数の因子と目的の疾患の発症等の関連を検討するため，多数の研究参加者を長期間にわたって追跡する必要があり，複数の施設で研究参加者を募集して，試料・情報を収集し，試料・情報を長期間にわたって保管する必要がある．国内でも，多数の研究参加者を対象とする大規模なコホート研究や疾患登録が行われており[4]，人の試料や情報を収集・保管し，希望する研究者に提供を行うバイオバンクが構築されている[5]〜[7]．

　バイオバンクやコホート研究などは，収集された試料・情報を長期間にわたって保管・利用するため，研究参加者から幅広い目的での研究利用についての同意を得ている[8][9]．このような同意では，現在は想定されないような将来の研究利用について，その具体的な研究計画を知らされずに同意をしなければならず，インフォームド・コンセントの要件を満たしていないという指摘がある[10]．この指摘は，研究参加時に明らかでなかった研究について再同意を取得することで解決できるが，大規模な研究や同意取得から長い時間が経過している場合は再同意の取得が困難な場合がある．

　このような課題を乗り越える方法として，ICT技術を用い，電子的方式によりインフォームド・コンセントを取得するダイナミック・コンセントが提案されている[11]．ダイナミック・コンセントは，試料・情報の取得時に幅広い目的での研究利用についての同意を取得しつつ，将来の研究については個別に再同意を取得する方法で，研究参加者が自身の試料・情報がどのような研究に利用されるかを把握し，コントロールできるようになるため，医学研究への市民・患者参画が進むと期待されている[12]．また，電子的方式によるイン

フォームド・コンセントは，従来の文書によるものより研究参加者の研究への理解度が高いと報告されている[13]．

しかし一方で，同意取得の際の本人確認や二重登録の防止をどのように行うか，デジタルデバイドにより生じうるバイアスをどのように防ぐか等の課題がある[14]．また，試料・情報を利用する研究者側から見ると，実際に利用できる試料・情報の量がわからず，研究計画が立てにくくなり，場合によっては研究計画の見直しと倫理審査委員会の承認が再度必要となるといった欠点が指摘されている[12]．すでに海外でダイナミック・コンセントによる研究が行われているが[15) 16)]，今後，わが国においても実行可能性や課題について検証していく必要があるだろう．

文献

1）「シリーズ生命倫理学 第15巻 医学研究」（笹栗俊之，武藤香織/責任編集），丸善出版，2012
2）「医学・生命科学の研究倫理ハンドブック」（神里彩子，武藤香織/編），東京大学出版会，2015
3）AMED ゲノム創薬基盤推進研究事業．ゲノム情報研究の医療への実利用を促進する研究（ゲノム創薬研究の推進に係る課題解決に関する研究）．A-2：ゲノム情報患者還元課題「医療現場でのゲノム情報の適切な開示のための体制整備に関する研究」．ゲノム医療における情報伝達プロセスに関する提言―がん遺伝子パネル検査と生殖細胞系列全ゲノム/全エクソーム解析について―【初版】．https://www.amed.go.jp/content/000031253.pdf（2018）
4）玉腰暁子，他：保健医療科学，61：155-165，2012
5）Kuriyama S, et al：J Epidemiol, 26：493-511, 2016
6）Nagai A, et al：J Epidemiol, 27：S2-S8, 2017
7）ナショナルセンター・バイオバンクネットワーク（NCBN）．http://ncbiobank.org/
8）Master Z, et al：Nat Methods, 9：885-888, 2012
9）及川正範，他：生命倫理，24：235-243，2014
10）Hofmann B：J Med Ethics, 35：125-129, 2009
11）Steinsbekk KS, et al：Eur J Hum Genet, 21：897-902, 2013
12）森田瑞樹：情報管理，57：3-11，2014
13）Rowbotham MC, et al：PLoS One, 8：e58603, 2013
14）Grady C, et al：N Engl J Med, 376：856-867, 2017
15）Hodgson J：Nat Biotechnol, 18：1236, 2000
16）Javaid MK, et al：Orphanet J Rare Dis, 11：150, 2016

＜著者プロフィール＞

永井亜貴子：東京大学医科学研究所特任助教．2009年山梨大学大学院医学工学総合研究部人間環境医工学専攻生体環境学コース修了．博士（医科学）．山梨大学大学院医学工学総合研究部社会医学講座リサーチレジデントを経て，'12年4月より東京大学医科学研究所特任研究員，'17年より現職．

武藤香織：東京大学医科学研究所教授．1998年東京大学大学院医学系研究科国際保健学専攻博士課程単位取得満期退学．博士（保健学）．財団法人医療科学研究所研究員，米国ブラウン大学研究員，信州大学医学部保健学科講師を経て，2007年4月より東京大学医科学研究所准教授，'09年4月より医科学研究所研究倫理支援室室長兼務，'13年より現職．

| 第3章 | 倫理・遺伝カウンセリング |

3. 人材育成

吉田輝彦

がんのゲノム医療は主として体細胞変異の解析に基づく個別化治療と，生殖細胞系列の変異・多型の解析に基づく個別化予防に大別される．ニーズの規模が大きく，急速に増大している前者を中心に，医療提供体制が構築されつつある．がん個別化治療のためのゲノム医療提供体制の最大の要点は，ゲノム診断後にしばしば必要となる未承認薬・適応外使用へのアクセスと医療安全体制の確保である．一方，個別化治療のゲノム医療は，その二次的所見として，主として遺伝性腫瘍の生殖細胞系列の原因変異保有者を同定することがある．がんゲノム医療中核拠点病院・連携病院においては個別化治療支援を主としつつ，遺伝性腫瘍の基本的事項を理解し，がんゲノム医療にかかわる各種業務をコーディネートする新たな専門職の育成・配置が必要である．

はじめに

本稿は「倫理・遺伝カウンセリング」の章の一稿として，平成28年度厚生労働行政推進調査事業費補助金厚生労働科学特別研究事業「がんのゲノム医療提供体制構築のための基準策定に関する研究」（研究代表者：国立がん研究センター，中釜 斉．以下，「厚労特研中釜班」）の報告書（2017年5月31日）[1]の提案に基づき，主として個別化治療を目的とする体細胞（が

[略語]
AI：artificial intelligence
AMED：Japan Agency for Medical Research and Development
（国立研究開発法人日本医療研究開発機構）
ELSI：ethical, legal and social issues
（倫理的・法的・社会的課題）
OJT：on-the-job training

ん細胞）クリニカルシークエンスで発生する二次的所見への対応において必要な人材の確保について述べる．

ゲノム医療に関する世界の産学官の動きは，複数の領域において重層的に，同時並行で進んでおり，かつますます加速化している．そのようななか，わが国でも，2014年7月22日に閣議決定された「健康・医療戦略」では，「ゲノム医療の実現」を，国が行う世界最先端の医療の実現に向けた取り組みとして定めた．健康・医療戦略推進会議のもとに「ゲノム医療実現推進協議会」が設置され，その「中間とりまとめ」（2015年7月30日）[2]では，わが国もゲノム医療関連の研究開発や人材育成等を加速するべきと報告された．厚生労働省は「制度的対応を含め，国内の医療従事者や研究者の力を結集し，コンソーシアムを形成しながら最先端のがんゲノム医療を国民に提供するため，……がんゲノム医療提供体制構築の具体的な進め方を検討する」がんゲノム医療推進コンソーシアム懇談会の第1回会合を2017年3月27

Human resource development for cancer genomic medicine
Teruhiko Yoshida：Department of Genetic Medicine and Services, National Cancer Center Hospital（国立がん研究センター中央病院遺伝子診療部門）

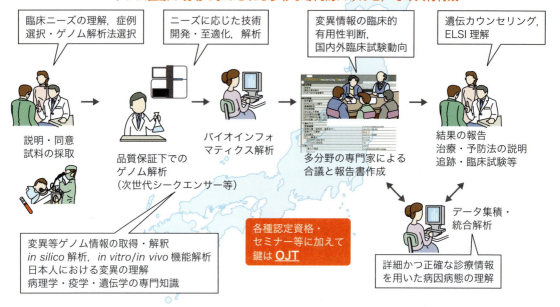

図1 チームとネットワークが主足のゲノム医療専門人材育成（医師・看護師・薬剤師・遺伝カウンセラー，ゲノム医科学・ELSI研究者，バイオインフォマティシャン，ほか）
第6回ゲノム情報を用いた医療等の実用化推進タスクフォース（2016年3月11日）参考人資料をもとに作成．

日に開催した．その報告書（2017年6月27日，以下「コンソーシアム懇談会報告書」）[3]）が，現在のわが国のがんゲノム医療実装の基本コンセプト・設計書となっている．そのようななか，本稿が基づく厚労特研中釜班は，先行して2016年10月7日から約半年間を研究期間とし，その議論の少なくとも一部は，おそらくコンソーシアム懇談会にも間接的に影響を与えたと考えられ，両者の報告書に大きな乖離はない．

本稿は「倫理・遺伝カウンセリング」の章に位置し，がんの個別化治療を目的とした，がん細胞のクリニカルシークエンス（somatic clinical sequencing）から得られる二次的所見に対する遺伝カウンセリングに必要な人材育成に焦点を当てる．その本論に入る前に，まず，ゲノム医療に必要な人材とその育成の全体像を**図1**で鳥瞰しておく．この図に示すようにがんゲノム医療は多職種により支えられており，その多くは既存の各種教育機関における既存のカリキュラムでは対応しきれず，どうしてもOJT（on-the-job training）が必要になる．厚労特研中釜班では，がんゲノム医療体制案として，**図2**に示すように二次・三次のがんゲノム医療拠点が中心となって各職種のOJTを提供する絵を示した．厚生労働省は2018年2月16日付けで，全国の11医療機関を「がんゲノム医療中核拠点病院」（以下，「中核病院」）に指定し，3月27日には中核病院に連なる100カ所の「がんゲノム医療連携病院」（以下，「連携病院」）を公表した[4]．中核病院・連携病院に求められる要件は2017年12月25日に厚生労働省健康局長から通知され，いずれの施設においても人材育成がその要件として明記されている[5]．

1 がんゲノム医療を専門とする遺伝カウンセラーの必要性

がんゲノム医療に関して，厚労特研中釜班ではがん

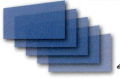

図2　がんゲノム医療体制案（A案）

領域における専門的知識と臨床経験をもつ遺伝カウンセラーを必要と考えた主な理由は以下の通りである．

① 対象者が多い：人類遺伝学会が認定する「認定遺伝カウンセラー」は限られた大学に設置された修士課程修了者に受験資格があり，現在200名強である．産科・小児科領域でも必要とされている人材であり，がんの体細胞クリニカルシークエンスによる個別化治療はもとより，必ずしも希少とはいえない遺伝性腫瘍拾い上げ対象者についても十分カバーできない．

② がん医療全般に関する知識と経験が必要：遺伝性腫瘍は，発症する疾患としてはがんであるので，基本的に予防・治療ともに対処可能（actionable）であるという点で，他の多くの遺伝病とは異なる（二次的所見については，きちんと対処しないと訴訟にもなりかねない）．すなわち，遺伝カウンセリングにおいても，遺伝学的診断後のがん治療・予防の全体像を知っている，あるいは身近にすぐに相談できるがんの診断・治療の専門家がいることが必須となる．認定遺伝カウンセラーは臨床遺伝学全般を学んでいるが，必ずしも全員ががん診療・がんゲノム医療の現場を経験しているわけではないので，OJTが必要となる．

③ がんでは体細胞（somatic）のドライバー変異と，生殖細胞系列（germline）の病的変異の標的遺伝子がしばしば重複：体細胞クリニカルシークエンス（特に腫瘍組織と正常組織をそれぞれシークエンス解析するもの）から，一定の割合（数％程度）で，生殖細胞系列の二次的所見が同定される．遺伝性腫瘍かどうかは，血縁者のみならず，患者本人の治療法や診断法（サーベイランス法）の選択を左右する場合もある．

すなわち，修士号をもつ認定遺伝カウンセラーは，遺伝カウンセリングにおける国際水準の資格であり，同じく人類遺伝学会が認定する臨床遺伝専門医とともに，**図3**に示すような多くの役割を担うことが期待されている．Aに示すように医療資格化することは，人材育成・確保においてそもそもの根幹として重要な雇用の確保のためにも必要であるが，その高度な専門的修練・知識・技術は，Fのような実際の個々の患者・

臨床遺伝専門医・認定遺伝カウンセラー等

A）国家資格・医療資格化（がんに限定しないすべての疾患の遺伝カウンセラーとして）
　①一定の医療行為（診断，遺伝学的検査・がん検診のための検査のオーダー等）を担当
　※医療専門職化実現には，粘り強い努力が必要？

B）管理職・多職種調整者
　①院内多職種・診療科横断的調整
　②他施設・国際連携・学会活動
　③行政関連・政策提言・アドボカシー

C）ゲノム医療のコンサルテーション

D）ゲノム解析データの解釈・キュレーション*・報告書作成・コンサルテーション・患者等相談窓口
　①就職先は検査企業の場合もある
　＊ここではキュレーションは，論文の読み込みや登録可能な臨床試験の調査等，
　　自動化し難い，より高度な専門的知識を要する情報付加作業を指す．

E）人材育成等（特に下記Fの人材育成に協力）
　①院内カンファレンス・セミナー
　②学会等院外セミナー・ロールプレイ等（患者・家族会を含む）
　③OJT

F）医師の支援（診療報酬加算対象）
　①医療資格ありの場合…看護師，薬剤師，臨床検査技師等？
　※例えば看護師の「素材」としては，「がん化学療法認定看護師」など？
　②医療資格なしの場合…以前の臨床心理士がモデル？

がん領域に特化して「somatic clinical sequencing と，遺伝性腫瘍の遺伝カウンセリングについて基本的な知識をもつ者」が必要ではないか？

がんゲノム医療支援者
CSC（がんクリニカルシークエンス・コーディネーター）？

図3　がんゲノム医療において求められる遺伝カウンセラー・がんゲノム医療支援者（仮称）等の役割

家族対応以外にも，B〜Eの役割に活かされることが期待されている．

2 がんゲノム医療をコーディネートする支援者の必要性

想定されるがんゲノム医療の対象患者数を考えると，どうしても必要になるのが，図3のFの役割を担う人材の育成・確保である．まずわが国が取り組むべきがんゲノム医療はあくまでも個別化治療をめざす体細胞クリニカルシークエンスの実装であり，その主たる目的（一次的所見）は，治療介入等の対象となりうる体細胞ドライバー変異の同定である．

したがって，AMED「医療現場でのゲノム情報の適切な開示のための体制整備に関する研究」（研究代表者：京都大学，小杉眞司）による「ゲノム医療における情報伝達プロセスに関する提言─がん遺伝子パネル検査と生殖細胞系列全ゲノム／全エクソーム解析について─（初版）」[6]にもあるように，「二次的所見に関する事前の説明は，本来の検査目的の説明とのバラン

スに配慮して行うこと（本来の検査の目的はあくまでがんの治療であり，二次的所見についての説明が強調されすぎるのは本末転倒となる）」．そのため，図3のF付近に示すがんゲノム医療支援者は，基本的に，治療を行う診療科主治医の支援者として配置される必要がある．

一方，二次的所見の報告に関する判断は，しばしば認定遺伝カウンセラー等を含む，多職種から構成されるエキスパートパネルによる高度な議論が必要になる．二次的所見については第3章-1で主に扱うが，厚労特研中釜班では，AMEDのゲノム医療実用化推進研究事業「メディカル・ゲノムセンター等におけるゲノム医療実施体制の構築と人材育成に関する研究」（研究開発代表者：国立がん研究センター，中釜　斉）における研究グループ「サブテーマ2」（代表：大阪大学，加藤和人）による「偶発的所見・二次的所見への対応についての検討と提言」[7]に基づき，図4に示すような判断軸で，PF（一次的所見）・SF（二次的所見）・IF（偶発的所見）への対応を考えることを提案している．

言うまでもなく，この判断軸で重要なのは第5軸の

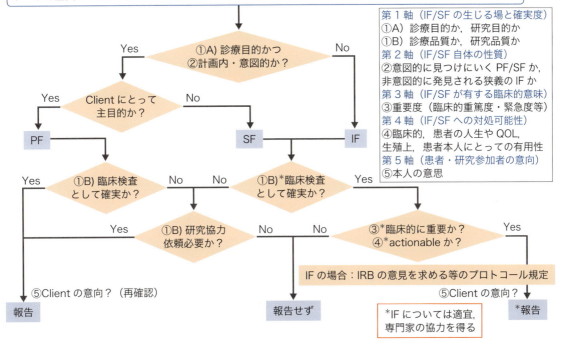

図4 AMED中釜班サブテーマ2の5軸判断に基づく，IF/SFの報告に関するフローチャート案
文献7を参照．PF：primary findings（一次的所見），SF：secondary findings（二次的所見），IF：incidental findings（偶発的所見），IRB：Institutional Review Board（研究倫理審査委員会）．

患者等の意向であり，日々，ゲノム医療の現場を訪れる患者・家族に接して，二次的所見に関する不安や期待を的確に捕捉し，受け止めて，正確な情報を提供し，かつ必要に応じて，遺伝性腫瘍等の遺伝診療の場に円滑につなぐ役目が求められる．厚労特研中釜班では図3のがんゲノム医療支援者を「コーディネーター」とよんだのは，単に診療科主治医の診療支援をするのみならず，このような診療科連携を調整することが期待されるからである（図5）．

3 ゲノム医療人材育成に関するさまざまな取り組み

厚労特研中釜班報告書では仮にがんクリニカルシークエンス・コーディネーターとよんだ人材は，現在，臨床腫瘍学会による厚生労働省委託事業である「がんのゲノム医療従事者研修事業」[8]による「がんゲノム医療コーディネーター」にほぼ相当すると考えられ，認定遺伝カウンセラー等の専門的な遺伝カウンセリング担当者に適切につなぐ役目が期待されている．

なお，がんに限らず，ゲノム医療全般に関して，現在，国やAMED，各種学会等の取り組みとして，複数の人材育成関連事業が並行している．その2018年度の概況は，2018年5月21日に開かれた第10回ゲノム医療実現推進協議会の資料2に，各職種のキャリアパスも含めてまとめられている[9]．医療の新しい領域であるゲノム医療の人材育成は，医療と医療体制の設計と直結するものであり，各国ともある程度試行的・重層的に進める以外はない状況と考えられる．

おわりに

いまだ技術も，基盤的情報も，国民の認識・受け入れも発展途上であり，急速に変化・進化を続ける先端

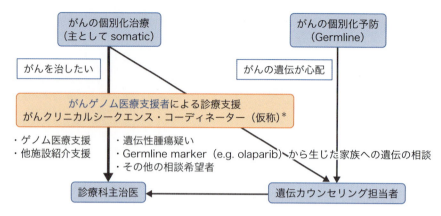

図5　2種類の患者ニーズに対応する2つのがんゲノム医療と，それらをつなぐ者

的医療であるゲノム医療においては，人材育成もこの領域の医学・医療の進歩に直結して，変化していかなくてはならない．飛びながら羽をつくる状況は今後とも続くだろう．次の大きな変革点は，全ゲノム解析の診療現場への導入と，AI支援による，ビッグデータとしての，いわゆるreal-world医療情報の共有と解析・診療応用ではないだろうか．本来，非競争的（pre-competitive）であるはずの人材育成においては，ゲノム医療のすぐ前方に控えているいくつかのパラダイムシフトに対して，わが国が柔軟に，かつ十分な余裕をもって対応できるように，既存の組織・団体等の枠組みやさまざまな思惑を超えた連携による協働と分担が求められている．

文献

1) 厚生労働科学研究成果データベース．https://mhlw-grants.niph.go.jp/
   文献番号：201605026A．https://mhlw-grants.niph.go.jp/niph/search/NIDD00.do?resrchNum=201605026A
2) 健康・医療戦略推進本部．ゲノム医療実現推進協議会．http://www.kantei.go.jp/jp/singi/kenkouiryou/genome/kaisai.html
3) 厚生労働省．がんゲノム医療推進コンソーシアム懇談会　報告書．https://www.mhlw.go.jp/stf/shingi2/0000169238.html
4) 厚生労働省．がんゲノム医療中核拠点病院・がんゲノム医療連携病院の一覧表（平成30年4月1日現在）．https://www.mhlw.go.jp/file/06-Seisakujouhou-10900000-Kenkoukyoku/0000199651.pdf
5) 厚生労働省．がんゲノム医療中核拠点病院等の整備について．https://www.mhlw.go.jp/file/06-Seisakujouhou-10900000-Kenkoukyoku/0000190014.pdf
6) 日本医療研究開発機構．ゲノム医療における情報伝達プロセスに関する提言―がん遺伝子パネル検査と生殖細胞系列全ゲノム／全エクソーム解析について―（初版）．https://www.amed.go.jp/news/seika/kenkyu/exome_20180411.html
7) 日本医療研究開発機構．偶発的・二次的所見関連．http://www.biobank.amed.go.jp/elsi/finding/index.html
8) 厚生労働省委託事業　がんのゲノム医療従事者研究事業．http://www.jsmocgt.jp/index.html
9) 健康・医療戦略推進本部．第10回ゲノム医療実現推進協議会　議事次第．https://www.kantei.go.jp/jp/singi/kenkouiryou/genome/dai10/gijisidai.html

＜著者プロフィール＞
吉田輝彦：1983年慶應義塾大学医学部卒業．'85年がん研究振興財団リサーチレジデント（国立がんセンター研究所）．'89年国立がんセンター分子腫瘍学部長．'99年国立がんセンター中央病院併任（遺伝相談外来担当）．2015年国立がん研究センター中央病院遺伝子診療部門長．'18年国立がん研究センターがんゲノム情報管理センター副センター長併任．

第3章　倫理・遺伝カウンセリング

4. がんゲノム医療におけるプライバシー保護

森田瑞樹，荻島創一

がんゲノム医療およびそのための基礎研究は，患者の臨床データやゲノムデータの解析を伴い，ときにそれは大規模に行われる．データの漏洩やプライバシーの侵害は，患者・家族および社会にとってはもちろん懸案事項であるが，医療や研究に従事する関係者が故意もしくは過失によりそれらを引き起こす可能性もあるため，すべての関係者にかかわる問題である．本稿では，がんゲノム医療におけるプライバシー保護について，法律・指針と技術のそれぞれの面から現状と課題を紹介する．

はじめに

　がんゲノム医療の現場で主に関心があるのは治療対象となる体細胞変異であり，生殖細胞変異は主役ではない．しかし，このことをもってがんゲノム医療では他の遺伝性疾患と同等のプライバシー保護は必要ないと考えるのは短絡的である．検査によっては解析の過程で対照として血液などから生殖系列細胞の遺伝子配列解析を行っており，また，がん細胞のみを解析対象にしている検査においても変異の頻度などから生殖細胞変異が推定されることがある．そうでない場合でも，これらが区別できなければ扱いが雑でよいという理屈は成り立たないだろう．

　現状では，がんは遺伝する病気だと認識している患者・市民は多く，がんゲノム医療で取得されたデータの漏洩があれば，対象となった患者や家族の動揺や不安は大きいと想像される．また同時に，世論が思わぬ方向へ展開し，がんゲノム医療が期待や想定とは異なる状況に置かれることもありうる．よって，がんゲノム医療においても，プライバシーについて慎重に検討をする必要がある．

　プライバシーを保護しつつ医療と基礎研究を実施するためには，運用による対策と技術による対策が行われている．本稿では，がんゲノム医療においてプライバシーは現在どのように管理されており，今後より適切なプライバシー保護のためにどのような基礎研究が求められるかについて，順を追って見ていきたい．

[略語]
GA4GH : Global Alliance for Genomics and Health
GINA : Genetic Information Nondiscrimination Act
NCBI : National Center for Biotechnology Information
SNPs : single nucleotide polymorphisms
STRs : short tandem repeats

Privacy protection in cancer genomic medicine
Mizuki Morita[1] /Soichi Ogishima[2] : Graduate School of Medicine, Dentistry and Pharmaceutical Sciences, Okayama University[1] /Department of Bioclinical Informatics, Tohoku Medical Megabank Organization, Tohoku University[2] （岡山大学大学院医歯薬学総合研究科[1] /東北大学東北メディカル・メガバンク機構医療情報ICT部門[2]）

1 法律・指針によるプライバシー保護
（表1）

1）医療と研究

ゲノム医療に限らず最先端の医療では，扱う課題は医療と研究の双方にまたがる．

医療であれば，医療を対象とした法規制および指針に従う．特に，生殖細胞遺伝子を対象とした遺伝学的検査（※1参照）については，次項で述べる遺伝学的検査のガイドラインが参照される．がんゲノム医療で新たに考慮すべき点は，ゲノムデータが個人識別符号となり個人情報として取り扱うことが求められる点である．また，もし医療機関内でゲノム解析を実施する場合には，例えばバイオインフォマティクス技術者が従事することが想定されるが，他の医療従事者とは異なり業務上知り得た情報の守秘義務が法的に定められていない点は知っておく必要がある．

一方，研究であれば研究の法規制および指針，すなわち，改正個人情報保護法に基づくヒトゲノム・遺伝子解析研究に関する倫理指針（以下，ゲノム指針）に従う．先の改正で，ゲノムデータそのものが個人識別符号としての個人情報であること，それに基づく匿名化の考え方の変更があった．また，研究促進のためには円滑なデータ共有が求められるが，ゲノムデータは規模が大きいので，プライバシー保護と両立させるには技術的な解決が必要である．同時に，研究参加者の同意撤回や個別の研究へのオプトアウトに対応しながら，円滑に解析できる環境をいかに構築するかが課題である．

2）遺伝学的検査のガイドラインにおける
　　検査結果の扱い

診断が可能な遺伝性疾患が増加してきたことに伴い，2001年に日本衛生検査所協会より「ヒト遺伝子検査受託に関する倫理指針」が，同じく2001年に遺伝医学関連8学会より「遺伝学的検査に関するガイドライン（案）」（2003年に遺伝医学関連10学会により改定

※1　遺伝子関連検査

遺伝学的検査（生殖細胞の遺伝子を対象とした検査），体細胞遺伝子検査（がん細胞の遺伝子を対象とした検査），病原体遺伝子検査（感染症の病原体を対象とした検査）の3つに分類されている．

され「（案）」が取れた）が公表された．さらに，遺伝医学を専門としない一般の医師も対象とするように2011年に日本医学会より「医療における遺伝学的検査・診断に関するガイドライン」が公表された．

「ヒト遺伝子検査受託に関する倫理指針」においては，遺伝学的検査を外部機関へ委託する際には医療機関において試料を匿名化することを要請すること，としている．また，結果の報告に際しては，担当医師に対して親展扱いで報告するなどの措置を求めている．「遺伝学的検査に関するガイドライン」はこれを踏襲し，医療機関で試料の送付前に匿名化をすることを求めている．

3）がんゲノム医療での実施状況

がんゲノム医療における検査は，検査の依頼の際には遺伝学的検査と同様に匿名化されている．一方で，検査結果の報告は，電子メールに暗号化したファイルを添付したり，クラウドストレージで共有したり，といった方法が採用されている．

二次的所見として生殖細胞変異が示唆されることがあるが，検査結果報告においても医療機関においても遺伝学的検査の結果として得られる疾患原因遺伝子とは扱いが異なっているようだ（担当医師への親展扱いにしていない，など）．本来的所見と二次的所見は扱いが異なってもよい，現場のオペレーションが複雑になるのを避けたい，などの考えからそのようにされているようだが，今後は診療現場に全エキソーム解析（WES）や全ゲノム解析（WGS）などが導入される日も遠くないと思われる．これらを想定し，今後どのように取り扱うのが望ましいのかを今のうちから検討すべきである．

4）改正個人情報保護法と指針（ゲノム指針）における
　　ゲノムデータの扱い

改正個人情報保護法により，互いに独立の40カ所以上のSNPsや9カ所以上のSTRsを含むゲノムデータは個人識別符号としての個人情報となった．したがって，この基準に入るゲノムデータは無記名であっても，それ単体で個人情報としての管理義務が発生する．この個人情報保護法の改正とあわせて，ゲノム指針も改正された．

旧指針では，ゲノムデータは，氏名などの狭義の個人情報を取り除き，対応表を作成しないもしくは自機

表1　がんゲノム医療におけるプライバシー保護にかかわる主な法律・指針

法律・指針	関係団体	初出年，最終改正年
医療と研究に共通する法律・指針		
個人情報保護法		2005年，2017年改正
医療における法律・指針		
ヒト遺伝子検査受託に関する倫理指針	日本衛生検査所協会	2001年
遺伝学的検査に関するガイドライン	遺伝医学関連10学会	2001年，2003年改正
医療における遺伝学的検査・診断に関するガイドライン	日本医師会	2011年
医療・介護関係事業者における個人情報の適切な取扱いのためのガイダンス	厚生労働省	2017年
研究における法律・指針		
人を対象とする医学系研究に関する倫理指針	文部科学省・厚生労働省	2014年，2017年改正
ヒトゲノム・遺伝子解析研究に関する倫理指針	文部科学省・厚生労働省・経済産業省	2001年，2017年改正

関で保有していなければ連結不可能匿名化となり，非個人情報として取り扱うことが可能であった．ところが新指針では，改正個人情報保護法に基づき，個人識別符号に該当するゲノムデータは本人同意の取得（困難な場合はオプトアウトの手続き）のうえで取り扱うことが求められている．がんゲノム医療の研究開発においてもこれらの法規制および指針を遵守したうえで実施する必要がある．

がんゲノム医療では医療と研究が非常に近く，同じ患者のデータを同じタイミングで，医療では実名で，研究では匿名で取り扱うことが起こるなど混乱を生じうるため，この点を考慮した適切な取り扱いが求められる（ただし，本人同意があり，もし倫理委員会が認めれば，研究でも実名のままデータを取り扱うことは可能である）．

5）プライバシー保護のための今後の法規制および指針

2017年に公表された「医療・介護関係事業者における個人情報の適切な取り扱いのためのガイダンス」（厚生労働省）では，遺伝学的検査については前述の「医療における遺伝学的検査・診断に関するガイドライン」に従うとされた．しかし，このガイドラインは公表から時間が経っており，がんゲノム医療の本格的な普及を前に再検討が必要ではないかと思われる．将来のゲノム情報を利用した医療と研究の双方に対応するべく，医療機関は患者からの包括的な同意の取得はもちろんのこと，同意撤回，個別研究の開示とオプトアウトな

どへの対応が求められる．個別の医療機関の対応に頼るのではなく，これらを整理するグランドデザインが示される必要があるのではないか．

ゲノムデータは規模が大きくなるため，後述するように，保管や解析のために今後はクラウドの活用が急速に進むものと考えられる．診療情報をクラウドで保管する際にはいわゆる3省4ガイドライン[※2]を参照することとされているが，研究におけるゲノムデータのクラウド利用に関して記載された指針は現在のところなく，これも必要であろう．

現在の法規制や指針は，いかに情報を守るかという観点のものであるが，一方で，遺伝情報の悪用を防止するための対策も必要である．米国の遺伝情報差別禁止法（GINA）など，海外には特別法が存在している国があるが，日本でも就学・就業・保険などにおける差別を禁止する法律を検討すべきという議論がある．

遺伝情報は本人および家族によって活用しうる情報でもある．遺伝情報に基づいて生活習慣の提案をするような時代がすぐに来るであろう．そもそも，ゲノムデータや臨床データは誰のものであろうか．同意を得て利活用するところから患者のものであると整理されると思われるが，そのことは明確にされていない．本

> **※2　3省4ガイドライン**
> 電子化された診療情報をクラウドに保存する際に遵守することが求められる，厚生労働省，総務省，経済産業省の3省が出している4つのガイドラインの総称．

人や家族によるデータのアクセスをどのように考えるか，検討が必要である．

2 技術によるプライバシー保護 (表2)

1）データの集約と解析

　がんゲノム医療において技術的な解決が求められるのは，主に研究においてであろう．診療においても，医療機関での検査結果の保管や診療のための共有などで技術的な課題はあるが，これらは本稿では割愛する．

　がんゲノム医療の実践によって得られたデータは集約され，解析を経て知識ベース（knowledgebase）として整理されることで，次の医療実践の際に役立てられる．つまり，検査によって検出された遺伝子バリアントを解釈し，アノテーションを付与するために知識ベースは用いられる．例えば，米国NCBIが公開しているClinVarは，さまざまな遺伝子バリアントが疾患表現型にどのようにかかわっているのかを集約した知識ベースである．ゲノム医療においては，特に各バリアントの臨床的な意義（clinical significance）が参照されている（pathogenic, benign, uncertain significanceなど）．こうした，患者のゲノムデータや臨床データを集約する際には，当然のことながらセキュリティが大きな課題となる．

2）データベース構築における工夫

　ゲノムデータの取り扱いとして，研究利用については個人情報の管理義務が適用除外であるとしても，個人識別符号としての取り扱いであることは変わらない．このため，個人情報の取り扱いにあたっての義務，トレーサビリティの確保など，安全管理措置などの管理が必要である．これらを担保するためには，ゲノムデータを個人のPCで管理するのではなく，サーバ上に集約して管理し，そのサーバからのデータの持ち出しを管理するなどが考えられるだろう．この際に，データのアクセス権を設定し，併せてゲノムデータと臨床データを別のID体系で管理することで，突合することができる者を制限することなども考えられる．一方で，ゲノム情報に基づく新しいがん医療の開発には，ゲノムデータと臨床データを合わせることで精細な層別化が行える必要がある．これを実現するためには統合管理データベースが必要である．

　東北メディカル・メガバンク機構では，全ゲノムデータと臨床データを統合するデータベースdbTMMを開発・運用しており，すでにおよそ2.5万人の全ゲノムデータと既往歴などの健康調査データが収載され，今後は臨床データも収載予定である．全ゲノムデータが大規模データであることから，データベースは分散データベースとしている．また，セキュリティを担保するために，上述のように全ゲノムデータと臨床データは別ID管理となっており，権限のある者が突合して，統合検索できるしくみとなっている．また，類似症例を検索するためのしくみも開発しており，こうしたデータベースを各機関に導入することで，がんゲノム医療の研究が円滑に進展するものと期待される．

3）代理計算と秘密計算

　データの集約と解析の際には，患者の狭義の個人情報は削除されているとはいえ，他のデータを組合わせて解析をすることで個人が再識別される可能性がある．よって，データを集約しないで解析できたり，集約したデータを暗号化したまま解析できたり，といった技術が求められている．

　ゲノムデータや臨床データをどこかに集約したり，研究者が解析の際にデータに直接アクセスしたりするのではなく，データを解析するプログラムをデータ保管機関に送付してもらい，代理で計算をするというスキームが考えられてきている．これはプライバシーの問題，特に国際的なプライバシーデータの越境問題を解決できるスキームとして期待されており，GA4GHで実現へ向けた取り組みが進んでいる．また，医薬品医療機器総合機構（PMDA）が運用を開始したMID-NETにおいても類似の方法が採用されている．この方式の課題として，異なるデータに登場する同一の患者をいかに検出するか，また，利用を希望する研究者をいかに認証するか，などがある．

　一方，データを暗号化したまま計算をする技術は秘密計算とよばれる．わが国では，早稲田大学の高速なゲノム配列の秘匿検索技術の開発や，NTTと東北大学東北メディカル・メガバンク機構のGWASにおけるフィッシャー正確確率検定での実装が進展している．ただ，秘密計算は汎用的なアプリケーションを開発することが難しく，暗号化を用いるため一般に計算速度が遅く，実現のためにはまだ課題が山積している．

表2　がんゲノム医療におけるプライバシー保護にかかわる主な技術など

項目	説明
技術	
統合管理データベース	ゲノムデータと臨床データを別のID体系で管理し，突合ができる利用者を制限する
代理計算	データを集約せずに各機関で計算を実施し，結果のみ集約する
秘密計算	データを暗号化した状態のまま計算を実施する
関連プロジェクトなど	
dbTMM	東北メディカル・メガバンクのゲノム・オミックスデータと健康データ，臨床データの統合データベース
MME（Matchmaker Exchange）	希少疾患領域における症例マッチングの取り組み
BRCA Challenge	乳がんにおける変異データと臨床データの国際的な共有の取り組み
研究コミュニティ	
GenoPri	ゲノムデータのプライバシー技術に関する国際ワークショップ
iDASH Privacy & Security Workshop	ゲノムデータのプライバシー技術に関する技術コンテスト
GenomePrivacy.org	ゲノムデータのプライバシー技術に関する情報を発信しているWebサイト

4）クラウドの利用

　患者のゲノムデータや臨床データは，ただ漏洩しないことだけが求められるのではなく，いつでも解析が実施可能な状態で保守されていることも同時に求められる．しかし，大規模なデータを管理する設備は設置と保守にコストがかかり，また数年おきに機器の入れ替えが発生する．こうした作業に研究者が時間を割くのは本質的ではなく，またクラウド事業者が提供するサービスを利用する方が安全性が高い場合もある．よって，今後はクラウドの活用が進められていくものと期待されている．すでに海外では積極的に用いられており，今後は国内でも事例が積み重なっていくものと考えられる．患者のデータの保管と解析をクラウドへ移行するために，慎重に経験を重ね，関係者間で共有することで，この流れが加速するだろう．

　クラウドの利活用は大きな可能性を秘めている一方で，普及するには技術的な課題がある．暗号化してクラウド上に保存することはどこでも検討されると思われるが，膨大なゲノムデータをすべて暗号化することが果たして現実的なのかは考える必要があるのではないだろうか．

5）治療選択のための類似症例の検索

　過去のがんゲノム医療の症例は，知識ベースにまで整理されていなくとも，類似症例の検索という形で次の臨床に役立てることも可能である．検出された遺伝子バリアント，治療，その効果および有害事象を整理しておくと，次の症例で検出された遺伝子バリアントから，治療選択の参考となる情報を得ることが可能である．

　こうした検索サイトを構築する際には，検索対象の症例を1カ所（もしくは数カ所）に集約することが通常である．一方で，データを集約せず，必要な場合に必要な者同士だけで必要最低限の情報をやりとりするという方式も考えられる．この方式ではデータの管理責任を他者に委ねることがないため，医療機関は対応がしやすいと思われる．

　MME（Matchmaker Exchange）[1]は，希少疾患領域の研究の実施のため，ある特定の遺伝子変異と疾患表現型をもつ患者サンプルを集めるために，研究者が求めている患者試料を他機関の研究者がもっている患者試料とマッチメイクするしくみである．希少疾患ではじまった取り組みだが，このがんゲノム医療版が各機関で実装されれば，治療の参考になる情報を安全かつ容易に得ることができるようになるだろう[2]．乳がんにおいては，BRCA Challengeにおいて，遺伝要因を解明するために，乳がん患者のゲノムの変異データ，臨床データの国際的な共有により，がんゲノム変異のグローバルスタンダードな解釈を推進する研究開発のプロジェクトが進展している．

6）研究コミュニティ

ゲノムのプライバシー保護にかかわる技術は，国際ワークショップや技術コンテストによって情報交換がされている．GenoPriは2014年から年に1回開催されている国際ワークショップである．iDASH Privacy & Security Workshopは同じく2014年から年に1回開催されているが，こちらは技術コンテストとなっている．また，GenomePrivacy.orgでは，ゲノムプライバシー技術に関するニュース，論文，イベントなどの情報が発信されている．この分野の研究開発に興味がある研究者は，これらのWebサイトを見てみると雰囲気がつかめるだろう．

おわりに

ゲノム医療におけるプライバシー保護にかかわる法律・指針および技術は今後も整備が続く．法律・指針が整い基準が明確になることで，医療・研究を支えるためのさまざまな質の高いサービスの提供につながる．プライバシーを保護しつつゲノム解析を実施するための技術の実用化にはまだ時間がかかるものと思われるが，その実現によってプライバシーリスクを技術的に軽減できることは意義が大きい．近年，複数の事業者が一定のセキュリティ基準を満たした使いやすいクラウドサービスを提供しており，がんゲノム医療中核拠点病院の整備などによってこうしたサービスの利用はこの分野でも急速に広まるものと思われる．がん領域で先駆けて環境の整備が進むことによって，他のすべての領域のゲノム医療の普及によい効果をもたらすことが期待される．

文献

1）Sobreira NLM, et al：Curr Protoc Hum Genet, 95：9.31.1-9.31.15, 2017
2）森田瑞樹, 他：医療情報学, 36：936-939, 2016

＜著者プロフィール＞

森田瑞樹：東京工業大学生命理工学部生命工学科卒業．東京大学大学院農学生命科学研究科応用生命工学専攻博士課程修了．博士（農学）．現在，岡山大学大学院医歯薬学総合研究科准教授および岡山大学病院ゲノム医療総合推進センターゲノム情報管理部門部門長．

荻島創一：東京大学工学部計数工学科卒業．東京医科歯科大学大学院医歯学総合研究科生命情報学博士課程修了．博士（医学）．現在，東北大学東北メディカル・メガバンク機構医療情報ICT部門ゲノム医療情報学分野教授およびバイオバンク事業部統合データベース室室長．

第4章 技術革新・創薬開発

1. FFPE検体を用いた遺伝子パネル検査の限界と今後の方向性

西原広史，柳田絵美衣，松岡亮介

> 日常検査として行うがん遺伝子解析においては，病理診断残余ホルマリン固定パラフィン包埋 (formalin fixed, paraffin embedded：FFPE) 組織を用いたシークエンスが主流である．シークエンス成功への重要な要素として，「FFPE検体の処理と核酸品質」，「ライブラリー作製の手順の精度管理」，「病理医による病理標本評価とバイオインフォマティクス解析」があげられる．今後は，より簡便で迅速，低コストの遺伝子パネル検査をクリニカルシークエンスとしてすべてのがんの症例に対して治療初期に実施することが求められる．

はじめに

　次世代シークエンサー (next generation sequencer：NGS) の登場によって150～200 bp程度に断片化された核酸を用いてシークエンスを行う技術が確立すると同時に，インフォマティクス技術の進歩によってゲノム情報からがん細胞の含有率や heterogeneityが推測できるようになったことで，特

> [略語]
> **CNV**：copy number variation（コピー数多型）
> **FFPE**：formalin fixed, paraffin embedded
> （ホルマリン固定パラフィン包埋）
> **NGS**：next generation sequencer
> （次世代シークエンサー）
> **SNV**：single nucleotide variation
> （一塩基変異）
> **VAF**：variant allele frequency
> （変異アレル頻度）

に治療選択に直結する日常検査として行うがん遺伝子解析においては，病理診断残余ホルマリン固定パラフィン包埋 (formalin fixed, paraffin embedded：FFPE) 組織を用いたシークエンス（クリニカルシークエンス）が主流となった．本稿では，「日常検査としてのターゲットシークエンス」（遺伝子パネル検査）への応用に向けた，病理残余FFPE検体を用いたNGSによる遺伝子パネル検査の現状と，今後のがん診療におけるがんゲノム解析の方向性について述べる．

1 次世代シークエンサーによるターゲットシークエンス

　ヒトには約2万数千個の遺伝子が存在し，これらの遺伝子の翻訳領域（exon）をすべて解析する whole exome sequence に対して，特定の遺伝子の exon の一部を解析することを，ターゲットシークエンスとよぶ．

Multigene testing with FFPE tissue
Hiroshi Nishihara[1] /Emmy Yanagita[1] /Ryosuke Matsuoka[2]：Genomics Unit, Keio Cancer Center, Keio University School of Medicine[1] /Department of Medicine, International University of Health and Welfare[2]（慶應義塾大学医学部腫瘍センターゲノム医療ユニット[1] /国際医療福祉大学医学部病理学教室[2]）

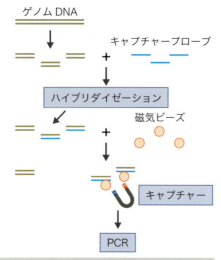
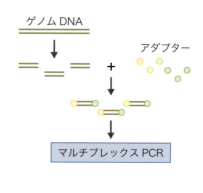

図1　代表的なシークエンス手法：キャプチャーとアンプリコンの比較

キャプチャーシークエンス法は，DNAの大きな構造変化やDNAコピー数の変化の検出能力が高い特徴があり，アンプリコンシークエンス法は必要DNA量が少なく，作業時間が短いという利点がある．

これは，解析する遺伝子数を絞り込むことでデータ量を少なくして，解析にかかる時間，コスト，使用する核酸量を削減できることが最大の利点である．ターゲットシークエンスは大きく2つの手法があり，裁断された核酸断片に対して相補的な配列をもつキャプチャープローブを用いて捕獲し，PCRで増幅させて解析するキャプチャーシークエンス法と，核酸断片に対してPCRプローブを用いてマルチプレックスPCRを施行して核酸配列を解析するアンプリコンシークエンス法がある．この両者にはそれぞれ利点・欠点があり，例えばキャプチャーシークエンス法は，融合遺伝子や比較的長い領域の欠失のようなDNAの大きな構造変化を捉え，かつDNAコピー数を算出する能力が高い．一方で，アンプリコンシークエンス法では，必要DNA量が少なくて作業時間も短く，また安価なコストで実施できるが，標的領域のGC比など核酸配列によるPCR増幅効率の差異が大きくなるために，増幅不良領域での解析精度の低下やDNAコピー数計算が困難になる，といった特徴を有する（図1）．したがって，研究や診断の目的に応じて手法を選定し，適切なプローブのデザインを行うことが肝要である．パネルに搭載する遺伝子は，ライブラリー作製時に反応させるtarget gene sequence primer（probe）のデザインによって選定することになるが，その方法論や種類はさまざまで，種々のメーカーから発売されている．われわれはこれまでに目的に応じていくつかのメーカーによるライブラリーキットを使用し，がん関連遺伝子のターゲットシークエンス解析を行っている．

検査室レベルでのクリニカルシークエンスへの発展性を考えた場合，低出力デスクトップシークエンサーが基本となる．現状，そうしたニーズに合致するものは，Sequence-by-Synthesis法により蛍光色素を付与した塩基を連続画像処理によって読みとるMiSeq®（illumina社）と，pHの変化を測定することでDNAの伸長反応に伴い生成するピロリン酸を検出するIon Torrent®テクノロジーを利用したIon PGM®（Life

Technologies社）の2つが主流であるが，今後，クリニカルシークエンスが一般的に行われ，1施設で年間数千件のシークエンスを実施するような状況となれば，コストの低減化と効率化のためにNextSeq®，NovaSeq®（illumina社）等の中型や大型シークエンサーを導入することになるであろう．

② FFPE検体からの核酸抽出とシークエンス

1）FFPE検体の処理と核酸品質

ホルマリンを用いた組織・細胞の固定操作は，ホルムアルデヒドの分子作用によって，核酸の断片化とタンパク質の変質を起こすため，ゲノム・プロテオーム解析には不向きとされ，各種のオミックス解析では凍結検体を用いることが推奨されてきたが，近年では核酸抽出技術などの進歩によりFFPE検体を用いての臨床研究やクリニカルシークエンスが実施可能になっている[1] [2]．しかし，核酸品質がシークエンス成功の最大の要因となっていることは変わっておらず，ホルマリン濃度や切り出しまでの時間，固定時間などの条件により抽出核酸の品質に大きな差異がみられるため，解析方法に応じた適切な検体処理や核酸抽出法の選定が重要となる．日本病理学会では2014年度より「ゲノム病理組織取扱い規約委員会」を設置し，従来の病理診断の質を担保しつつ，オミックス研究に適したFFPE標本を作製・保管するための標準手順書を策定したので，詳細についてはその手順書を参照されたい[3]．FFPE検体から抽出した核酸の品質（断片化）をQubit Fluorometerで二本鎖DNAを正確に測定し，チェックする．過度に断片化した核酸はライブラリー作製が困難であるため，TapeStation 2200（Agilent社）にて測定したDIN（DNA integrity number）値が2.5以下の場合は，使用するDNA濃度を高めに設定し，通常使用するDNA濃度値の2倍高くなるよう希釈する．抽出時のDNA濃度が低すぎる場合は，DNA溶液中の水分を飛ばしてDNA濃度を高くする方法もある[4]．

2）ライブラリー作製と次世代シークエンサーのオペレーション

ライブラリー作製の手順も，シークエンス成功への重要な要素の1つである．筆者らはFFPE由来の断片

化した低品質核酸を使用するという観点から，正確性が高く，ショートリードの解析に優れるとされるMiSeqを使用し，ターゲットアンプリコンシークエンス法を採用しているが，融合遺伝子が検出できないという欠点がある．これを補うためには，RNAシークエンスを同時に行う，あるいは，コストや作業時間の面では不利であるが，キャプチャーシークエンス法を用いるなど，目的に応じたライブラリー作製キットを選ぶ必要がある．

MiSeqではフローセルとよばれる基板上で解析が行われる．使用するフローセルによって解析にかかる時間は異なるが，MiSeq V2 Reagent kit（300サイクル）を使用した場合，データ量は最大で15 GB，解析時間は約10〜12時間である．フローセルに搭載するサンプル数は，パネルのデータ量と1症例当たりの読み込み深度（read depth）によって決定する．例えば，GeneRead DNAseq Targeted Panels V2の場合，パネルのデータサイズが約750 kb×2（ペアエンド）であり，平均のread depthを1,000に設定した場合，1サンプル当たり1.5 Gbのデータが必要となるため，理論上は10サンプルまで搭載可能である．しかし，実際にはフローセルの100％の領域が使えない場合もあるため，われわれは余裕をもって8サンプル以下で運用している．これは，がんのFFPE組織においては，がん細胞の含有率が100％ということはあり得ず，少なからずリンパ球や血管内皮細胞等の正常細胞が混入するため，read depthが浅いとがん細胞由来の遺伝子変異を正確に捉えられない可能性があるからである．また，腫瘍組織内のheterogeneityによってもコールされる遺伝子変異のVAF（後述）が低くなるため，一般的にはmean depthが最低でも300以上は必要であると考えられている[4]．

③ 病理医による病理標本評価とバイオインフォマティクス解析

NGSによって得られた解析データは，クオリティチェックをパスしたショートリードをすでに構築されているヒトゲノム配列（リファレンス配列）と照らし合わせるマッピングとよばれる過程を行う．このマッピング情報が付加されたデータを解析ソフトにかける

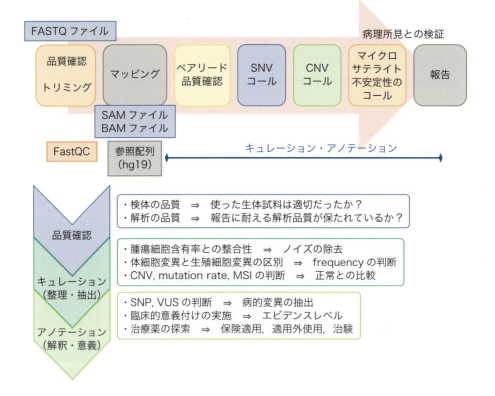

図2　シークエンスデータのバイオインフォマティクス解析
シークエンサーから得られたデータは，クオリティーチェック，マッピングの後，キュレーションとよばれるステップで遺伝子変異（SNV，CNV等）が検出される．その結果に，薬剤情報など臨床的に有用な情報を付加（アノテーション）したうえで，最終報告書を作成する．その際，病理所見と遺伝子解析結果についての検証作業が必須となっている．

と，SNV（single nucleotide variation）や挿入（insertion），欠失（deletion）といった遺伝子変異を検出し（キュレーション），さらにその変異にどういった臨床的意義があるのかを，すでに公開されている多数のデータと比較することで検討することができる（アノテーション）（図2）．

このような過程を経て得られたデータの解析において，着目すべきパラメータとして変異アレル頻度（variant allele frequency：VAF）があげられる．VAFの評価については，実際の病理組織との対比が重要である．がん遺伝子の異常は通常1アレルのみに変異がみられる（ヘテロ接合性）ため，VAFが20％の場合はFFPE検体のがん細胞含有率は40％となり，ここでもう一度病理医による組織像との整合性の検証作業を行うことで，遺伝子異常を正しく判定することができる[5)6)]．

4 現状の遺伝子パネル検査の問題点と今後の方向性

現在，日本で実装されている遺伝子パネル検査は，コンパニオン診断として診断確定，薬剤選定を同時に行う目的であるため，精度管理上，高コスト（50〜100万円）であり，また報告までに必要な日数も長い（3〜5週間）．しかも，こうした遺伝子パネル検査を実施しても，日本の医療制度において最終的に遺伝子プロファイルに適合した治療（genotype-matched treatment）を受けられる患者の割合は10％程度[6)]であり，高額な検査料に見合う実績は得られないことも判明している．また，世界で実施されているプレシジョンメディシンは，発症初期の段階から遺伝子プロファイルに基づく治療戦略を立てて個別にgenotype-

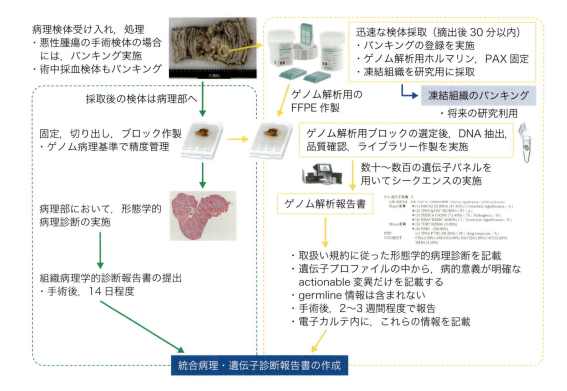

図3 「次世代統合的病理・遺伝子診断システム」の全体像

慶應義塾大学病院が進めている，全症例シークエンスプロジェクト．手術検体採取直後にゲノム解析用検体を採取することで，高品質検体を確保できる．形態学的病理診断と並行してゲノム解析を実施して，初回診断時から遺伝子プロファイルが電子カルテ上に記載され，主治医は治療方針決定の際に，その情報を利用することができる．

matched treatmentを行うことである．その目的からすれば，より簡便で迅速，低コストの遺伝子パネル検査をクリニカルシークエンスとしてすべてのがんの症例に対して治療初期に実施することが求められる．その1つの方法は，病理検査において免疫染色を実施するのと同等に数十～数百の遺伝子を調べて，病理診断時に遺伝子プロファイルを病理報告書内に記載し，組織学的検査の結果と合わせて臨床医が総合的な判断に基づいて治療法を選定することである（図3）．現在，慶應義塾大学病院では2018年6月より臨床研究「統合的病理・遺伝子診断システムの開発」として低コストで160遺伝子を調べるクリニカルシークエンスを開始し，システムの有用性を検証中である．こうした検査が日常的に多数の医療機関で実施できるようになれば，日本における「がんゲノム医療」は飛躍的に発展するものと期待される．

文献

1) 西原広史, 他：検査と技術, 43：458-463, 2015
2) Cree IA, et al：J Clin Pathol, 67：923-931, 2014
3) 一般社団法人 日本病理学会：ゲノム研究用病理組織検体取扱い規程．第3部ホルマリン固定パラフィン包埋標本の適切な作製・保管方法, pp69-92, 2016
4) 西原広史, 他：病理と臨床, 35：598-607, 2017
5) 林 秀幸, 他：最新醫學, 72：381-387, 2017
6) 西原広史：腎臓内科・泌尿器科, 7：121-127, 2018

＜筆頭著者プロフィール＞

西原広史：1995年，北海道大学医学部卒業．がんのシグナル伝達研究，外科病理学の研鑽を積み，2015年に同大学医学部探索病理学講座の特任准教授に着任して，がん個別化医療，ゲノム医療を開始．'16年には，北海道大学病院がん遺伝子診断部統括マネージャーに就任し，日本初の院内完結型がんクリニカルシークエンスシステムを開発．'17年より慶應義塾大学医学部腫瘍センターゲノム医療ユニット長・特任教授に着任し，受託型がん遺伝子検査であるPleSSision検査を統括している．

第4章 技術革新・創薬開発

2. ゲノム医療とクラウドの利用

白石友一，岡田　愛，落合　展，千葉健一

近年，ゲノムシークエンス技術の有効性が広く証明されつつあること，シークエンス技術の急激な向上に伴い，ゲノム情報を治療に生かす試み，ゲノム医療の機運がますます高まっている．さらに，重要な調査対象を既知の疾患関連遺伝子に制限する「パネルシークエンス」だけではなく，ゲノム全体の情報を調べる「全ゲノムシークエンス」の必要性についても議論が進みつつあり，世界各国の研究機関・企業において大規模ゲノムプロジェクトが立ち上がり，これまでにない規模のゲノムデータの蓄積が進んでいる．また，全ゲノムの膨大な情報を解析するために，さまざまな解析ソフトウェア・ワークフローの開発が進んでいる．データ・解析ワークフローのシェアリングを促進するために，現在クラウドの利用が急速に注目を集めている．本稿においては，クラウド利用が今後のゲノムデータの解析・マネジメントに必要であること，そのうえで筆者らが開発している解析ワークフローの移植の試みを簡単に紹介する．

はじめに

　まず，ゲノムデータをクラウドで利用する利点について，大別して「データシェアリング」，「解析ワークフローシェアリング」の2つの観点から説明する．

1）ゲノムデータの巨大化とデータシェアリングについて

　ゲノムの統計的解析において，病気との関連性を示す変異の検出を効率的に行うなど，多数の検体を集め

［略語］
ETL：Extract Transform Load
ICGC：International Cancer Genome
　　　Consortium
NCI：National Cancer Institute
TCGA：The Cancer Genome Atlas

て解析することは非常に重要な意味をもつ．そのために，現在はおのおのの機関に分散された形で保存されているデータを共有することは不可欠である．しかし，一つひとつのシークエンスデータのサイズは巨大であり，例として，TCGAやICGCをはじめとする大規模プロジェクトにより，超巨大規模の公共ゲノムデータが蓄積しているが，これらをダウンロードして解析するためには，数百TB～数PBの非常に大きいストレージを準備する必要がある．今後ますますのデータの蓄積に伴い，実質的にゲノムデータを個々のオンプレミス計算環境に収集して解析するモデル（Cancer Genomics Cloud Pilots）は持続不可能になる．上記の問題を解決するべく，クラウド上にシークエンスデータを配置し，ユーザーがデータをダウンロードせずに解析を行うというモデルが進んでいる．米国において

Genome medicine and cloud computing
Yuichi Shiraishi/Ai Okada/Hiromu Ochiai/Kenichi Chiba：Section of Genome Analysis Platform, Center for Cancer Genomics and Advanced Therapeutics, National Cancer Center（国立がん研究センターがんゲノム情報管理センターゲノム解析室）

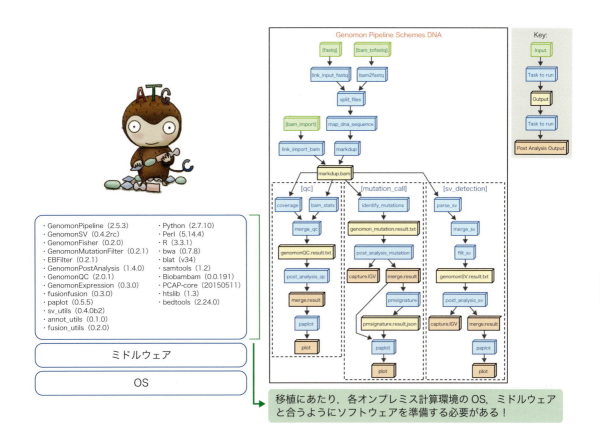

図1 東京大学医科学研究所にて開発していたがんゲノム解析ワークフローGenomonの依存パッケージ（左図）とスキーム（右図）
Genomon の URL は https://genomon-project.github.io/GenomonPagesR/

は，NCI Cancer Genomics Cloud Pilots により，3つの研究機関にクラウド上でゲノムデータを配置して，ユーザーがゲノムデータをダウンロードせずに，クラウドにアクセスして解析を行うモデルのパイロット研究が行われた．

現在，ゲノム医療においても，全ゲノム解析の必要性が声高に主張されつつある．全ゲノム解析においては，構造変異，非コード領域における機能的変異，レトロトランスポゾン配列の挿入，テロメア領域の伸縮など，多様な変異の検出が可能であること，ゲノム配列をキャプチャーする必要がなく，GC 含有量などの影響を受けずにより均一に全体を調べることが可能であることに加え，シークエンスのコストの低下に伴い，全ゲノム解析の費用対効果を見込むことが可能になってきている．こうした背景もあり，現在では多くの巨大規模の全ゲノムデータの収集プロジェクトが進んで

いることもあり（Genomic England では，10万人の全ゲノムデータ，アメリカの All of US プロジェクトにおいては100万人の全ゲノムデータを収集するということである），今後ゲノム研究・医療を進めるうえでクラウド利用は必須のものになるであろう．

2）解析ワークフローのシェアリングの促進

ある研究機関で運用されているゲノム解析ワークフローを別の研究機関に移植することは，解析の再現性を担保すること，解析ワークフローの比較などを通じてワークフロー開発の促進を進めるうえで，非常に重要である．一方で，解析ワークフローのシェアリングは多くの場合に多大な困難を伴う．ゲノム解析ワークフローは，生データのquality check，前処理，アライメント処理，変異検出，種々の統計情報の集計，解析結果の可視化など，多くの工程を含む．その過程で，多くのソフトウェア，ライブラリに依存している（**図1**）．

ユーザーが共用で利用する計算環境にて管理者権限をもたないことも多く，解析ワークフローを，ソフトウェア，ライブラリのバージョンも含めて，正しく実行可能な形で準備することは非常に骨の折れる作業である．さらに，計算環境によりジョブ管理システムが異なることが多く，計算環境に依存した記述を書き換えるという作業も生じる．

こうした，解析ワークフローの研究機関の間での移植を容易にする，といった目的でもクラウドの利用は非常に有用である．クラウド環境（IaaS型）では，ユーザーはOS，メモリ，コア数などスペック（例えば，OSがCentOS 7，メモリ量が8 GB，2 core CPUのような形）を自由に設定しつつ，管理者権限を有した形でまっさらな環境の仮想マシンの構築が可能である．さらに，そのうえで，種々のソフトウェア，ライブラリがインストールされたマシンのイメージを保存して，再利用することが可能であり，また，Dockerをはじめとするコンテナ仮想化技術の利用も可能であり，解析ワークフローの準備が格段に容易になる．

1 クラウド環境の利用法について

クラウド計算環境の類まれな柔軟性から，どういった形でクラウド上で解析ワークフローを実行するかについては多くの議論があるものの，ベストプラクティスはまだ確立していないのが現状である．大きく分けて，クラウドを利用した解析ワークフローは2つのアプローチに分類できる．

1）事前に必要なリソースを準備するモデル

これまで多くの生命情報学者はクラスターマシンを使っていたことが多いことから，クラウド上でクラスターマシンを構築することにより，今まで利用していたプログラムを比較的容易に移植することが可能である（例として，ElastiCluster．http://gc3-uzh-ch.github.io/elasticluster/ など）．また，国際がんゲノムコンソーシアムのプロジェクトなどで利用されているButler（https://github.com/llevar/butler）というソフトウェアは，種々のオープンソースソフトウェア[※1]を組合わせることで，計算環境や解析ワークフローの設定，ジョブ管理を効率的に行う．一方で，事前に必要なリソースを準備するモデルの問題点としては，解析

の全工程を通じてはアクティブではない余剰なリソースが生じてしまい，費用の高騰を招いてしまいがちであることである．

2）オンデマンドバッチジョブ形式

私たちが採用しているのは，ETL（Extraction Transformation Load）[※2]という方式に，オンデマンドのバッチ処理を含めた形式である．オンデマンドETL方式では，バッチ処理ごとに，仮想マシンを立ち上げ，入力データ（FASTQファイルなど）をストレージ領域から仮想マシン領域にコピーし，適切な解析処理（アライメント処理など）の後に，出力データ（BAMファイルなど）をストレージ領域に格納して，仮想マシンを除去するという処理を行う（**図2**）．

われわれは，ETLをさまざまなクラウド環境上で実装するソフトウェアの開発を進めている[※3]．さらに，各ステップ（アライメント，変異コール，QCチェックなど）において，このオンデマンドのELT形式を逐次的に用いることにより，ゲノム解析ワークフローを実装した形でソフトウェアの開発を進めている（https://github.com/Genomon-Project/genomon_pipeline_cloud）．このオンデマンドETL方式で解析ワークフローを実装することにより，

・解析に利用した時間だけ仮想マシンを動作している状況になり，またタスクごとに仮想マシンのスペックを変更できるので，コストを削減することが可能になる．

・各モジュールごとにDockerイメージにより管理することで，モジュールごとの動作環境設定を再現可能な形にカプセル化することが可能になる．

などの利点が考えられる．

※1　Terraform，Saltstack，Apache Airflowなど．
※2　Google Genomics APIのラッパーである，dsub（https://github.com/DataBiosphere/dsub）というソフトウェアからアイディアを得ている．
※3　① ecsub．https://github.com/aokad/ecsub
② azurebatchmon．https://github.com/Genomon-Project/azurebatchmon
③ hotsub．https://github.com/otiai10/hotsub
hotsubにおいては，共通で必要となるデータの検体間での重複ダウンロードを避けるべく，共用のデータのためのインスタンスの利用を行う拡張したETL形式を提案，実装している．

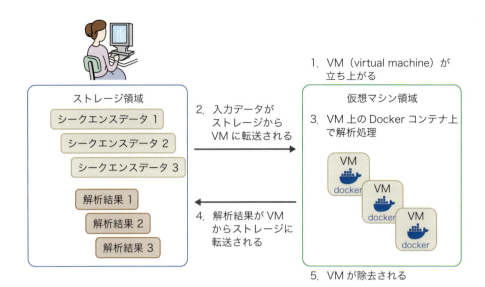

図2　オンデマンドExtraction Transformation Load方式の概要図

おわりに

　今後のゲノム医療の進展，特に全ゲノムシークエンスへの移行に伴い，ゲノムデータはますます巨大化し，ますますクラウドの利用は避けて通れないものになると考えられる．一方で，ゲノム解析におけるクラウド利用を推進するためには数多くの課題がある．第一に，目まぐるしく発達するクラウド計算技術をフォローし，生命学研究者が利用する解析ワークフローの構築・整備を行うことは決して容易なものではない．クラウド環境などのインフラストラクチャーを扱う技術を生命情報学に従事する研究者・技術者に必要な新しいスキルセットして広く認識し，人材の確保・育成を意識的にはじめることが必要であろう．また，個人情報であるゲノムデータの扱いのために，どのようにしてセキュアにクラウド計算技術を利用するかについて，倫理面，技術面，運用ルール策定などさまざまな観点から議論をして，慎重に進めることが必要であろう．

＜筆頭著者プロフィール＞
白石友一：2003年東京大学工学部計数工学科卒業，'08年総合研究大学院大学複合科学研究科統計科学専攻にてPhD取得（統計科学）．同年より理化学研究所細胞システムモデル化研究チーム特別研究員，'10年より東京大学医科学研究所DNA情報解析分野特任研究員，'12年同特任助教．'14年同助教．'14年シカゴ大学遺伝学科客員研究員．'18年より国立がん研究センターがんゲノム情報管理センター室長．近年は，がんゲノムシークエンスデータ解析のプラットフォーム開発，また大規模がんゲノムデータの解析を通じた知識発見に従事している．

第4章　技術革新・創薬開発

3. ゲノム医療におけるエピゲノム解析

油谷浩幸

> エピゲノム異常と発がんおよび悪性化との関係については，DNAの異常メチル化ががん抑制遺伝子を不活化することに加え，エピゲノム修飾関連遺伝子の変異が一部のがん種では高頻度に認められることから明らかである．近年ゲノム高次構造が明らかとなり，エンハンサーの再構成やクロマチンループの異常によりがん遺伝子の活性化が引き起こされるなど，エキソン領域のプロファイリングのみでは原因を解明できない症例については積極的に全ゲノム解析の実施が必要と考えられる．MLH1遺伝子のコーディング領域には変異が認められないものの過剰メチル化が伝播する「エピ変異（epimutation）」家系も報告されており，家族性腫瘍のマネジメント上も重要である．

はじめに：エピゲノム異常とがん

　受精卵から発生・分化の過程でDNAメチル化やヒストン修飾などのエピゲノム標識は変化し，細胞種ごとにユニークなパターンを形成する[1]．DNAメチル化は隣り合ったCG配列（CpG）のシトシンの5位がメチル化を受けており，DNA複製の際にもメチル化は忠実に維持される一方，細胞分化に伴って細胞種特異的な制御領域の脱メチル化を生じることからcell of originの特定にも有用である．

　ゲノム配列中のプロモーターなどの制御領域にはCpGアイランドとよばれるCpGが高密度に存在する領域が存在し，メチル化を免れることが多いが，腫瘍細胞では異常メチル化により遺伝子不活化の原因となる．過剰DNAメチル化によってCDH1，MLH1やBRCA1などのがん抑制遺伝子の不活化を生じる．通常のクリニカルシークエンスではメチル化は検出しないため，hypermutatorやBRCAness[2]が観察される場合には該当する遺伝子の解析を考慮する必要がある．環境因子によってもメチル化が誘導されることが知られており，胃粘膜細胞へのEBウイルス感染によりメチル化が誘導される[3]．

1 ドライバー変異としてのエピゲノム関連遺伝子変異

　大規模がんゲノム解析によって新たに発がんのドライバーとして同定された遺伝子にはエピゲノム修飾にかかわる遺伝子が多い[4]．TET1/2やイソクエン酸デヒドロゲナーゼIDH1/2酵素変異は発がんにおける役割

[略語]
BET：bromodomain and extra-terminal
TAD：topologically associated domain

The role of epigenomics in precision medicine
Hiroyuki Aburatani：Genome Science Laboratory, Research Center for Advanced Science and Technology, The University of Tokyo（東京大学先端科学技術センターゲノムサイエンス分野）

はほとんど不明であったが，血液腫瘍やグリオーマで高頻度に体細胞変異が認められ，機能解析が急速に進んだ（図1）[5]．TETはメチル化シトシンを酸化してヒドロキシメチルシトシンとする反応を触媒し，DNAの脱メチル化経路において重要な役割を担っている．IDH1/2のミスセンス変異はαケトグルタル酸の代わりにD-2-ヒドロキシグルタル酸（D2HG）を生成し，上記のTETやヒストン脱メチル化酵素などのα-ケトグルタル酸依存性ジオキシゲナーゼ遺伝子群の拮抗阻害をもたらす．D2HGはがんの発生・進展に直接的に寄与する代謝産物「オンコメタボライト」研究の先駆けとなっている[6]．D2HGは腫瘍細胞のみならず，免疫細胞にも影響することも報告されている[7]．

ヒストン修飾にかかわるメチル化酵素であるEZH2やSETD2，およびARID1Aなどのクロマチンリモデリング複合体はエピゲノム情報の書き換えに重要であり，さまざまな腫瘍で変異が認められており，細胞分化の異常や脱分化プロセスに関与すると考えられている．これらエピジェネティックな因子の体細胞変異を有するがんに対して直接的なアンタゴニズムによる分子標的治療薬開発が進められており，EZH2活性化変異や変異型IDHを標的とする阻害剤についてはすでに臨床試験が進められている．IDH2阻害剤は急性骨髄性白血病治療に有効であること[8]が観察されている一方，抵抗性変異が出現することも明らかになりつつある[9]．

ブロモドメインはヒストンのアセチル化リジンを認識し，制御タンパク質をリクルートすることによってクロマチン構造や遺伝子発現を制御する．ブロモドメインくり返し配列および特異的末端配列をもつBET（bromodomain and extra-terminal）ファミリータンパク質としてBRD2，BRD3，BRD4，BRDTが知られており，白血病細胞増殖阻害に関するRNAiスクリーニングでBRD4が標的として同定された[10]．BRD阻害剤として同定されたJQ1[11]は，アセチル化修飾を受けたLysに対する結合ポケットに結合する拮抗阻害剤であり，転写伸長のみならず，転写開始も阻害することから，BRD4はエンハンサー領域および構造遺伝子領域の両方において転写を促進すると考えられている．BRD4阻害剤はとりわけMYCを阻害することが報告されており[12]，スーパーエンハンサーの機能阻害を介すると考えられる．スーパーエンハンサーによる制御機構としてはBRD4とMED1タンパク質がコアとなった複合体を形成することで相分離を起こし，エンハンサーに結合した複数のマスター転写因子が加わってスーパーエンハンサーを形成するモデルが提唱されている（図2）[13][14]．

2 クロマチン高次構造変異とがん

2008年に白髭らとともに，ChIP-chip解析で染色体上に局在するコヒーシンの8～9割が転写のインスレータータンパク質であるCTCFと染色体上で共局在し，インスレーターとして機能しうることを発見した[15]．その後Richard Youngらが，一部のコヒーシンとコヒーシンローダー因子NIPBLはメディエーター複合体とゲノム上の局在が一致することを見出した[16]．コヒーシンが染色体間ではなく1本の染色体上で2本のDNAを保持することでCTCFやメディエーターとともにループ形成を促し，ゲノムをTAD（topologically associated domain）とよばれる機能ドメインに区画化している[17]．NIPBL結合領域にコヒーシンがロードされ，DNAが押し出されることによってクロマチンループが形成される（図3）[18]．

TADの境界にはCTCFが結合しているが，結合部位の変異やDNAメチル化によって境界を形成できず，隣同士のドメインが融合することにより発現調節が異常となる（図4A）．あるいはゲノム構造異常により元来のドメイン構造が変化することで新たな制御エレメントにより調節を受けるようになる（図4B）[19]．上述のIDH変異を有する急性骨髄性白血病においてはDNAメチル化が増加するが，CTCF結合部位のメチル化によって隣同士のTADが融合することで遺伝子が活性化されることが報告された[20]．エキソン領域のプロファイリングのみでは原因を解明できない症例については積極的に全ゲノム解析の実施が必要と思われる．

3 世代を超えるエピ変異

エピゲノム情報は生殖細胞がつくられる際にいったん消去され，受精後数時間で生殖細胞固有のDNAメチル化情報も急速に除去されることで，通常は前の世代からのエピゲノム情報が遺伝することはない．

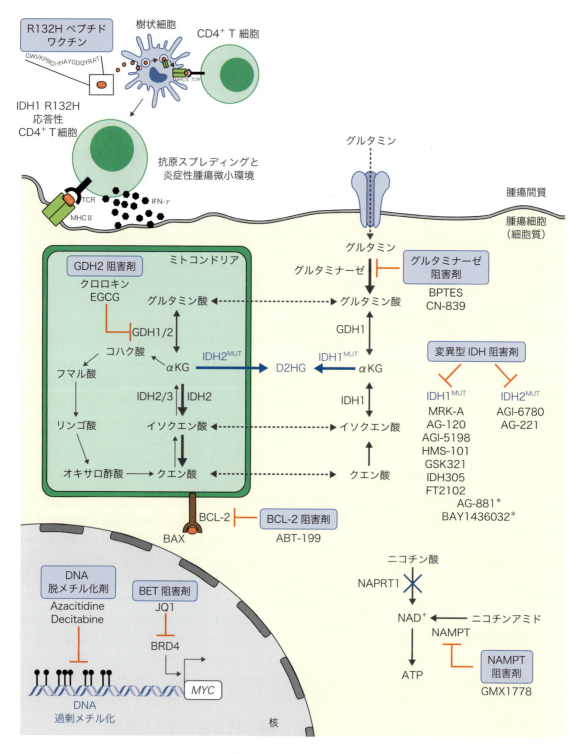

図1　IDH変異と発がん
文献5より引用．

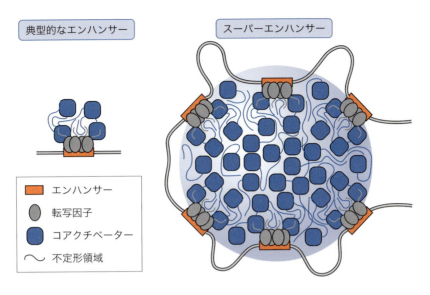

図2　スーパーエンハンサーに形成される転写因子複合体
MED1およびBRD4が濃縮した複合体が，転写因子が結合したスーパーエンハンサーと複合体を形成する．

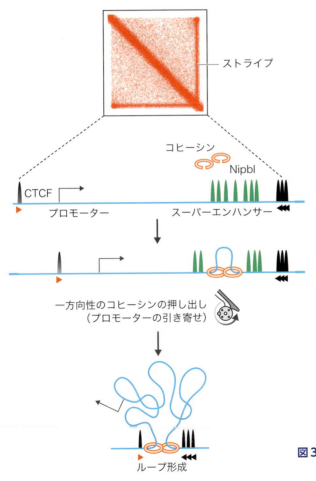

図3　クロマチンループの形成
文献18をもとに作成．

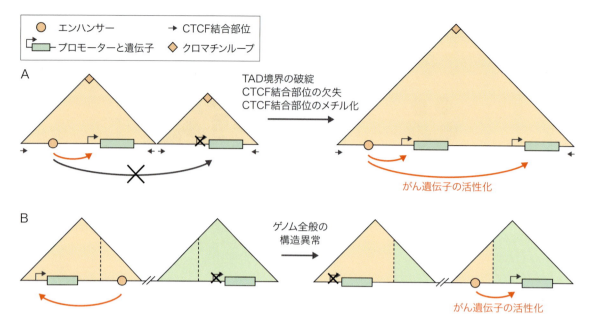

図4 クロマチンドメインの破綻とがん化
A）TADの融合．B）TADの組換え．文献19をもとに作成．

Hitchinsらは，がん感受性を引き起こすMLH1（ミスマッチ修復遺伝子）のエピ変異が伝播する家系例を報告した[21]．エピ変異が非コード領域のゲノム異常により生じる家系例や，de novoで発症する症例も存在することが観察されている[22)23)]．Lynch症候群家系においてミスマッチ修復遺伝子に変異が認められない場合には考慮する必要がある（図5)[24]．

4 診断マーカーとしてのメチル化DNA

field cancerization[25)26)]は飲酒や喫煙などのがん誘発因子に長期的にさらされることにより，曝露された組織や臓器に広範に異常が蓄積され，がんが発生しやすい領域が形成される現象である．発がんのマーカーとして遺伝子変異に加えてDNAメチル化異常が検討されており，胃がん発がんリスク予測にメチル化マーカーが有用とする報告もみられる[27]．

流血中に存在する腫瘍細胞由来の血漿遊離DNAの異常メチル化検出を早期診断やモニタリングに応用することが検討されている[28]．Septin 9[29]はこれまでに最も多数のコホートで検証が行われたメチル化DNAマーカーであり，Epi proColon 2.0 assayは米国FDAから承認された唯一のマーカーである．バイオマーカーとしての臨床的意義についてはさらなる検討が求められる．リキッドバイオプシーによるがん特異的な変異検出法は急速に普及しており，複数マーカーの同時検出や検出感度の向上が期待される．

おわりに

エピゲノム変異とがんのかかわりについて概説したが，がんを理解するには腫瘍細胞のみならず腫瘍組織を構成する細胞のエピゲノムを解明する必要がある．今後ゲノム情報に加えてエピゲノム情報の収集が進み，がんの精密医療が発展することが期待される．

文献

1) Roadmap Epigenomics Consortium, et al：Nature, 518：317-330, 2015
2) Vos S, et al：Crit Rev Oncol Hematol, 127：29-41, 2018
3) Matsusaka K, et al：J Pathol, 242：391-399, 2017
4) Feinberg AP, et al：Nat Rev Genet, 17：284-299, 2016
5) Waitkus MS, et al：Cancer Cell, pii：S1535-6108(18) 30182-X, 2018
6) Ward PS, et al：Cancer Cell, 17：225-234, 2010

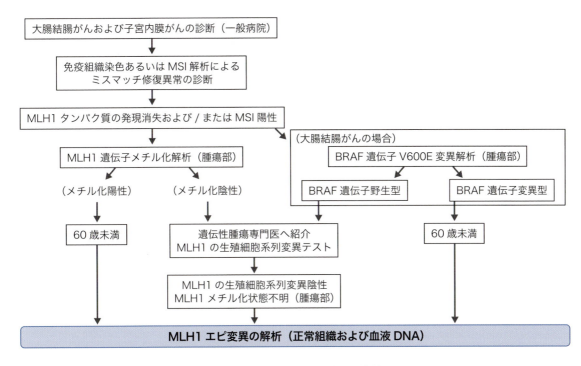

図5　MLH1エピ変異を考慮したLynch症候群診断のフローチャート
文献24より引用．

7) Bunse L, et al：Nat Med, doi: 10.1038/s41591-018-0095-6, 2018
8) Shih AH, et al：Cancer Discov, 7：494-505, 2017
9) Intlekofer AM, et al：Nature, 559：125-129, 2018
10) Zuber J, et al：Nature, 478：524-528, 2011
11) Filippakopoulos P, et al：Nature, 468：1067-1073, 2010
12) Delmore JE, et al：Cell, 146：904-917, 2011
13) Hnisz D, et al：Cell, 169：13-23, 2017
14) Sabari BR, et al：Science, 361：pii: eaar3958, 2018
15) Wendt KS, et al：Nature, 451：796-801, 2008
16) Kagey MH, et al：Nature, 467：430-435, 2010
17) Schmitt AD, et al：Nat Rev Mol Cell Biol, 17：743-755, 2016
18) Vian L, et al：Cell, 173：1165-1178.e20, 2018
19) Valton AL & Dekker J：Curr Opin Genet Dev, 36：34-40, 2016
20) Flavahan WA, et al：Nature, 529：110-114, 2016
21) Hitchins MP, et al：N Engl J Med, 356：697-705, 2007
22) Hitchins MP：Nat Rev Cancer, 15：625-634, 2015
23) Barbosa M, et al：Nat Commun, 9：2064, 2018
24) Hitchins MP：Fam Cancer, 15：413-422, 2016
25) Braakhuis BJ, et al：Cancer Res, 63：1727-1730, 2003
26) Curtius K, et al：Nat Rev Cancer, 18：19-32, 2018
27) Asada K, et al：Gut, 64：388-396, 2015
28) Worm Ørntoft MB：Clin Colorectal Cancer, 17：e415-e433, 2018
29) Li B, et al：PLoS One, 11：e0155095, 2016

＜著者プロフィール＞
油谷浩幸：1980年，東京大学医学部卒業．東京大学第三内科助手を経て，'88年，マサチューセッツ工科大学がん研究センターに留学し，分子遺伝学の研究を行う．'94年より第三内科助手，'99年，東京大学先端科学技術研究センター助教授としてゲノムサイエンス研究室を開設し，2001年より同教授．ゲノム技術を用いたゲノム多様性，エピゲノムの解析を通して生命現象の解明をめざしている．

第4章 技術革新・創薬開発

4. ゲノム医療における一細胞解析

鹿島幸恵，鈴木絢子，関　真秀，鈴木　穣

2015年以降，一細胞レベルでのオミクス解析技術は急速に発展，普及している．特に，がんに関連する分野は多くの割合を占めており，がん治療抵抗性に関与するinter-tumor heterogeneity（腫瘍間不均一性）やintra-tumor heterogeneity（腫瘍内不均一性）の解明や，CTC（circulating tumor cell）のような稀少な細胞集団の解析への利用も進んでいる．一方で，技術的あるいはデータ解釈における問題点や，臨床応用に向けた課題も多く存在する．本稿では，筆者らの取り組みも含めながら，一細胞解析の現状と展望について概説する．

はじめに

　単一細胞レベルでのゲノム・トランスクリプトーム解析に関する報告は増加しており，特に，がんに関連する分野を中心に広がりを見せている[1]．がん治療抵抗性のメカニズムの解明から，臨床応用に向けた技術開発まで，次々と新たな成果が報告されている．本邦でも，がん分野は一細胞解析を用いた論文において大きな割合を占める．一方，利用が増えるにつれて明らかになった技術面やデータ面での課題も存在する．本稿では，一細胞解析技術の発展，データ解析，がん研究での利用について述べたい．

[略語]
CTC：circulating tumor cell
PBMC：peripheral blood mononuclear cell
　（末梢血単核球細胞）
scRNA-seq：single-cell RNA-seq
　（シングルセルRNA-seq）

1 解析技術の発展

　一細胞解析は，がん，発生，免疫など，異なる状態の細胞を含む不均一な細胞集団を解析するうえで有用である．例えば，PBMC（peripheral blood mononuclear cell：末梢血単核球細胞）のシングルセルRNA-seq（scRNA-seq）データを解析すると，末梢血中に含まれるT細胞，B細胞，単球・マクロファージといったさまざまな免疫細胞における個々の遺伝子発現パターンを解析することができる（図）．

　一細胞解析の普及は，解析プラットフォームの発展に依存する部分が大きい．特に，C1（Fluidigm社）やChromium（10x Genomics社）をはじめとするscRNA-seqの自動化プラットフォームは，一細胞解析を容易にした（表）．それぞれのプラットフォームは，細胞分離手法，逆転写・増幅反応系などが多様であり，解析可能細胞数，遺伝子数も異なる．用いる細胞種や研究の目的に応じて，解析に適したプラットフォーム

Single cell analysis in genome medicine
Yukie Kashima/Ayako Suzuki/Masahide Seki/Yutaka Suzuki：Department of Computational Biology and Medical Sciences, Graduate School of Frontier Sciences, The University of Tokyo（東京大学大学院新領域創成科学研究科メディカル情報生命専攻）

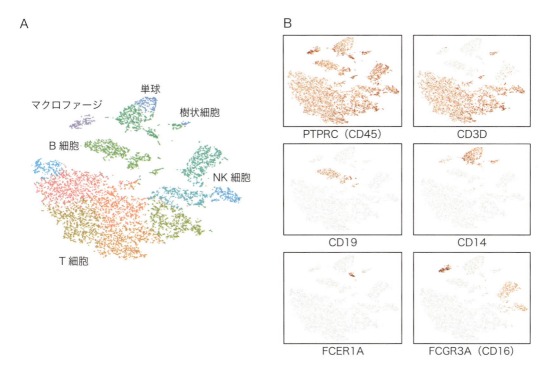

図　scRNA-seqデータ解析例
PBMCにおける8,176細胞のscRNA-seqデータ．tSNEプロットをLoupe Cell Browser（10x Genomics社）にて可視化しており，各プロットは1細胞を示している．**A)** クラスタリング結果．13クラスターに分けられており，それぞれの色が各クラスターを示す．**B)** マーカーの発現パターン．代表的なマーカー遺伝子の発現量を色で示している．

表　現在販売されている主なscRNA-seqプラットフォーム

システム	提供元	解析細胞数	特徴
C1 Single-Cell Auto Prep システム（C1）	Fluidigm社	96および800	マイクロフリューディクス
ddSEQ	Bio-Rad社/illumina社	数百	マイクロドロップレット
ICELL8	タカラバイオ社	～1,800	マイクロウェル
Rhapsody	BD社	～10,000	マイクロウェル；ターゲットシークエンス
Chromium	10x Genomics社	500～10,000	マイクロドロップレット

を選択する必要がある．筆者らの研究グループでは，異なる2つのscRNA-seqプラットフォームを組合わせて，抗がん剤刺激をした肺腺がん細胞株の一細胞トランスクリプトーム変動を解析する手法を提案している[2]．scRNA-seq自動化プラットフォームの多くは，初期投資やランニングコストが非常に高い．これに対し，2015年にMacoskoらやKleinらが発表した微小液滴技術を利用した一細胞解析では，技術の習得が必要であるものの，数十細胞からはじまった一細胞レベルでのトランスクリプトームの解析対象を数千細胞まで増やしたうえに，実験コストを大幅に減少させた[3)4)]．解析可能細胞数はさらに増加し，数万細胞を解析した論文も報告されている[5]．従来の一細胞解析では，そのシークエンス深度ゆえに解析が困難であるという問題点もあげられていたが，近年の報告では，改善もみられる．2018年にHanらが報告したMicrowell-seq

では，微小区画に各細胞を入れ一細胞化するシンプルなシステムであるが，シークエンス深度によっては一細胞あたり平均6,500遺伝子，55,000タグを検出可能である[6]．当該論文でHanらは，細胞種横断的な一細胞トランスクリプトームデータのカタログ，いわゆるcell atlasの1つであるscMCA（single-cell mouse cell atlas）の構築を行った[6]．Cell atlasは，これまでに複数の報告があり，RosenbergらはSPLiT-seqを用いてマウス脳から，ParkらはChromiumを用いてマウス腎臓（57,979細胞）から，それぞれ構築を行っている[7] [8]．

解析細胞数を増やすだけでなく，エピゲノムやプロテオームといった多階層にわたる一細胞解析もされている．Mulqueenらは，SPLiT-seqと同様に特異的なバーコードより細胞を区別したうえで，一細胞レベルでのDNAメチル化を解析するsci-METとよばれる解析技術を報告している[9]．また，PetersonらおよびStoeckiusらは，それぞれREAP-seq，CITE-seqと名付けられた方法で，一細胞におけるRNA-seqとプロテオーム解析を行う方法を報告している．REAP-seqに関しては，コピー数多型・異常や点変異の検出にまで利用を拡大することが期待されている．一細胞多層オミクス解析はさらに広がり，新たな知見をもたらすと考えられる[10] [11]．

② 一細胞データ解析の課題

一細胞解析の普及につれ，数多くの論文発表がなされ，DDBJやNCBIなどの公共データベースにおける公開シークエンスデータの集積が進んできた．これら一細胞シークエンスデータを扱うためには，データの特徴を理解したうえで，情報解析を行う必要がある．ここでは，一細胞シークエンスデータの課題として，情報の希薄さとバッチエフェクトに注目したい．

scRNA-seqデータはプラットフォームによっては数千細胞の全トランスクリプトームパターンを一度に取得することができる．しかし，一細胞あたりに割り当てられるシークエンスリード数が少なく，検出できるmRNAコピー数および遺伝子数は，通常のバルクRNA-seqよりはるかに少なくなることが多い．得られる遺伝子発現データは，次元数（ここでは遺伝子数）

が多いにもかかわらず，ゼロが数多く並ぶ疎なデータとなり，解析には工夫が必要となる．近年こうしたdropoutを補完（imputation）し，次元削減やクラスタリング，実際の発現量を推測する手法が次々と開発されている．例として，ZINB-WaVE[12]やCIDR[13]，scImpute[14]などがあげられる．

実験日や解析プラットフォームの異なる複数のバッチのデータを取り扱う際には，バッチエフェクト※の回避が必須となる．誤った解釈を避け，より正確に結果を解釈するため，バッチエフェクトの補正が不可欠である．補正の手段としてL/S adjustment method，あるいはmatrix factorization methodに基づくアルゴリズムがあり，それぞれメリットとデメリットが存在している[15]．これまでscRNA-seqデータに対するバッチエフェクト対処法は存在せず，バルクRNA-seqのパッケージが利用されていた．Haghverdiらは，Gaussian kernelを利用したMNNs（Mutual Nearest Neighbors）とよばれるscRNA-seqデータに適した方法を報告した．MNNsは，バッチ間で共有している細胞集団が少なくとも1つ必要であること，コントロールとして使える集団が1つしかない場合には正確性が不十分であること等の弱点も示唆されているが，既存の方法であるlimmaやComBatを使用した場合よりも，ロバストな結果を得られることが示されている[16]．また，データの統合に関してもいくつかの報告がされている．Kiselevらは，新たに得られたscRNA-seqのデータセットを既存のデータセットへと付加するために，scmapとよばれる方法を提案している．Scmapは，高速でのデータ処理を可能とし，公開データを用いた検証でもその有用性が示されている．しかし，Drop-seqのようなシークエンス深度の浅いデータには不向きであることも示唆されており，用途には制限がある[17]．このように，データ解析においてはいまだ課題が残る．今後の大規模解析に向けて，さらなる情報学的アプローチの発展が期待される．

※ バッチエフェクト（batch effect）

実験環境によるデータの変動，異なるプロトコール，異なるプラットフォームを使用した結果，あるいは同じ実験方法でも異なるオペレーターによる実験，異なるロットの試薬を使用することによって生じるデータの変動．

3 一細胞解析のがん研究への応用

1）がん研究への応用〜CTCの解析

　がん研究においては，不均一性の解明と稀少な細胞集団の検出が可能になるということから，一細胞解析が重要視されるようになりつつある．非侵襲での治療経過モニタリングを可能にすることから，早期診断における有効なマーカーとして注目を集めているCTC（circulating tumor cell）も解析対象に含まれる．Labibらは，CTCの検出を行う手段として一細胞mRNA cytometry（single-cell mRNA cytometry）という新たな技術を報告している．一細胞mRNA cytometryでは，一細胞レベルで特定のmRNAの検出を行うことで，PBMCからCTCの検出を行う．現在の検出感度のままでは10人の患者のうち4人のサンプルからしかCTCを検出できなかったことや，初期ステージのがん患者検体でのさらなる検証が必要であることなど課題も存在するが，臨床への応用に向けて期待される[18]．CTCを利用した治療抵抗性に関するメカニズムの解明というような基礎研究も報告されている．Miyamotoらは，CTCを用いたエンザルタミド治療抵抗性のメカニズムの解明にscRNA-seqを利用した．13人の前立腺がん患者においてエンザルタミド治療を受けた群と受けていない群のCTCを比較した結果，Wntパスウェイが治療抵抗性に関与する可能性が示唆された[19]．

　サンプル調整方法に関しても報告が存在する．CTCは稀少な細胞であるため，その解析を行うためには，サンプルをすぐに処理することや，安定化させることが必要になる．Wongらの論文では，CTCをRNA-seqやRT-qPCRを行うことが可能な状態のまま72時間まで保存する手段が提案された[20]．

2）がん研究への応用〜抗がん剤メカニズムの解析

　近年注目を集めている免疫チェックポイント阻害薬の機序を一細胞解析で解明しようという試みもある．免疫チェックポイント阻害薬の1つである抗PD-1抗体は，進行したがんにおいても効果を示す一方で，奏効を示すのは30％程度の患者に限られることが知られている．Takeuchiらの論文では，4名の悪性メラノーマ患者（2名は抗PD-1抗体nivolumabの効果あり，残り2名はなし）におけるPBMCをCyToF（Fluidim社）により解析した．抗PD-1抗体適用の判断に使用

できるようなバイオマーカーは同定できなかったものの，抗PD-1抗体の効果がある患者群においては，特定のT細胞集団が治療中に増加することが明らかにされた[21]．また，CyToFを利用したメラノーマ患者に対する抗PD-1抗体治療の検証は，他にも報告がある．Kriegらの論文では，治療前後でのT細胞の構成の解析から，$CD14^+CD16-HLA-DR^{hi}$単核球の頻度が，無増悪生存期間そして全生存期間の強力な予測因子となることを示唆した[22]．

　このように病態あるいは薬剤耐性メカニズムの解明，そして臨床での利用も含め，一細胞解析は，がん研究で今後も重要な役割を果たすと考えられる．

4 広がる一細胞解析研究と課題

　現在，世界的に数多くの研究グループが，がん，免疫，発生などさまざまな研究領域にて一細胞解析技術を駆使した解析を行っている．Human Cell Atlasコンソーシアムでは，ヒトのすべての細胞種の一細胞解析を行うことをめざして，一細胞解析技術を有した研究者による国際的な共同研究を推進している（https://www.humancellatlas.org/）[23]．最先端の実験技術・情報解析ツールや得られたデータのシェアが期待されている．

　国内でも一細胞解析技術を駆使したさまざまな研究プロジェクトが実施されている．産学官共同創薬研究「GAPFREE2」では，国立がん研究センター東病院と製薬企業3社によるがんの一細胞解析が進められている．免疫チェックポイント阻害剤投与前後のがん組織（がん細胞および腫瘍浸潤免疫細胞）をscRNA-seq解析し，免疫チェックポイント阻害剤の作用解析を通じた新規創薬や治療開発をめざしている（国立がん研究センター東病院ホームページ；https://www.ncc.go.jp/jp/ncce/division/clinical_research_support/gapfree2.pdf）．

おわりに

　一細胞解析は，がんの病態メカニズムや治療抵抗性のメカニズムの解明に重要な役割を果たすという当初

の期待通り，すでに数多くの新たな知見が得られている．一方で，その報告のほとんどは基礎研究に偏っており，臨床研究への応用にはまだ課題も多く存在している．しかし本邦でもより臨床的な研究への利用がはじまっており，今後の展開に大いに期待したい．

文献

1）Wang Y & Navin NE：Mol Cell, 58：598-609, 2015
2）Kashima Y, et al：Sci Rep, 8：3482, 2018
3）Macosko EZ, et al：Cell, 161：1202-1214, 2015
4）Klein AM, et al：Cell, 161：1187-1201, 2015
5）Gierahn TM, et al：Nat Methods, 14：395-398, 2017
6）Han X, et al：Cell, 172：1091-1107.e17, 2018
7）Rosenberg AB, et al：Science, 360：176-182, 2018
8）Park J, et al：Science, 360：758-763, 2018
9）Mulqueen RM, et al：Nat Biotechnol, 36：428-431, 2018
10）Peterson VM, et al：Nat Biotechnol, 35：936-939, 2017
11）Stoeckius M, et al：Nat Methods, 14：865-868, 2017
12）Risso D, et al：Nat Commun, 9：284, 2018
13）Lin P, et al：Genome Biol, 18：59, 2017
14）Li WV & Li JJ：Nat Commun, 9：997, 2018
15）Yi H, et al：Bioinformatics, 34：1141-1147, 2018
16）Haghverdi L, et al：Nat Biotechnol, 36：421-427, 2018
17）Kiselev VY, et al：Nat Methods, 15：359-362, 2018
18）Labib M, et al：Nat Chem, 10：489-495, 2018
19）Miyamoto DT, et al：Science, 349：1351-1356, 2015
20）Wong KHK, et al：Nat Commun, 8：1733, 2017
21）Takeuchi Y, et al：Int Immunol, 30：13-22, 2018
22）Krieg C, et al：Nat Med, 24：144-153, 2018
23）Regev A, et al：Elife, 6：pii: e27041, 2017

参考図書

◇ 「実験医学別冊 最強のステップUPシリーズ シングルセル解析プロトコール」（菅野純夫/編），羊土社，2017
◇ 「実験医学増刊 がん不均一性を理解し，治療抵抗性に挑む」（谷内田真一/編），羊土社，2018

＜筆頭著者プロフィール＞
鹿島幸恵：2013年東京医科歯科大学医学部保健衛生学科卒業．'15年，東京大学新領域創成科学研究科修士課程修了，'18年同博士課程修了，博士（医科学）．博士課程から一細胞解析を用いた研究に取り組んでいる．

第4章 技術革新・創薬開発

5. 腫瘍環境の網羅的免疫ゲノム解析

加藤洋人，石川俊平

> がん環境における潜在的な抗腫瘍免疫の活性化を利用したがん治療法に期待がかかっている．
> がんに浸潤するリンパ球はさまざまながん抗原に対する獲得免疫系の担い手であり，がん免疫
> 療法の直接的なプレーヤーである．次世代シークエンス（NGS）の技術革新によって，腫瘍環
> 境に存在するリンパ球レパトアについてのシングルセル解析を含む詳細なプロファイリングが
> 可能になり，リンパ球の個性に着目した獲得腫瘍免疫の全体像や特性をより深く捉えることが
> できるようになった．本稿では新しい免疫ゲノム解析について概括し，実際のデータをもと
> に，ゲノム解析を基盤とした腫瘍免疫の研究方法と将来への展望について紹介する．

はじめに

　がんなどのさまざまな疾患の病態生理に免疫現象が
寄与していることがわかり，疾患試料の詳細な免疫学
的プロファイリングが求められるようになった．特に
がん領域では免疫療法の応用が進むにつれて，がん環
境の獲得免疫系の動態に興味が集まっている．がんに
浸潤するリンパ球は何らかのがん抗原を認識して集簇
していると考えられ，がん浸潤リンパ球の抗原受容体
レパトア[※1] を明らかにすることによって，がん免疫の
全体像や意義に迫ることができる．次世代シークエン
スによってリンパ球集団の抗原受容体レパトアを包括
的に捉える手法を「免疫ゲノム解析[※2]」という．近年
の次世代シークエンスの技術革新と低価格化によって，
このような免疫ゲノム解析は今後ますます汎用性をも
つことになると考えられる．本稿では，免疫ゲノム解
析の総論を述べ，具体的な免疫ゲノム解析の研究例を

[略語]
Ab：antibody（抗体）
ADCC：antibody dependent cellular cytotox-
icity（抗体依存性細胞傷害活性）
CDR：complementarity determining region
（相補性決定領域）
SHM：somatic hypermutation（体細胞超変異）
TCR：T-cell receptor（T細胞受容体）

※1　レパトア（Repertiore）

リンパ球は，一つひとつの細胞で抗原受容体遺伝子座の遺伝
子再構成が起こることによって膨大な多様性を獲得するきわ
めてヘテロな細胞集団である．B細胞では抗原刺激などをきっ
かけとしてさらにsomatic hypermutationやクラススイッ
チが起こることで，10^{13} ともいわれるダイバーシティを獲得
する．ある個人やある組織（腫瘍部や正常部といった試料）
における抗原受容体構成の全体像のことをレパトアという．

※2　免疫ゲノム解析

リンパ球レパトアの配列情報を次世代シークエンサーなどで
網羅的に取得し，その意義を解析することを免疫ゲノム解析
という．mRNAあるいはDNAを鋳型としたTCRおよび免疫
グロブリン可変領域のampliconシークエンスという方法を
とることが多い．

Global immunogenetic profiling for tumor microenvironments
Hiroto Katoh/Shumpei Ishikawa：Department of Genomic Pathology, Medical Research Institute, Tokyo Medical and
Dental University（東京医科歯科大学難治疾患研究所ゲノム病理学分野）

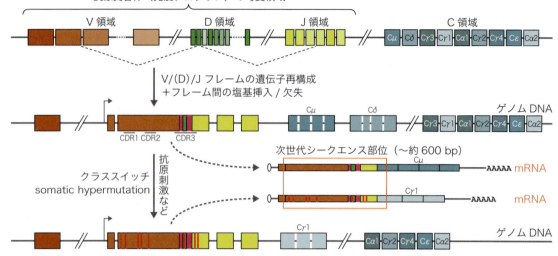

図1　免疫ゲノム解析
免疫グロブリン重鎖を例として，抗原受容体遺伝子の遺伝子再構成を示す[2]．抗原受容体遺伝子は多数のcoding regionを含むV/(D)/J領域からなる構造を有する．一つひとつのリンパ球で遺伝子再構成が起こることによって，V/(D)/J領域から1つずつのcoding regionが選択され，各リンパ球がそれぞれ異なる抗原受容体遺伝子を有することになる．B細胞では，抗原刺激などによってさらにsomatic hypermutationやクラススイッチが起こるため，さらに多彩なダイバーシティを獲得する．このようにして形成される抗原受容体可変領域のほぼ完全長（〜600 bp）を次世代シークエンサーによって網羅的に解読することができる．文献2をもとに作成．

紹介する．

1 免疫ゲノム解析とは

リンパ球は，一つひとつの細胞で抗原受容体遺伝子座の遺伝子再構成が起こることによって膨大な多様性を獲得するヘテロ細胞集団である[1]．B細胞では抗原刺激などによってさらにsomatic hypermutation[※3]やクラススイッチが起こり，10^{13}以上のダイバーシティを獲得する[1]．このようなきわめて多彩な抗原受容体レパトアを包括的に捉えることは，従来のクローニング法などでは困難であり，次世代シークエンスによってこそ可能になった[2,3]．免疫ゲノム解析の概略を図1に示す．例えば免疫グロブリン重鎖では，V/D/Jの遺伝子再構成によって形成された可変領域を，V領域先端とC領域（あるいはJ領域末端）をターゲットとした多数のプライマーペアによって増幅し，ampliconシークエンスを実施する．mRNAを鋳型とした増幅とゲノムDNAを鋳型とした増幅の2つの方法があるが，前者ではC領域を含むほぼ全長のシークエンス解読が可能であり，免疫グロブリンのサブタイプ（IgGやIgMなど）などを含むより次元の高いデータを取得することが可能である．その一方で，後者では各細胞が有する1コピーの抗原受容体遺伝子を正確にカウントできることから，試料中のクローンサイズの正確な定量が可能であるなど，おのおのに長所と短所がある．また，臨床試料から抽出した核酸を鋳型としてシークエンスを行う場合は，TCRのα鎖とβ鎖および免疫グロブリンの重鎖と軽鎖を別個の反応でシークエンスすることになるため，ある組織に存在するリンパ球のα/βおよび重鎖/軽鎖の正確なペアを確定することは，一部のきわめてドミナントなクローン以外では困難である．近年ではドロップレット・エマルジョンなどを利用し

> **※3　somatic hypermutation（SHM）**
> 免疫グロブリン可変領域では，遺伝子再構成の後に，抗原刺激などを契機として特にCDR領域に体細胞変異が生じる．SHMによって多彩なB細胞サブクローンが生まれ，抗原に強い親和性を獲得したサブクローンほど多く増殖することによって親和性獲得が起こる．胚中心で起こるとされているが，例外もある．

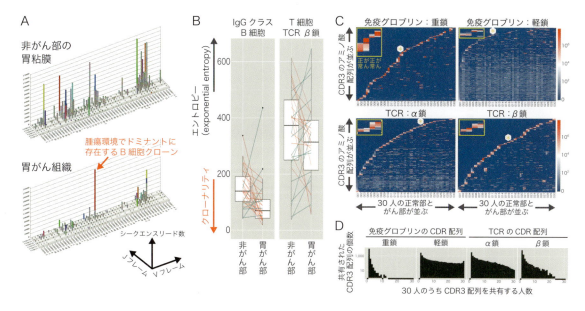

図2　びまん型胃がんにおける免疫ゲノム解析の全体像
A) 胃がん症例の免疫ゲノム解析の例．同一症例の胃がん部と非がん部胃粘膜について，存在するB細胞のVフレームとJフレームの使用頻度を図示する．グラフの各色はB細胞クローンを示す．B) 胃がん部と非がん部胃粘膜における免疫グロブリン重鎖とTCRβのクローナリティを示す．下に向かうほどレパトアのクローナリティが高く，リンパ球のクローナルな浸潤を意味する．同じ症例が線で結ばれており，赤/青の線はがん部でのクローナリティが増加/減少する症例を示す．C) びまん型胃がん30症例について，各種CDR3アミノ酸配列の存在頻度を示す．各行はCDR3クローンのアミノ酸配列によって並べられており，列は30症例のがん部と非がん部が交互に並べられている．✳で示した代表的な症例の拡大図を□に示す．重鎖では個人間での配列の共有がきわめて少ないことがわかる．D) 30人の患者間で共通するCDR3アミノ酸配列の頻度をヒストグラムで示す．重鎖ではCDR3配列の共有がほとんどない．A〜Dいずれも文献9より引用．

たシングルセルmRNAシークエンスが実用化されており，リンパ球クローンの正確な定量と可変領域の全長シークエンスおよびα/βや重鎖/軽鎖のペアの確定が同時に可能になっている．シングルセル・シークエンスについては低価格化に期待したい．

2　免疫ゲノム解析を用いた腫瘍免疫研究

がん領域の免疫ゲノム解析については，TCRとの関連がよく研究されている．Choudhuryらは，膀胱がんの免疫ゲノム解析によって，遺伝子変異数が多いほどT細胞のクローナルな浸潤が目立つこと，TCRのクローナリティが高いほど再発率が低いことなどを見出した[4]．Inoueらは抗PD-1抗体投与前後のメラノーマの解析によって，奏効例の治療後組織ではTCRのオリゴクローナルな増殖がみられることを報告した[5]．さらに，Parkらの乳がんに対するネオアジュバント化学療法に

おけるTCRレパトアの経時的変化の解析から，奏効性判断の予測因子としてのレパトアの有用性が示唆された[6]．Rohらは，メラノーマにおいて，よりクローナルなTCRレパトアを呈する症例の方がPD-1抗体に奏効性を示す一方で，CTLA-4抗体への反応性は弱いことを報告した[7]．免疫ゲノム解析が，免疫チェックポイント阻害剤や化学療法の奏効性や介入ポイントの予測因子として応用されることが期待される．さらに，がんゲノム解析から予測されるneo-antigenとTCRレパトアの統合解析によって，ゲノム解析を基盤としたPrecision Medicineの道筋が見えてくることを期待している[8]．

3　胃がんにおける免疫ゲノム解析の例

筆者らは，さまざまな亜型の胃がんのうち特にびまん型胃がん（スキルス胃がん）においてB細胞浸潤が目

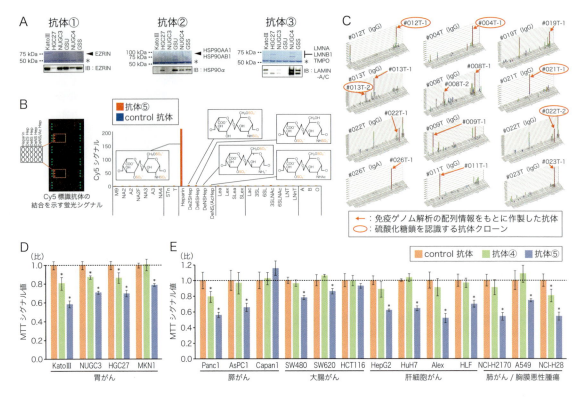

図3 主要な液性腫瘍免疫抗原としての硫酸化グリコサミノグリカン

びまん型胃がん30症例の免疫ゲノム解析によって明らかになった腫瘍特異的かつドミナントな免疫グロブリン・クローンの代表例5つについて解析した．**A)** 5つの抗体のうち3つについてはおのおのタンパク質抗原が同定された．いずれもさまざまな細胞に豊富に存在する細胞内タンパク質であり，がん細胞から逸脱した自己抗原的タンパク質に対する自己免疫的反応の可能性が考えられた．**B)** 残り2つの抗体については，糖鎖アレイを用いた抗原探索によって，それらのいずれもが硫酸化糖鎖を認識する抗体であることがわかった．糖鎖アレイのCy5シグナルを併せて示す．**C)** がん部特異的かつドミナントな免疫グロブリン・クローンをさらに追加作製して検討したところ，合計14抗体のうち5抗体が硫酸化糖鎖を認識するものであった．**D, E)** 筆者らが同定した抗硫酸化グリコサミノグリカン抗体のうち複数のものが，胃がん細胞株だけでなくさまざまながん種の細胞株に対して有意な増殖抑制効果を呈した．＊：$p<0.05$（t-test）．A〜Eいずれも文献9より引用．

立つことを見出しており[9]，びまん型胃がんの免疫ゲノム解析を行ったのでこの結果について紹介する（**図2**）．

免疫グロブリン・レパトアの全体像を俯瞰すると，特にIgGクラスのB細胞でがん部でのオリゴクローナルな浸潤が目立つ（**図2**）．びまん型胃がんの患者間におけるレパトアの共通性についてみると，軽鎖については多くのCDR3（※4参照）配列が複数の個人間で共通してみられた（public clone）のに比較して，重鎖ではほぼその個々人にしかみられないprivate cloneといえるパターンを呈した（**図2**）．がんにおいては個人間を超えた同一のTCRクローンが一定の頻度で同定されることと対照的であり[10]〜[12]，たとえ認識するがん抗原が同一でも個人間でそれに反応する免疫グロブリン構造は異なっている可能性が高い．

免疫グロブリンのシークエンス情報は，それをもとにして抗体として発現・精製することが可能であり，

> **※4 CDR（complementarity determining Region）領域**
> TCRや免疫グロブリンなどの抗原受容体可変領域のなかで，抗原物質と直接コンタクトする部位である．抗原特異性に大きく寄与する重要な部分であり，遺伝子再構成によって膨大なダイバーシティを獲得する（相補性決定領域といわれる）．CDR1〜3があるがCDR3が最も多様性があり抗原特異性への寄与度も大きい．可変領域のCDR領域以外をframe work region（FWR領域）という．

それらの抗原探索を行うことが可能である．筆者らは
がん部できわめてクローナルに存在する免疫グロブリ
ンクローンの代表例を5つ選んでヒトIgG1/κ抗体と
して発現・精製し，抗原物質を探索した．その結果，3
つの抗体についてはEZRIN，HSP90，LAMINの各タ
ンパク質が抗原として同定された（図3）．いずれも細
胞内に豊富に存在する一般的なタンパク質であり，SLE
などの自己免疫疾患の自己抗原としても報告例がある．
他方，残り2つの抗体については，糖鎖アレイを用い
た抗原探索によって，興味深いことにそのいずれもが
硫酸化糖鎖を抗原とするものであることが明らかになっ
た（図3）．これらの抗体はさまざまながん細胞への結
合性を呈し，細胞表面に存在するヘパラン硫酸などの
硫酸化グリコサミノグリカンが抗原と考えられる．が
ん部特異的かつドミナントに存在するB細胞クローン
の再構築抗体を追加作製して検討したところ，合計14
抗体のうち5抗体（約35％）が同様に硫酸化糖鎖に反
応することがわかった（図3）．硫酸化グリコサミノグ
リカンは主要な液性腫瘍免疫抗原といえる．興味深い
ことに，それらの抗硫酸化糖鎖ヒト抗体は，胃がんに
限らずさまざまながん種に対する増殖抑制効果を呈し
た（図3）．がん部特異的に硫酸化グリコサミノグリカ
ンに対する液性免疫反応が目立つ理由は不明であるが，
ヘパラン硫酸プロテオグリカンはFGFやHGFなどの
増殖因子をキャプチャーして受容体との物理的な架け
橋となることが知られており[13]，抗体の増殖抑制効果
についてはこのようなメカニズムへの阻害作用が関係
しているかもしれない．

このように，免疫ゲノム解析を基盤として新しいが
ん抗原の同定が可能であることが示された[9]．また，得
られた配列情報そのものが抗腫瘍抗体としての応用可
能性を有しており，臨床応用性も高いと考えられる．

おわりに

臨床サンプルを用いた免疫ゲノム解析の射程範囲は
今後ますます広がっていくことが期待される．がん領
域だけでなく，自己免疫疾患やアレルギー反応，臓器
移植や免疫不全をはじめとするさまざまな免疫病態に
おける免疫ゲノム研究が展開されることによって，免
疫系の分子メカニズムおよび分化・発生に関する本態
的理解がより深まることが期待される．また，免疫ゲ
ノム解析にもとづく治療法の選択や治療効果のモニタ
リングなどが可能になれば，Precision Medicineにも
大きく役立つと考えられる[8]．

文献

1）「Janeway's immunobiology 9th edition」（Murphy K & Weaver C, eds），GARLAND SCIENCE, 2017
2）Calis JJ & Rosenberg BR：Trends Immunol, 35：581–590, 2014
3）Yaari G & Kleinstein SH：Genome Med, 7：121, 2015
4）Choudhury NJ, et al：Eur Urol Focus, 2：445–452, 2016
5）Inoue H, et al：Oncoimmunology, 5：e1204507, 2016
6）Park JH, et al：Int J Oncol, 49：471–478, 2016
7）Roh W, et al：Sci Transl Med, 9：pii: eaah3560, 2017
8）加藤大悟，中村祐輔：実験医学，35：529–535，2017
9）Katoh H, et al：Cell Rep, 20：1073–1087, 2017
10）Shugay M, et al：Nucleic Acids Res, 46：D419–D427, 2018
11）Munson DJ, et al：Proc Natl Acad Sci U S A, 113：8272–8277, 2016
12）Beausang JF, et al：Proc Natl Acad Sci U S A, 114：E10409–E10417, 2017
13）Knelson EH, et al：Trends Biochem Sci, 39：277–288, 2014

＜著者プロフィール＞

加藤洋人：2002年東京大学医学部卒業．国立がん研究セ
ンター研究所病理部・ゲノム構造解析プロジェクト研究員，
米国ミシガン大学博士研究員，北海道大学遺伝子病制御研
究所助教を経て，'13年より現職．'15年よりJSTさきがけ
研究者兼任．専門はゲノム病理学．

石川俊平：2000年東京大学医学部卒業．東京大学先端科
学技術研究センターゲノムサイエンス部門特任助手，東京
大学大学院医学系研究科人体病理学・病理診断学分野助教
および准教授を経て，'13年より現職．専門はゲノム科学・
病理診断学・バイオインフォマティクス．

第4章 技術革新・創薬開発

6. がんゲノム解析での 長鎖シークエンサー活用法

森下真一

がんゲノムにおいては染色体構造異常が古くから知られており，その結果生じる融合遺伝子も数多く報告されている．染色体の構造異常を発見するには，古くはFISH法が利用されていた．次世代型（ショートリード）シークエンサーが普及した後は，転写物をシークエンシングするRNA–Seqが融合遺伝子の検出に幅広く用いられている．近年は長鎖DNA断片（1万塩基対以上）を解読する長鎖DNAシークエンサーを利用して，構造異常を起こしているDNA配列部分を詳細に分析するアプローチも活用されている．本稿ではそのような例について解説する．

はじめに

　がんゲノムにおける最初の融合遺伝子の例として広く知られているのは，慢性骨髄性白血病（CML）で発見された9番染色体および22番染色体の転座から生まれる*BCR*と*ABL1*の融合遺伝子である．その後，多様ながんにおいて発がんに関与する融合遺伝子が多数報告されてきている[1]．融合遺伝子は1塩基変異に比べて1桁少ないと見積もられているものの[2]，2018年現在までに報告されたがんに関連する融合遺伝子の数は約21,000にも達する（Mitelman Database of Chromosome Aberrations and Gene Fusions in Cancerによる）[3]．

[略語]
ALL：acute lymphocytic leukemia
　　（急性リンパ性白血病）
CML：chronic myelogenous leukemia
　　（慢性骨髄性白血病）

　融合遺伝子を生み出すメカニズムとして，染色体間の転座，染色体内の逆位，染色体内の領域欠損，トランスポゾン挿入などがある．DNAを直接配列決定するシークエンサーが普及する以前は，FISH法により染色体を直接観測する方法が活用されていた．2007年以降，次世代型シークエンサーが普及した後は，RNA–Seq技術により融合遺伝子を網羅的に探索することが可能になった．すなわちmRNAをDNAへアライメントして，離れた位置の遺伝子が融合しているかどうかを調べることで，融合遺伝子を検出する．この結果，多数の融合遺伝子の候補が描出されるようになり，専用のソフトウェアプログラム（STAR，MapSplice2，TopHat2）が利用可能である[4]．

1 長鎖DNAシークエンシングの活用

　RNA–Seqではショートリード（100塩基対程度の短いDNA断片の配列）を解読する．類似したスプライ

Long read sequencing for analyzing cancer genomes
Shinichi Morishita：Department of Computational Biology and Medical Sciences, Graduate School of Frontier Sciences, University of Tokyo（東京大学大学院新領域創成科学研究科メディカル情報生命専攻）

ス変異が複数存在する場合には，おのおのの変異を区別することが困難な場合が多い．この弱点を補うため，mRNAをcDNA化し，その全長を長鎖DNAシークエンシングにより解読する手法ISO-Seqが，Pacific Biosciences社のSMRTシークエンシングにより最初に実現された[5]．長鎖DNAシークエンシングとは，一般に1万塩基対以上のDNA断片の配列を解読したロングリードを出力できる手法である．この結果，例えばBCR-ABL1を含む多様な融合遺伝子のスプライス変異が報告されている[6]．このように融合遺伝子を探索するには，RNA-SeqやISO-Seqが活用されている．

さて，融合遺伝子の候補を見つけた後，どのような染色体異常が融合遺伝子を生み出しているか？転座・削除・逆位がどの位置で起こっているか？などの正確な情報がさらに知りたい場合には，融合遺伝子をコードするDNA領域をシークエンシングする必要がある．融合が生じているゲノム上の位置が，くり返し配列を含まず，DNA全体のなかで位置をショートリードで特定できるのであれば，ショートリードでも十分な情報が得られる．一方，くり返し配列（例えばトランスポゾン）が挿入されて融合遺伝子が生まれている場合には，くり返し部分がDNAのどの位置に由来するかを決めることは，短いショートリードでは曖昧であり困難になることが多い．このような場合には，くり返し配列を一部分として含み，かつその周辺配列がDNA中で位置を特定できるほど十分な位置情報を含むロングリードが，融合遺伝子領域を決定するのに有効になる．

一例として，青年期に発病する急性リンパ性白血病に特徴的な融合遺伝子のDNA領域を紹介する[7]．これは，IGH（免疫グロブリンH鎖）遺伝子にくり返し配列D4Z4が挿入された融合遺伝子であり，罹患者のB細胞からRNA-seqを使って間野研究室が発見した．D4Z4はDUX4遺伝子を含むゲノム領域であり，融合遺伝子DUX4-IGHはマウスのpro-B細胞で発現させるとB細胞性白血病となる．D4Z4は約3,300塩基の領域で，4番染色体のテロメアの近傍に縦列的に（タンデムに）くり返し，11～150コピー存在する．多数の重複のため，融合遺伝子DUX4-IGHのゲノム領域を決めるには，D4Z4だけでなくその周辺領域を含んだロングリードが有効であった．詳しくはD4Z4が1.5コピー（4,663塩基）挿入したIGHJ4コード領域を包含

するPacBioリード（長さ1万塩基以上）を3本使い，融合遺伝子ゲノム領域を確認した（**図1**）．

この例が示すように，Pacific Biosciences社とOxford Nanopore Technologies社の長鎖DNAシークエンシング技術は，新しい融合遺伝子のDNA領域を決めるのに有効な手段である．しかし共通の問題点を3つ抱える．1つは塩基読みとりのエラー率が高く，15～20％程度あるため，何らかの方法で補正する必要がある．2つ目は，10 μg程度のDNA量が必要となる．3つ目は，2018年現在の状況では，ショートリードと比べてコストが1桁高い点である．

2 10X Chromiumによる構造変位検出

これらの問題点を回避するアプローチとして2018年現在愛用されている手法を紹介する．この方法は，まず，各相同染色体を比較的長く断片化（例えば10万塩基）する．その後，各DNA断片を別々に識別するほど分解能のある短い配列（タグ）を用意する．例えば長さ10塩基あれば4^{10}（＝約100万）個のタグを生成できる．ただし，実用化するにはエラー補正できるように多少冗長に長めのタグをつくる．次に各断片を分離し，識別タグを付与した後に，ショートリードとして解読する．すると各ショートリードは，各断片を識別するタグを含んでいるので，どの断片由来であるか決定できる．さらに，ショートリードを標準ヒトゲノムへとアライメントすると，長いDNA断片ごとに，それらが転座・削除・逆位・トランスポゾンを含んでいるかどうか？などの情報を復元できる．ショートリードの塩基精度は98～99％程度ときわめて高いため，DNA断片がどちらのハプロタイプ由来かまで判定することも可能である．したがって，構造変異がホモ接合かヘテロ接合かも判定できる．

このように，相同染色体を希釈して分離し，ハプロタイプ別にタグを付与するアイデアは2012年に提案された[8]．10X Genomics社のChromiumはこのアイデアを発展させ，5 ng程度のDNA量から出発し，ショートリードのコストで配列を決定することが可能である．この10X Chromiumを用いて，乳がんの全ゲノムを解析し，染色体領域のコピー数増加をもたらす新規の構造異常（相同染色体間の転座）を同定した例

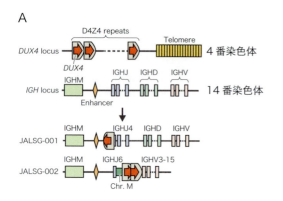
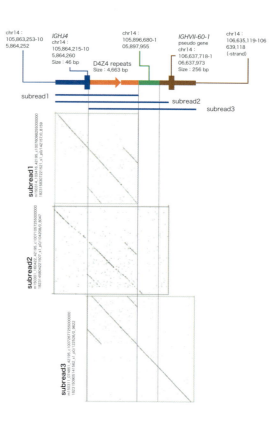

図1 長鎖DNAシークエンシングが融合遺伝子DNA領域の解読に有用な例

A) 青年期（15〜39歳）に発病するacute lymphocytic leukemia（ALL，急性リンパ性白血病）に特徴的な融合遺伝子．罹患者のB細胞で，*IGH*（免疫グロブリンH鎖）遺伝子にくり返し配列D4Z4が頻繁にみつかる．D4Z4は4番染色体のテロメア周辺にあり，*DUX4*遺伝子を含む．*DUX4–IGH*融合遺伝子はがん遺伝子であり，マウスのpro–B細胞で発現させるとB細胞性白血病となる．**B)** 融合遺伝子のDNA領域を3本のPacBio RS IIのsubread（約1万塩基）で被覆した例．下の3つのdot plotはsubread 2がD4Z4の重複を真に含んでいること，D4Z4周辺配列は位置を特定できるほど十分に長いことを示している．A・Bともに文献7より引用．

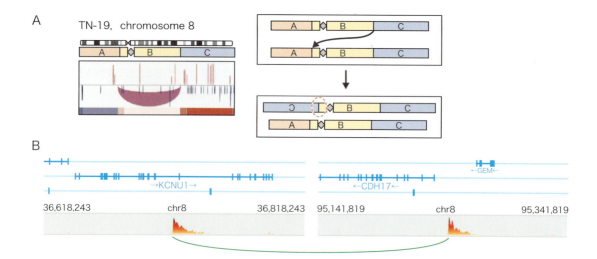

図2 10X Chromiumを使った乳がんのゲノム解析

A) 染色体領域（C）のコピー数増加をもたらす新規の構造異常（相同染色体間の転座）を同定．Chromium Software Suiteを利用．文献9より引用．**B)** 転座した位置の詳細情報．上部は8番染色体で転座を起こしたDNA領域の遺伝子コード情報を表示．下部は転座位置の境界と，それを支持するショートリードの頻度情報を表示．

を，**図2**に紹介する[9]．10X Chromiumは塩基精度，DNA量，コストの面で優れているが，限界もあるので注意しておきたい．例えば長いDNA断片内に，その内部でくり返す配列が含まれている場合を考えよう．ショートリードでシークエンシングするため，ショートリードよりはるかに長いくり返し配列を正確に同定することができない．

おわりに：まとめと将来展望

がんゲノムに特徴的な融合遺伝子が存在するDNA領域を，長鎖DNAシークエンシングにより決定する方法として，Pacific Biosciences社，Oxford Nanopore Technologies社，10X Chromium社のロングリード・シークエンシング技術を紹介した．

本稿では誌面の関係で詳細を紹介できなかったが，注目される技術としてHi-C法がある[10]．Hi-C法は，DNA配列が核内でどのように折り畳まれているかを網羅的に観測する方法として2009年に提案された[11]．一次元のDNA配列上で近接する位置の組（距離をxとする）は，三次元の折り畳み構造においても近傍に配置される傾向にあり，Hi-C法が出力する各組の接触頻度fは距離xと負の相関をもつ．古典的方法で例えるなら，挿入長xのBAC-end pairsが大量にf個得られると考えてよい．この接触頻度情報を使って，ゲノムのcontigをscaffoldingすることも可能であり，また染色体異常の検出も可能になる．10X Chromiumに比べて

Hi-C法は，さらに低いコストであることも魅力であり，今後の発展が期待できる技術である．

謝辞
油谷浩幸先生，間野博行先生，河津正人先生からは共同研究を通じてがんゲノム解析の奥深さを教えていただいています．この場をお借りして，深謝いたします．

文献

1）Mitelman F, et al：Nat Rev Cancer, 7：233-245, 2007
2）Vogelstein B, et al：Science, 339：1546-1558, 2013
3）National Cancer Institute：Mitelman Database of Chromosome Aberrations and Gene Fusions in Cancer Searching the Database. https://cgap.nci.nih.gov/Chromosomes/Mitelman
4）白石友一，他：がん研究におけるRNA-Seq.「実験医学別冊 RNA-Seq実験ハンドブック」（鈴木 穣/編），pp204-211，羊土社，2016
5）Sharon D, et al：Nat Biotechnol, 31：1009-1014, 2013
6）Ardui S, et al：Nucleic Acids Res, 46：2159-2168, 2018
7）Yasuda T, et al：Nat Genet, 48：569-574, 2016
8）Peters BA, et al：Nature, 487：190-195, 2012
9）Kawazu M, et al：PLoS Genet, 13：e1006853, 2017
10）Dudchenko O, et al：Science, 356：92-95, 2017
11）Lieberman-Aiden E, et al：Science, 326：289-293, 2009

＜著者プロフィール＞
森下真一：東京大学教授（大学院新領域創成科学研究科メディカル情報生命専攻，理学部生物情報科学科）．ゲノム解読，バイオインフォマティクス，データベース理論，問い合わせ最適化，データマイニング，アルゴリズム，記号論理学に関心をもつ．

4章 技術革新・創薬開発

| 第4章 | 技術革新・創薬開発 |

7. 臨床医から見たcfDNAの今とこれから

清水　大，三森功士

> 近年のシークエンスおよび解析技術の発展に伴い，リキッドバイオプシーによるクリニカル
> シークエンスの有用性が広く示されてきている．cfDNAは，リキッドバイオプシーツールと
> して最も研究の歴史が長く，その由来細胞の存在診断や，治療を困難にしうる腫瘍内hetero-
> geneity（不均一性）の克服への応用が報告されている．本稿では，診断や治療といった臨床
> 的側面からの視点を中心に，cfDNA研究のこれまでの報告に加え，今後の展望を述べる．

はじめに

　低侵襲でくり返し施行可能であるリキッドバイオプシー[※1]は，近年の技術開発に伴い急速にその重要性を増しており，その報告件数はこの数年で指数関数的に増加している．リキッドバイオプシーの主なターゲットには，cfDNA，CTC，エクソソームなどがあげられる．エクソソームに内包された分子は，特に細胞間伝達ツールとして着目されている[1]．エクソソームには表在インテグリン分子のサブタイプによる臓器向性があり，前転移ニッチ形成に関与する可能性も示されて

いる[2]．しかし，血清から検出されたその由来は，腫瘍細胞，CAF，免疫細胞など，不確かなことが多い．CTCはシングルセル解析技術の進歩とともに，研究・臨床の両面でその重要性が高まっているが，ソーティング法に議論が残ることや，循環血液中で生存しうるという選択バイアスにより真のheterogeneity[※2]を反映しない可能性が課題としてあげられる．それに対してcfDNAの特性は，由来細胞への高い特異性に依拠する「存在診断」への有用性と，腫瘍から漏出したゲノム情報を包括的に解析できることによる「heterogeneity克服」に向けた可能性であると考えられる．

［略語］
CAF：cancer associated fibroblast
　　（がん関連線維芽細胞）
cfDNA：cell free DNA
CTC：circulating tumor cell
　　（血中循環腫瘍細胞）
ctDNA：circulating tumor DNA
　　（血中循環腫瘍DNA）
ddPCR：droplet digital PCR

※1　リキッドバイオプシー
血液をはじめとする体液中に混在する腫瘍関連分子を採取し評価する．組織生検とは異なり，比較的侵襲が少なくくり返し施行可能であり，経時的な評価が可能である．

※2　heterogeneity
不均一性．患者内，腫瘍内においてがん組織は均一な集団ではない．腫瘍の進化過程で，さまざまな変異を獲得したいくつものクローンが発生し，時間的・空間的な不均一性が，治療抵抗性をもたらすと報告されている．

Present and perspective of cfDNA from viewpoint of clinical surgeon
Dai Shimizu[1][2] /Koshi Mimori[1]：Department of Surgery, Kyushu University Beppu Hospital[1] /Department of Gastroenterological Surgery（Surgery II），Nagoya University Graduate School of Medicine[2]（九州大学病院別府病院外科[1] /名古屋大学大学院医学系研究科消化器外科学[2]）

1 血漿中ctDNAの検出精度

　血漿中ctDNAのアレル頻度は一般的に低く、さらにheterogeneityの克服を目的とするとクローナリティーの低い変異の検出が求められ、より精度の高い検出手法が要求される。一般的に血漿1 mLから得られるcfDNAは1～10 ngとされ、それは細胞150～1,500個分のゲノム総量に相当する。循環血漿量を2.5 Lとすると、0.1％の検出精度とは全血漿中に存在する375～3,750個分のがん細胞由来のゲノムを検出可能ということになる。シークエンスを用いた検出においては、分子バーコードをゲノム断片に付加することで増幅エラーとシークエンスエラーを除外し、検出精度を上げることにより0.1～0.5％の変異アレルが検出可能とされる[3]～[5]。また、ddPCRでは、0.001～0.01％の変異アレルが検出可能とされている[6]。しかし実際の現場では、理想的な検体取り扱いが実務上困難なことも多く、また、抽出・解析時の夾雑物の影響などからそこまでの感度を得ることは難しい。また、進行がんであっても変異アレル頻度が検出感度以下であることも多く、実臨床で用いるうえで十分満足できるものとは言い難い（**表**）[7]～[13]。よりハイスループットで利便性と感度・特異度が高い検出手法の開発が望まれる。

2 存在診断への応用と発展

1）再発早期診断と薬物治療効果判定

　ctDNAの由来細胞への高い特異性は、その検出が直接に腫瘍の存在証明となり、tumor burden（腫瘍量）の指標となる。そして、ctDNAを用いた根治治療後サーベイランスや薬剤治療効果判定への有用性が報告されている[14]～[16]。われわれの教室でも、食道がん根治切除後のサーベイランスにおいて、ctDNA検出が古典的腫瘍マーカーよりも高い感度を示すことを報告してきた（**図**）[11]。さらに、微小腫瘍組織の存在を腫瘍マーカーより鋭敏に検出できる可能性から、肺がんおよび大腸がんにおいて根治治療直後の腫瘍遺残の評価に有用であるとの報告もある[17][18]。根治切除後の再発は、現行の検査では検出不可能にもかかわらず切除時にすでに存在する微小転移が顕在化したものであるた

め、これらの同定が可能となればその後の治療方針を大きく左右し、患者の予後改善につながる可能性がある。しかし、存在診断の精度はctDNA検出技術と適切な標的遺伝子の設定に依存するところが大きい。近年では、頻度の高い変異遺伝子パネルからさらに個別化を加えたCAPP-Seqなども報告されている[19]。

2）早期がんスクリーニングと臓器特異性

　現在報告されているctDNAを用いたがんの存在診断の多くは、再発もしくは進行がんを対象としており、原発巣の早期診断に関する報告はほとんどない。そこには2つの原因があると考えられ、1点はctDNAの検出感度である。ctDNAのアレル頻度は一般的に低く、進行がんですらその存在を高い確率で同定することは難しい（**表**）。また、腫瘍体積のごく小さなものや粘膜に限局するような腫瘍から、実際に循環血液中へ核酸が流出しているかも不明である。もう1点はctDNAの臓器特異性である。現在のctDNAを用いたがんの存在診断は、基本的に原発巣の変異情報がわかっているものがほとんどである。そして、原発巣と共通する変異が検出された際はかなりの高確率で他の悪性腫瘍由来ではないであろうということ、新しい変異が検出された際も重複がんの可能性は低いであろうことが前提となり、tumor burdenやheterogeneityが評価されている。しかし、原発巣のスクリーニングにおいては、ctDNAが検出された際にその由来がわからないという問題が発生する。Snyderらはcf DNAの長さがクロマトソームに規定されることから、ヌクレオソームの間隙から遺伝子発現量を推定することにより、ctDNAの由来を予測できる可能性を示した[20]。また、Cohenらが報告したCancerSEEKでは、ctDNAに血清タンパク質マーカーを組合わせることでよりがんの存在診断の感度を上げ、さらにAIによるパターン解析から由来臓器の特定も可能であったと報告されている[21]。シークエンスやddPCRなどの技術開発によりctDNAの検出限界が押し上げられ、由来臓器の特定が可能となれば、内視鏡や放射線被曝を伴う侵襲的な検査ではなく、リキッドバイオプシー検診でのがん診断が可能となるであろう。

表　ctDNA検出率（%）

がん種	病期 I	II	III	IV	all	検出法	文献
乳がん	67 (3)	59 (29)	46 (13)	—	56 (45)	TEC-Seq	7
		56 (9)		67 (3)	58 (12)	SafeSeqS	8
	—	—	—	67 (3)	—	PCR	8
大腸がん	50 (8)	89 (9)	90 (10)	93 (15)	83 (42)	TEC-Seq	7
		100 (3)		100 (12)	100 (15)	SafeSeqS	8
		85 (20)		—	—	PCR	8
	—	—	—	89 (9)	—	target Seq	9
	—	—	—	100 (9)	—	dPCR	9
	—	—	—	92 (26)	—	dPCR	10
食道扁平上皮がん	50 (2)	100 (1)	100 (9)	0 (1)	85	target Seq	11
胃食道がん		57 (14)		—	—	SafeSeqS	8
	—	—	—	100 (6)	—	PCR	8
膵管がん	69 (16)	50 (66)	0 (3)	78 (14)	50 (103)	SafeSeqS	8
	67 (6)	59 (27)	0 (2)	100 (15)	70 (50)	PCR	8
肺がん	45 (29)	72 (32)	75 (4)	83 (6)	62 (71)	TEC-Seq	7
	—	—	—	—	94 (103)	target Seq	12
	—	—	—	72 (35)	—	target Seq	13
	—	—	—	81 (35)	—	dPCR	13
卵巣がん	67 (24)	75 (4)	75 (8)	83 (6)	71 (42)	TEC-Seq	7
		67 (3)		—	—	SafeSeqS	8
		100 (6)		—	—	PCR	8

過去の報告より，がん種別・ステージ別にctDNA検出率を示す．括弧内は症例数．TEC-Seq/SafeSeqS：分子バーコードを用いたtarget sequencing，技術の詳細は文献を参照．

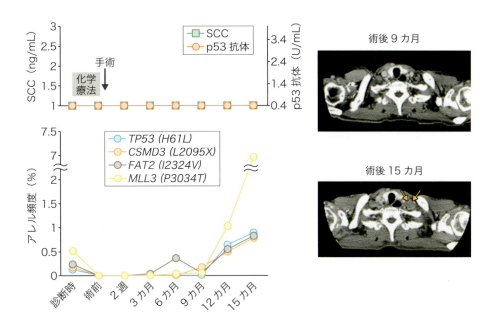

図　target sequencing による食道がん術後サーベイランス
cfDNAを用い，食道がんにおける高頻度変異遺伝子を対象とした術後サーベイランスを行った．SCCやp53抗体が期間を通して検出限界以下であったのに対し，cfDNA中の腫瘍由来変異アレル頻度は，術前化学療法の奏効に伴い減少し，画像診断よりも早い段階から鋭敏に腫瘍の病勢増悪を検出可能であった．文献11より引用．

3 heterogeneity 克服へ向けた展望

　ここ数年で最も研究が進んだ分野が，薬剤，特に分子標的薬治療による選択圧の結果生じる耐性クローンのモニタリングである．実臨床においては，原発巣の単回評価で治療薬剤の適応が決定されるが，治療に伴うctDNA変異のクローナリティー変遷を追うことで，組織では検出できなかった耐性変異や，経時的に薬剤感受性や耐性出現を評価することができる[22]．ctDNAによる経時的観察は，治療という選択圧によって誘導されるheterogeneityの検出と耐性獲得機序の解明を可能とする．Strickerらは大腸がんの大規模コホートでcfDNAを評価し，抗EGFR抗体治療に伴って*EGFR*細胞外ドメインや*KRAS*, *NRAS*, *BRAF*, *MEK1*の変異や*MET*の増幅など，さまざまな機序による複数の耐性クローンが同時に生じていることを報告した[23]．同一症例内で同時に出現するさまざまな治療耐性サブクローンは，単剤での治療効果の継続維持が困難であることを示している．Hazar-Rethinamらは，BRAF阻害剤による治療を受けた大腸がん患者で，BRAF阻害剤耐性をきたす14の変異がMAPK経路に生じること

を見出し，多剤併用による治療耐性出現の抑制に着目した．そして，*in vivo*, *in vitro*ともに，BRAF阻害剤にERK阻害剤とEGFR阻害剤を併用することで耐性クローンの増加が抑制されることを示した[24]．ctDNAを用いた治療薬の動的な選択や，多様な薬剤耐性機序の解明や克服は，新たな治療法開発の一助となることが期待される．

おわりに

　血中遊離核酸が報告されて70年が経過し，技術の発展とともにcfDNAのさまざまな臨床応用の可能性が示されてきている．さらなる研究と技術開発によって，がん患者にとって有益な新たな診断法や治療法の開発が進むことが期待される．

文献

1）Belting M & Wittrup A：J Cell Biol, 183：1187-1191, 2008
2）Hoshino A, et al：Nature, 527：329-335, 2015
3）Schmitt MW, et al：Proc Natl Acad Sci U S A, 109：14508-14513, 2012

4) Masunaga N, et al：Breast Cancer Res Treat, 167：49-58, 2018
5) Kukita Y, et al：DNA Res, 22：269-277, 2015
6) Hyman DM, et al：Cancer Discov, 5：64-71, 2015
7) Phallen J, et al：Sci Transl Med, 9：pii: eaan2415, 2017
8) Bettegowda C, et al：Sci Transl Med, 6：224ra24, 2014
9) Beije N, et al：Mol Oncol, 10：1575-1584, 2016
10) Taly V, et al：Clin Chem, 59：1722-1731, 2013
11) Ueda M, et al：Oncotarget, 7：62280-62291, 2016
12) Yang M, et al：J Hematol Oncol, 10：100, 2017
13) Iwama E, et al：Ann Oncol, 28：136-141, 2017
14) Wan J, et al：Urol Int, 91：273-278, 2013
15) Imamura F, et al：Lung Cancer, 94：68-73, 2016
16) van Ginkel JH, et al：Oncotarget, 7：61575-61586, 2016
17) Chaudhuri AA, et al：Cancer Discov, 7：1394-1403, 2017
18) Tie J, et al：Sci Transl Med, 8：346ra92, 2016

19) Newman AM, et al：Nat Med, 20：548-554, 2014
20) Snyder MW, et al：Cell, 164：57-68, 2016
21) Cohen JD, et al：Science, 359：926-930, 2018
22) Toledo RA, et al：Clin Cancer Res, doi: 10.1158/1078-0432.CCR-18-0103, 2018
23) Strickler JH, et al：Cancer Discov, 8：164-173, 2018
24) Hazar-Rethinam M, et al：Cancer Discov, 8：417-427, 2018

＜筆頭著者プロフィール＞
清水　大：2004年，琉球大学医学部卒業．初期研修終了後，'06年に名古屋大学消化器外科学講座に入局．外科医として7年間臨床に従事した後に'13年に名古屋大学大学院医学系研究科博士課程に入学．'16年に博士号を取得し，愛知学院歯学部外科学講座講師となる．'17年より九州大学病院別府病院外科研究室で主に大腸がんをテーマとし，cfDNAを用いたクリニカルシークエンス研究などに携わり，現在に至る．

| 第4章 | 技術革新・創薬開発 |

8. ゲノム医療のバイオインフォマティクス・パイプライン

加藤　護

2018年，がんゲノム医療中核—連携病院の枠組みができ，がんゲノム医療が先進医療として認定される事例が出てきた．がんゲノム医療の技術的側面を強調した名称は臨床シークエンスとよばれ，次世代シークエンサーが技術的な基軸である．次世代シークエンサーは膨大な核酸配列データを生み，情報処理ががんゲノム医療の要となる．本稿では，情報処理を行うバイオインフォマティクス解析パイプラインについて解説する．がん変異を検出するパイプラインのみならず，レポーティングや，データベース化，臨床試験データベースとの接続まで概観する．多遺伝子パネルによる臨床シークエンスを主な対象として，学術的報告のあった研究プロジェクトにおいて実際に使用されたパイプラインを詳説し，その内容を踏まえて今後の課題を述べる．

はじめに

2018年，がんゲノム医療が本格化している．これまで限られた数の施設で行われてきたがんゲノム医療，より専門的な言葉としては，臨床シークエンス[1]が，アメリカにおいてはFDAに承認される事例が発生し，日本では先進医療として開始されるケースが出てきた．全国的には，がんゲノム医療中核—連携病院の枠組みができ，臨床応用へ向けた取り組みが本格化している．

本稿では，この臨床シークエンスで用いられるバイオインフォマティクス解析パイプラインについて述べる．臨床シークエンスでは次世代シークエンサーが使用され，膨大なデータが生まれる．そのデータを処理して有益な情報を抽出するにはバイオインフォマティクス技術が必要である．ここでパイプラインとは，あるプログラムの出力データが別のプログラムの入力データになるように，いくつかのプログラムを組合わせてデータを連続的に加工するためのプログラムの総体を指す．次世代シークエンサーのように入力データが膨大で，加工して得られる情報の範囲が広く，かつ，しばしばその範囲が変更される場合には，データ加工を1つのプログラムで運用するのは管理上困難であり，いくつかのプログラム群を組合わせて運用する方が効率的である．なぜならば，ソースコードに変更があった場合に影響範囲が限定され，また既存のプログラムも再利用しやすいからである．以下の節で，臨床シーク

[略語]
CNA：copy number alteration（コピー数変化）
FFPE：formalin-fixed paraffin-embedded（ホルマリン固定パラフィン包埋）
SNV：single nucleotide variation（一塩基変異）

Bioinformatics pipelines in genome medicine
Mamoru Kato：Department of Bioinformatics, Research Institute, National Cancer Center（国立がん研究センター研究所バイオインフォマティクス部門）

エンスにおける解析パイプラインを具体的に解説する．

臨床シークエンスにはいくつかの形態がある．数遺伝子のホットスポットのみ，全エキソーム，さらには全ゲノムの臨床シークエンスなどである．DNA以外のオミックス・データを扱うこともある．しかし本稿では，最近臨床応用が話題となっている多数遺伝子のパネル，より具体的には，100遺伝子以上のターゲット・DNAシークエンスを主な対象とする．ただしここではそのなかでも，学術的論文報告のあった，またはそれに付随した研究を中心に取り上げる．試料としては臨床応用をかんがみ，コストのかかる研究用の凍結試料ではなく，病院で日常診療の病理検査に供され，常温保存も可能なFFPE（formalin-fixed paraffin-embedded，ホルマリン固定パラフィン包埋）試料を想定する．

1 基本的なバイオインフォマティクス・パイプライン

多遺伝子検査臨床シークエンスにおける基本的なパイプライン構成を図に示した．手術または生検の腫瘍FFPE試料からDNAが抽出され，シークエンスされる．プロトコールによっては，正常血液試料のDNAからもシークエンスされる．シークエンスされると，次世代シークエンサーからFASTQ形式で書かれたショートリード・シークエンスのファイルが得られる．これをヒトゲノム配列にアライメント（マップ）し，BAM形式ファイルで書かれたアライメント情報を得る．BAMファイルを使って，リードに関するQC（品質コントロール）情報を得る．

さらにBAMを用いて，変異を検出（コール）する．変異は，基本的にSNV（single nucleotide variation），indel，CNA（copy number alteration），gene fusion（遺伝子融合）が対象となる．コール結果は，近年VCF形式のファイルにまとめられることが多い．この結果を，SNP情報やがん関連遺伝子の変異情報が格納された注釈データベース，患者個別の臨床情報，検出された変異ががんドライバーか，さらに適応薬剤があるかの情報が記載された知識ベースに参照して，レポートの原案が作成される．レポート原案を見ながら，エキスパート・パネル（tumor board）が行われ，

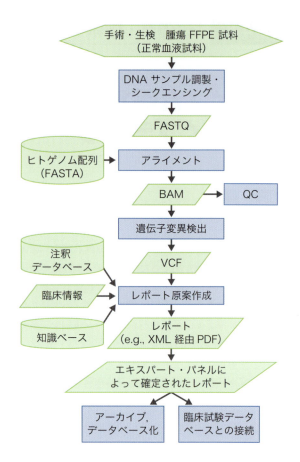

図　臨床シークエンスにおけるパイプライン概要
説明は本文 1（「基本的なバイオインフォマティクス・パイプライン」）を参照．

判断が付与されて検査結果としてのレポートが確定される．最後に，検査結果が将来のためデータベース化されたり，臨床試験のデータベースシステムと結合して当該患者の適応薬剤の使用が検討されたりする．表1で，実際の臨床シークエンスで使用されたパイプラインの具体例を示す．以下でこれらを解説する．

2 臨床シークエンス実例：Foundation Medicine

100遺伝子以上を対象とした大規模な臨床シークエンスの報告は，2013年の米国Foundation Medicine社のものが最初である[2]．この研究では287遺伝子を対象に，SNV，indel，CNA，gene fusionを検出している．試料は，FFPEから抽出されたDNAで，腫瘍試

表1　臨床シークエンスで使用されたパイプライン，データソースとその特徴

	Foundation Medicine （文献2）	MSK-IMPACT （文献7）	TOP-GEAR 1 （文献14，15）
実施主体	Foundation Medicine社	Memorial Sloan Kettering Cancer Center	国立がん研究センター
アライメント	BWA	BWA（MEM）	BWA
SNV/indel検出	COSMIC等のデータベースからの事前分布と，多項分布モデルによるベイズ推定．（少なくとも）4つのフィルター．Indelに関しては，局所アセンブルによる検出も．その後，上の4つ＋3つ程度のフィルター．	Mutect[9]，Pindel[10]，Somatic Indel Detectorのコール和集合に対し，フィルター（詳細不明）をかける	cisMuton：フィッシャー正確率検定，位置相関エラーを排除する10個の統計的フィルター
CNA検出	ASCAT[6]に似たアルゴリズム．正規分布でlogRとBAFをモデル化し，Gibbsサンプリングでパラメータ推定．	不明（インハウス・プログラム）	cisCton：ノンパラメトリック統計量によるcircular binary segmentation，abortionフィルター，ブート・ストラッピング検定によるCNA判定
Fusion（rearrangement）検出	異なる場所にマップされるペアエンド・リードを利用して検出．サポートリードの数やマッピングの質によってフィルター．	Delly[11]	cisFusion：BWA SWのシングルエンド・リードに対するローカル・アライメントを利用した判定．ペアエンドによる検出で補強．FFPE試料の不安定性を反映した指標によるフィルター．
レポーティング	不明	MPath（を経由）	cisInter
知識ベース	不明	OncoKB	EPDB（Expert Panel Data-Base）
結果蓄積データベース	不明	cBioPortal	cisVids
臨床試験との電子的接続	不明	機関内臨床試験データベースDarwinと接続	なし

料のみを使用している．設定depthは＞500，シークエンサーはIllumina社のHiSeqである．約2,000症例への適用におけるactionable変異の集計が報告されている．

バイオインフォマティクス解析パイプラインとしては，まずBWA[3]によってヒトゲノム配列にマップし，PicardやSamtools[4]によってPCR重複リードを除去し，マップされたリードのさまざまなQC情報を得る．そして，GATK[5]によって局所再アライメントを行う．これら前処理を終えたBAMデータに対し，変異検出が行われる．検出ツールについて記載はなく，独自のアルゴリズムを用いている．SNVに関しては，まずmapping quality＜25，base quality≦2で前処理をした後，がん種ごとの変異頻度をCOSMIC等のデータベースから得て事前確率とし，さらに，エラー塩基の出現を，経験的な1回エラー率をもとに多項分布でモ

デル化し，ベイズ統計によって事後確率を計算している．事後確率99％以上の場合，候補としてコールされるが，その後，VAF≧5％（ホットスポットでは，≧1％），ストランド・バイアス，位置バイアス，ノーマルにおける2以上のカウント，といったフィルターをかけている．Indelに関しては，通常のショートリードのアライメントによるgapの他に，ターゲットのエキソン周りでde Bruijnグラフを用いた局所アセンブルを行って作成されたハプロタイプもアライメントし，そのgapも用いて検出を行っている．フィルタリングはSNVと同様のものを，閾値を変えて行っている．また，GATKによっても実装されているように，隣接塩基のミスマッチ率やbase quality，サポートリードのミスマッチ数について条件を付け，フィルターをしている．最後に，生殖細胞系列変異を取り除くため1000 Genomes Projectのデータベースを用いている．既知

ドライバー変異としての参照は，COSMICデータベースを用いている．

CNAに関しては，ASCAT[6]に似た方法で検出を行っている．この方法には生殖細胞系列SNPの情報が必要であるが，そのためパネルのターゲット領域に約3,500個のSNPが埋め込まれている．実験ロットごとにnormal sampleもシークエンスされ，それを対照としてdepthベースのlogRが計算される．このlogRは，GC-補正されてセグメントされる（アルゴリズムは不明）．logRや，SNPから計算されたいわゆるBAF（B-allele frequency）は，正規分布でモデル化されている．このモデルは多変数関数となるが，Gibbsサンプリングによって実験データとのfittingがなされ，腫瘍率やコピー数などの多変数パラメータが推定される．推定ploidyが2の場合は6コピー以上，3の場合は7コピー以上でコール，といった閾値を用いている．Fusion検出アルゴリズムの詳細は述べられていないが，異なる場所にマップされるペアエンド・リードを利用して検出している．フィルタリングとしては，サポート・リードの数（10以上）や，マッピングの質（mapping quality, mappingされた位置の変動）が用いられている．

3 臨床シークエンス実例：MSK-IMPACT

その他，よく知られた海外の大規模な臨床シークエンスの研究として，Memorial Sloan Kettering Cancer Centerが行ったMSK-IMPACTがあげられる[7]．この研究では，旧版のパネルでは341，新版のパネルでは410遺伝子を対象に，SNV，indel，CNA，rearrangement（fusion）を検出している．Depthは平均700，シークエンサーはIllumina HiSeqである．FFPE試料が用いられている．Foundation Medicine社の研究と異なる点は，matched normal sampleの使用である．約10,000症例に対する適用を分析し，その変異のランドスケープ分析や，エビデンスレベルに基づいたactionable変異の集計，変異マッチ臨床試験への登録数などの分析を行っている．

データ解析パイプラインとしては，まずBWA MEMによってアライメントを行い，ABRA[8]によってindel周りを再アライメントする．また，GATK[5]によって，

base-quality scoreをre-calibrateする．PCR重複リードも除去され，これらの前処理が終わったBAMファイルに対して，Mutect[9]，Pindel[10]，Somatic Indel Detectorを実行し，コールの和集合を変異候補としてあげ，それらに対して一連のフィルター（詳細不明）をかけて，SNVとshort/long indelが検出される．CNA検出ツールにはインハウスのものが使われ（詳細不明），rearrangementにはDelly[11]が使用されている．生殖細胞系列変異は，matchedの血液DNAを使用することで除かれている．これら計算の後，検出変異はマニュアルで点検され，偽陽性が除かれる．

この論文[7]では，通常のNGSデータ解析パイプラインを越えて，より拡張されたデータ解析パイプラインについても記述されている．そのパイプラインでは，検出変異がMPathというインハウスのデータベースに入っていったんマニュアルでキュレートされ，知識ベースであるOncoKB[12]とさらにつながって，電子カルテに検査結果レポートが返却される．また，がんゲノム情報総合データベースであるcBioPortal[13]にも，結果が自動的にアップロードされる．特筆すべきは，Darwinという機関内臨床試験のデータベースに臨床シークエンスの結果が送られて，適切な臨床試験候補の発見を容易にしていることである．

4 臨床シークエンス実例：TOP-GEAR（NCC oncopanel）

日本での臨床シークエンスの実例に，国立がん研究センターが行い，筆者も参加したTOP-GEARプロジェクトがある．TOP-GEARには第1期（2012〜2014年），第2期（2015〜2017年），第3期（2018〜）とあり，執筆時点で学術論文として報告があるのは第1期（TOPICS-1からTOP-GEAR 1と改名）のため，本稿では第1期を中心に説明する[14]．対象となった遺伝子パネルはNCC oncopanelと名付けられ，SNV/indelおよびCNAに対し90遺伝子，fusion genesに対し10遺伝子である．腫瘍試料はFFPE試料で，対照試料にはunmatched mixed normalの凍結試料が用いられている．シークエンサーにはIllumina社のMiSeqが使用され，平均depthは約700である．約130名への適用例に関するactionable変異の集計や，薬剤反応・無

表2 TOP-GEARで使用されたインハウス・プログラムの詳細

プログラム名	種別	機能
cisCall	がん変異検出プログラム	FFPE試料からの変異検出. SNV/indel検出のcisMuton, CNA検出のcisCton, fusion検出のcisFusionといった, 複数のモジュールで構成. QC情報も出力.
cisInter	レポート自動作成プログラム	アノテーション付与, 臨床情報付与, 知識ベースからの解釈案付与, レポート原案作成.
cisVids	臨床シークエンス用データベース	多遺伝子検査結果のアーカイブと可視化.
(cisMedi)＊	(エキスパートパネル支援システム)	(エキスパートパネルの迅速簡易化, 編集・承認の履歴管理)

＊cisMediは試験段階.

増悪生存率例が報告されている.

5 TOP-GEARのパイプライン

この研究で用いられている情報解析パイプラインは, 筆者らの開発した変異検出のためのプログラムcisCall (clinical sequencing Call system), ゲノム－臨床情報統合レポート出力のためのプログラムcisInter (clinical sequencing Information integration reporting system), 臨床シークエンス用データベースcisVids (clinical sequencing Visual data-summarization system) である (**表2**). 開発の動機は, 国立がん研究センターで臨床シークエンスがはじまった2012年当時, 臨床シークエンスに対応したこれらのシステムが世界的にもなかったためである.

1) cisCall

cisCall version 5[15) 16)] は, SNV/indel検出のcisMutonモジュール, CNA検出のcisCtonモジュール, fusion検出のcisFusionモジュールからなる (**表2**). また, 付属としてQC情報も出す. SNV/indel/CNA検出には, まず, BWAによるアライメント, PCR重複リードの除去, さらにCNAのためにはGC補正を行う. cisCallは, もともとIlluminaだけではなくIonシークエンサーなどにも柔軟に対応できるよう, 特定の統計モデルに頼らず, できるだけノンパラメトリックにデータを処理する設計をしていたため, 尤度法・ベイズ法では重要となるbase qualityのre-calibrationは行っていない. cisMutonではノンパラメトリック法のフィッシャーの正確確率検定, cisCtonではlogRのノンパラメトリック統計量に基づいたcircular binary

segmentationアルゴリズム[17)] を用いている. SNV/indel検出において, 凍結試料に比べFFPE試料で問題になったのは, 位置相関エラーであった. 染色体位置独立に起こるエラーではなく, ミスアライメントなどの位置間で相関をもって生じるエラーである. さらに, このエラー率は, 試料の保存期間などに依存するFFPEの質によっても変わっていた. そのためエフォートを向けたのは, 当時さかんに研究されていたベイズ統計などを用いたSNV候補位置の抽出法ではなく, SNV候補位置周辺のエラーに着目したフィルターの開発であった. cisMutonでは, Ionシークエンサーへの対処も含めると10個のフィルターが用いられている. これらのフィルターは, VAF 20％以下をカットするといったようなハード・フィルターではなく, 可能な限り統計的検定を主体としたソフトなフィルターとなっており, さらに, その方法がエラー率などのパラメータを要求する場合には, ユーザの決め打ちではなく, 可能な限りデータからランダムサンプリングによって推定し, 個々のデータに即した値を使用するようになっている. cisCtonではフィルターとして, abortionというプロセスがある. FFPE試料では, logRの変動が激しくなるケースがあり, そのような傾向のあるsegmentは疑わしいとして, segmentationをなかったことにする処理である. cisCtonではこの後, bootstrapping検定によって, gain/loss/neutral領域を決める.

cisFusionでは, BWA SWを用いてbreakpointをまたぐリードを検出するのを基本とする. このためIonシークエンサーなどのシングルエンドのシークエンサーにも対処できる. この検出の際, リードごとにその全長が, 左と右とで, 2つの遺伝子に確実にマップされ

ているかの確認をする．正常コントロール・データを使って腫瘍データとの差もチェックできるが，われわれの経験上ではあまり効果がなかった．サポート・リード検出の後，それらから元のfusionを推定し，はじめ（片側遺伝子のマッチ部分が少なすぎて）マップされなかったリードを再度アライメントして回収するプロセスもある．これらの工程に加え，Illuminaシークエンサーのようなペアエンド・リードの場合は，（リードがbreakpointをまたいでいなくても）各リードが別の遺伝子にマップされていて，その間のインサート領域がシングルエンドの工程で推定されるbreakpointをまたいでいると考えられる場合，補強サポート・リードとして追加される．その後，サポート・リードの割合だけではなく，FFPE試料による系の不安定さを反映すると思われるいくつかの指標によってコールが判定される．

TOP-GEAR 1[14]では以上のようなcisCall5[15]が使用されたが，TOP-GEAR 2で使用されたcisCall7では，機能追加，精度向上，ソース可読性向上，使用性向上を図っている．最も大きな機能追加は，通常の方法では取れない複雑だが既知の変異を検出するモジュールcisKnownの追加である．その他の変更として，例えば，cisFusionではリードから元のfusionを推定してリードを回収するプロセスがあったが，質の悪いFFPE試料では元のfusionの推定が不安定になることもあり，version 7では使用されていない．他に使用性の面からは，Dockerによるコンテナ化があげられる．cisCall5およびcisCall7とも（cisKnownを除いて），公開されている[16]．

2）cisInter

cisInterは，①cisCallで検出された変異を臨床的基準からさらにフィルターし，②それらにアミノ酸変化や生殖細胞系列SNPなどの注釈を付け，③それらと臨床情報とを統合し，④その結果に対して知識ベースをもとに自動的に候補薬剤を自然言語で提案し，⑤それらの情報をエキスパート・パネルに供するため，シークエンスからの情報を中心としたシークエンス・レポート原案と，臨床判断のための情報を中心とした担当医返却レポート原案を自動生成する．

①については，例えばTOP-GEAR 1では，病理測定で腫瘍率10％以上を試料の適格条件としていたた

め，たとえcisCallがVAF 5％以下の変異を検出していたとしても，5％でフィルターしている．②については，例えばツールとしてはAnnovar[18]やsnpEff[19]などがあるが，適切なデータベースファイルがあれば，SQL的な操作でさほど難しくなく注釈付けできる．TOP-GEAR 1ではcisInterの入力前に一部Annovarを用い，残りはcisInter内部でインハウスのスクリプトを使用していた．アノテートされた生殖細胞系列SNPの除去は自動的には行わず，actionable遺伝子候補に対してエキスパート・パネルで決定するようにしていた．③については，あらかじめ年齢や性別などの患者情報，組織型や腫瘍率などの病理情報，DNA品質やパネル・バージョンなどのシークエンス実験情報を，電子カルテや他の記録からExcelに転記しておく．それらの情報をSQL的な操作でレポートとして形式化していた．④については，国立がん研究センターの腫瘍内科医やゲノム研究者が関与し，変異とそれに対応する分子標的薬をEPDB（Expert Panel Data Base）と名付け，テーブル形式で整理している．この知識ベースをもとに，検出された変異に応じて「BRCA1変異：短縮型変異であり，機能欠失変異と考えられる．PARP阻害薬が候補に挙がる」のような文言が自動生成される．⑤に関し，自動生成されるレポートはあくまでも原案であり，人による点検を経て，エキスパート・パネルに供される．例えば，変異についてはIGV[20]による確認や，文言については適宜修正される．さらにエキスパート・パネルの後も修正される．ちなみに，人によるレポート修正を適切に行い，さらにエキスパート・パネルを簡易化するために，われわれはcisMedi（clinical sequencing Medical information system）というプログラム・ツールを開発している．自動生成されたレポートをこのツールにアップロードして，編集したり，さらに，物理的に専門家が参集することなく，オンラインでエキスパート・パネルの承認を迅速に行ったりできる．履歴はすべて記録される．

3）TOP-GEAR 2

TOP-GEAR 2では，全体的なパイプラインにもいくつかの修正がなされている．TOP-GEAR 2ではmatched normal sample（主に血液試料）を用いるため，生殖細胞系列変異の検出が可能であり，そのためGATKを用いて検出をしている．また，コンタミの確

認にContEst[21]を用いている．他に，TOP-GEAR 2のころ話題になってきた免疫チェックポイント阻害薬適用の参考情報として変異負荷（Mb当たりの変異数）も報告している．注釈付けのための参照データベースにも変更があった．こうしてできたパイプラインは，TOP-GEARプロジェクトのみならず，国立がん研究センターが推進するゲノム医療の「Master Keyプロジェクト」や，先進医療Bでの遺伝子検査「個別化医療に向けたマルチプレックス遺伝子パネル検査研究」においても活用されている（https://www.ncc.go.jp/jp/ncch/genome/index.html）．

おわりに

実現形態に差はあるものの，臨床シークエンス・パイプラインの枠組みは概念的なレベルではあらかた完成しつつある．その完成形の1つが，臨床試験のマッチングまで含めたMSK-IMPACTであろう．ただしその実現詳細については，完成途上である．例えばわれわれの過去の例でいうと，変異負荷やコンタミの程度を出すパイプライン部分は，TOP-GEAR 1の当初から組入れられていたわけではなく，開発途中で必要性が生じ組入れられたものである．他にも例えば，MSK-IMPACTではマイクロサテライト不安定性を，MSIsensor[22]によって推定するパイプライン部分が組込まれている．現時点のわれわれの見解としては，ミスマッチ修復欠損にコンパニオン診断薬があるためこの部分は必要ないという意見ではあるが，今後追加する可能性もある．他に細かい点ではあるが，逆の例として，リードから元のfusionを推定する部分がcisFusionに組入れられていたが，これは使わなくなった．このように，より高い精度や有用性をめざして，今後も詳細な部分では試行錯誤を経ながら追加および削除される部分が出てくるであろう．また，通常の臨床研究・先進医療・承認検査といった異なるレベルの目的に対し，求められる信頼性やプログラムの知的所有権に依存して，使うべきパイプライン要素が異なってくるであろう．

変異検出パイプラインに着目して言えば，最重要の課題はバイオインフォマティクス的課題というよりはむしろ，検出を検証するための標準データの用意であ

る．もちろんこれはFFPE試料からの実データでなければならない．細胞株や凍結試料では，FFPE特有のエラー[23]が入らないため，検証は不十分となる．他に，検証のためのFFPE試料が販売されてはいるが，これは細胞株からFFPE処理して作製されたものであり，実際の臨床検体ではない．さらに言えば，参照できる変異の数が10個程度と少ない．ただし販売試料に限らずすべての参照試料に共通する最大の問題は，試料DNA上に存在する"すべての"変異が同定されていない（または，参照変異以外の箇所で変異がないことが保証されていない）ことである．そのため，感度の検証しかできない．特異度を下げれば，当然感度は上がるため，パイプラインの感度をいくらでも上げることができてしまう．つまり現在利用可能なデータでは，正当な検証が行えないのである．また，参照変異はSNV/indelが中心で，CNAやgene fusionの網羅的検証が難しい．これら検証のしくみを整えることが，最も重要な課題と考えられる．変異検出パイプラインのバイオインフォマティクス的課題としては，上で述べたように必要に応じてパイプライン要素やプログラム・モジュールを変更したりする，絶え間ない改善があるだろう．地味ではあるが，実用に供するには重要な課題である．

レポート出力パイプラインに関係する課題としては，解釈案の基礎となる知識ベースの改善と臨床試験情報とのリンクであろう．知識ベースに関しては，EPDBや3学会合同遺伝子パネル検査ガイドラインなど，まずは人手によって整えられつつある知識ベースで十分実用に供すると考えられる．次のフェーズとして，その知識ベースを更新するのに，膨大な文献情報から重要な知識を自動的にすくい上げるための人工知能を含めた自然言語処理技術が重要となるかもしれない．MSK-IMPACTの論文[7]では機関内臨床試験データベースと接続して適切な臨床試験を提案するしくみが記述されている．このようなパイプライン部分が組入れられると，臨床的な有用性が大きく増すだろう．

全エキソームや全ゲノムの臨床シークエンスはまだ実用化の途上であると考え詳しく扱わなかったが，そのためのパイプライン開発は今後の重要な課題であろ．臨床シークエンスを想定した全エキソームや全ゲノムの実際の研究としては，文献23〜25が参考となる．

全エキソームや全ゲノムではターゲット・シークエンスに比べ対象領域が1〜3桁も大きくなるため，異なる計算機的環境を考慮する必要がある．高い精度を確保するためにシークエンス深度を例えば100と想定すると，変異検出時における計算時間は決定的に重要な要素となり，ターゲット・シークエンスのときにはあまり考慮せずに済んだデータのストレージやトラフィックも重要な要素となる．高速なアルゴリズム開発の重要性は言うまでもないが，ハードウェアも重要な要素となり，導入・管理コストを考えた場合，クラウドが有用かもしれない．Depthもターゲット・シークエンスと比べると低くなると予想され，検出精度を上げるためにはalgorithmicな工夫が必要となるだろう．コピー数変化検出に際してはターゲット・シークエンスとは異なり，germline SNPからのBAF（B allele frequency）が得られ，logR解析だけでなくBAF解析が可能となる．

本稿では詳しく述べられなかったが，臨床シークエンス解析パイプラインのGood Laboratory Practice（GLP，優良試験所規範）について，生殖細胞系列変異についてではあるが，文献26に概略が述べられている．また，今後がんゲノム医療において重要な役割を果たすであろう，病院勤務を想定するclinical bioinformatician（臨床生物情報学者）像が文献27で述べられている．

謝辞

本センターで臨床シークエンスを共に進めてきた河野隆志博士，市川仁博士，角南久仁子医師，久保崇博士，山本昇医師，多くの関係者の方々，ならびにバイオインフォマティクス部門の成島大智博士，古川栄作氏，永井桃子氏に感謝する．また，本稿の技術支援を行った成島大智博士に感謝する．

文献

1) 加藤 護：アンチ・エイジング医学，13：663-669，2017
2) Frampton GM, et al：Nat Biotechnol, 31：1023-1031, 2013
3) Li H & Durbin R：Bioinformatics, 25：1754-1760, 2009
4) Li H, et al：Bioinformatics, 25：2078-2079, 2009
5) McKenna A, et al：Genome Res, 20：1297-1303, 2010
6) Van Loo P, et al：Proc Natl Acad Sci U S A, 107：16910-16915, 2010
7) Zehir A, et al：Nat Med, 23：703-713, 2017
8) Mose LE, et al：Bioinformatics, 30：2813-2815, 2014
9) Cibulskis K, et al：Nat Biotechnol, 31：213-219, 2013
10) Ye K, et al：Bioinformatics, 25：2865-2871, 2009
11) Rausch T, et al：Bioinformatics, 28：i333-i339, 2012
12) Chakravarty D, et al：JCO Precis Oncol, 2017：doi: 10.1200/PO.17.00011, 2017
13) Cerami E, et al：Cancer Discov, 2：401-404, 2012
14) Tanabe Y, et al：Mol Cancer, 15：73, 2016
15) Kato M, et al：Genome Med, 10：44, 2018
16) cisCall．https://www.ciscall.org
17) Olshen AB, et al：Biostatistics, 5：557-572, 2004
18) Wang K, et al：Nucleic Acids Res, 38：e164, 2010
19) Cingolani P, et al：Fly (Austin), 6：80-92, 2012
20) Robinson JT, et al：Nat Biotechnol, 29：24-26, 2011
21) Cibulskis K, et al：Bioinformatics, 27：2601-2602, 2011
22) Niu B, et al：Bioinformatics, 30：1015-1016, 2014
23) Oh E, et al：PLoS One, 10：e0144162, 2015
24) Van Allen EM, et al：Nat Med, 20：682-688, 2014
25) Robbe P, et al：Genet Med, doi: 10.1038/gim.2017.241, 2018
26) Gargis AS, et al：Nat Biotechnol, 33：689-693, 2015
27) Gómez-López G, et al：Brief Bioinform, doi: 10.1093/bib/bbx144, 2017

＜著者プロフィール＞

加藤 護：国立がん研究センター研究所バイオインフォマティクス部門・部門長．京都大学理学部卒業，東京大学大学院理学系研究科・理学博士．理化学研究所遺伝子多型研究センター・研究員，コールド・スプリング・ハーバー研究所・ポストドクトラルフェロー，国立がん研究センター研究所がんゲノミクス分野・ユニット長を経て，2013年より現職．

| 第4章 | 技術革新・創薬開発 |

9. ゲノム医療における ビッグデータサイエンス

宮野 悟

> スーパーコンピューターと人工知能がそのシステムを駆動し医師や研究者の能力を増強している．ゲノムシークエンスのコストと時間は激減し，個々人のがんのゲノムを解析できるようになったが，見つかってくる変異は数百～数百万と多様だ．それらの変異をがんの生物学・臨床知識と合わせて解釈・翻訳することは1人の医師や研究者の能力をすでに超えてしまっている．そこで，人工知能技術をこの支援のために活用することに期待が寄せられている．

はじめに

アカデミアではビッグデータという言葉もゲノム医療という概念もすでに旬を過ぎたように感じられる．その一方で，日々大量のデータは排出され，そのビッグデータに基づくゲノム医療の社会実装においては科学の領域外のさまざまな課題が眼前に浮かび上がってきた．まず，ゲノムデータの解析のための計算やストレージなどのコンピューター・リソースの確保は深刻な課題である．1,200億円以上をつぎ込んだ次世代スーパーコンピュータープロジェクト，その成果である「京」コンピューターに期待が寄せられていたが，ゲノム医療への活用という点からは期待はずれの感がある．クラウドも含め次の時代のコンピューター・リソースが模索されている．

次はデータベースである．米国NIHなどの誰もが利

[略語]
AI：artificial intelligence（人工知能）

用できるデータベースの運用は転換の時代に入ろうとしている．すなわち経費の点から大規模なデータを今までのように維持できそうにないという問題である．例えば無償で使えるPubMedではインパクトファクターの低いジャーナルの要旨は登録から落ちはじめている．また専門家によってキュレーションが行われたとされるデータベースには信頼度が高いが，この人海戦術をこれから先どこまで続けられるのだろうか．さらにこうしたデータベースには誤りがある頻度で入っていることも事実である．一辺倒に信じることもできない．

このような状況から自然言語処理や機械学習，推論を行える人工知能（AI）の応用は必至になると考えられる．ゲノム医療では専門家の本来の能力を増強し，スピードを格段に上げることが要求されている．本稿では東京大学医科学研究所のがんゲノム医療研究を紹介し，未来を描く．人工知能の社会への影響についてはシンギュラリティが話題をさらってきた．しかしゲノム医療とビッグデータの扱いについてはわが国の薬

Big data science in genomic medicine
Satoru Miyano：Human Genome Center, Institute of Medical Science, University of Tokyo（東京大学医科学研究所ヒトゲノム解析センター）

事規制やその他の関連する法律，社会の理解など単純ではなさそうである．

1 ビッグデータと スーパーコンピューター

東京大学医科学研究所ヒトゲノム解析センターは生命系研究のためのスーパーコンピューター（スパコン）を設計・運用してきた．最近ではゲノムデータの解析が最も大きな負荷となっている．ゲノムデータ解析の主な演算は整数演算である．一方，2006年に文部科学省のいわゆる「次世代スパコンプロジェクト」が開始されたが，LINPACK（リンパック）というコンピューター上で線型代数の数値演算を行うソフトウェアライブラリをベンチマークとして10ペタFLOPS（1秒間に10^{16}回の浮動小数点演算を行える）を達成することを目的としていた．幸い，2011年6月には世界一の性能を出し，名称も10^{16}にちなんで「京」と名付けられ称賛された．世界一の性能を出したときの「京」にはストレージがほとんど整備されていなかった．ビッグデータをどうするかが世界の話題の中心になっていたときである．LINPACKベンチマークではほとんどメモリ（ディスクではない）を使わず高速に計算することが肝であり，「京」の場合，ゲノムデータの解析で計算ノード内のメモリへ1回アクセスする時間は約20演算処理の時間に相当するため，一度アクセスすると20サイクル休んでいることになる．しかし，Graph500というグラフ（ネットワーク構造）探査性能ベースのベンチマーク汎用機としては2017年11月においても世界一であり，超一級のマシンであることに間違いはない．その後，ポスト「京」とよばれているプロジェクトが進んでいるが，そこではコデザインとよばれる手法がとられ，アプリケーションの性能をできるだけ出せるように設計・開発が行われている．ビッグデータにも対応できるように，筆者もそのプロジェクトの一員として意見を述べ続けている．将来，ゲノムデータ等の解析がスムーズになればと祈っている．こうした時代の移り変わりのなか，計算やストレージはクラウドがしだいに担うようになってきており，企業はビジネスチャンスと考えている．これは大手のベンダーがPCクラスターを捨ててきたことからも推察される．

2 サステイナブルな データベースサービス

次世代シークエンサーの広がりにより，速く，安く，膨大なデータが得られるようになり[1]，並行して科学的知識も膨大になり，データベースを継続的に維持することが困難な状況に直面しはじめ，議論がはじまっている[2][3]．サステイナブルなデータベースシステムを構築しなければということであるが，単刀直入に述べると利用者／データ登録者は論文を発表するためには何らかの形でお金を払わねばならないということである．

米国NIHの文献要旨のデータベースPubMedには，2017年末の時点で約2,700万報の論文が登録されている．要旨のないものもあるが，その検索に追われている研究者は多い．ゲノムバリエーションと病気や健康との関係を整理した米国NIHデータベースClinVar（https://www.ncbi.nlm.nih.gov/clinvar/）にも今や50万を超える項目が整理されている．わが国ではまだきちんと整理されていない臨床試験の情報は，NIHのClinicalTrials.gov（https://www.clinicaltrials.gov）に200を超える国と地域で実施されている20万以上の臨床試験の情報が利用できる．これらのデータは増加の一途をたどっている．また，さらに，米国NDEx（http://www.ndexbio.org/）にはNIH National Cancer Instituteのパスウェイデータベースも含め膨大な生体分子のインタラクション・ネットワーク情報にアクセスできるようになっている．がんの変異の情報に限っても，英国Sanger InstituteのCOSMIC（http://cancer.sanger.ac.uk/cosmic/）ではエキスパートが論文を読んで情報を抽出し，2018年2月のリリースではタンパク質コード領域における550万を超えるゲノム変異情報が約2万5千報以上の論文と紐づけされている．専門医や研究者は，がんのゲノム変異を解釈し翻訳しようとして，こうしたデータベースに検索という形でアクセスし，肉体と精神を消耗しながらもがいている．ゲノム医療に限ったことではないが，データベースのサステイナビリティを維持し，専門医や研究者がビッグデータのなかで燃え尽きないようにしなければならない．

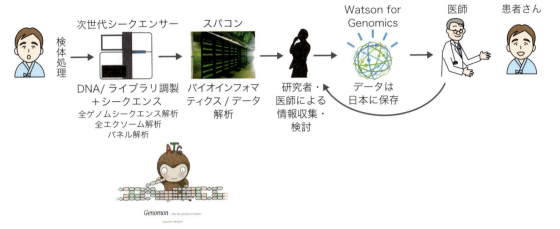

図1　東京大学医科学研究所のがんの臨床シークエンス研究体制

3 人工知能技術の導入は不可欠

2で紹介したデータベースやデータは個々の検索だけでなく一括して利用することもできる電子化されたデータである．多くは英語という自然言語で記述されたものであり，これらデータを現在の人工知能（AI）技術は「読み」「ある程度理解し」「学習・推論する」ことができる．また，多言語を同時に解釈したり，複数の人と同時に会話をするシステムも開発されている．わが国には中長期に在留または永住している外国人（外国籍を有する人）の数は2016年度で238万に上り，毎年15万人を超えるペースで増加している．一時的な訪問者を含めるとその数はさらに大きい．

そのようななか，内科診療にあたっている医師は，猛烈なスピードでキーボードを叩きながら，患者さんの顔をときどき横目でみるという状況に置かれている．東京大学医科学研究所附属病院は，こうした環境のなかで，患者さんの参加のもと，ゲノムを解析して診断の精度を上げるという努力を続けてきた．医科学研究所には，これまでのパネルシークエンスに加え，全ゲノム，全エクソーム，全RNA，そしてエピゲノムまでカバーしたがんのゲノム医療をつくっていこうという研究が立ち上がった（図1）．がんと診断され，ゲノム解析をして結果とその解釈が自分に返ってくるまでに1カ月かかると言われたら患者さんはどう思うだろうか．東京大学医科学研究所のがん臨床シークエンス研究チームはこうした状況にブレークスルーを起こした．

すでに報告もあり，ボトルネックは，シークエンスの結果見出される膨大な数の変異の解釈と翻訳であった[4]．調べてみると，米国ではトップがんセンターですでに研究が開始されていた．幸いIBM社の人工知能 Watson Genomic Analytics（現在は，Watson for Genomicsとよばれている．以下，Watsonと記述）の early adopter programに臨み，2015年7月に上述のビッグデータを学習して医科学研究所に導入することができた．そして，Watsonと臨床現場に適したデータベースの活用パイプラインの融合がそのソリューションの1つとなった．

図2は血液腫瘍内科における1人の患者さんを対象にした全エクソーム解析の場合に要する時間である（2016年末）．第1日目が説明と同意取得，その後検体採取を行ってライブラリ調製・シークエンスに第1日～3日，4日目にはスーパーコンピューターを利用したGenomonによるデータ解析で変異の調べ出しが終わり，その日のうちに解釈者・翻訳者（専門医）にその情報が渡され，第4日～5日でその解釈・翻訳が終わり，第5日目には担当に説明され，診断をつけて患者さんに返すことができるようになった．もちろん解釈・

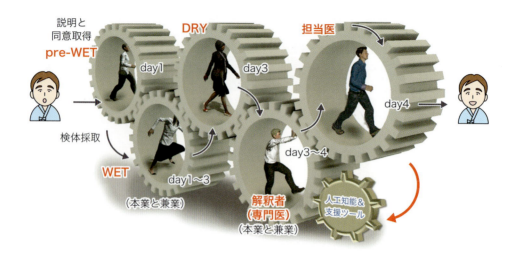

図2　臨床シークエンスのターンアラウンド時間
医科学研究所は，5日で全遺伝子解析・解釈結果を患者さんに返している（2016年12月）．2017年末には，全ゲノムシークエンスに基づき3日と8時間で返すことができている．

翻訳にはさらに時間がかかることがあるが，Phenolyzer（http://phenolyzer.wglab.org/）などを含む自家製のキュレーションパイプラインとWatsonによる解析を総合して解釈・翻訳を行ってレポーティングを行っている．Watsonの解析は変異のデータをアップロードしてから10分程度であるが，その後，Watsonのリコメンデーション・解析結果のリンク先をクリックし，また文献を読むなどの作業でチェックするため，1～2日の時間を要している．もちろん in-house pipeline に用いているさまざまなツールは不可欠であり，Watsonだけで完結しているわけではない．2017年末には全ゲノムシークエンス解析を行って3日と8時間で患者さんに返すことができている．研究に参加していただいているため，このための患者さんの費用負担はない．

これは1人の患者さんに張り付いて実施した時間であり，多数検体の効率的解析がこれからの課題である．また，RNAシークエンス，エピゲノム解析を実施するともう少し日数が必要となる．Watsonも構造異常について学習するようになっているが，エピゲノムは全く学習していない．「あなたもまだまだですね」というのが現場の感想かもしれない．専門家は技術面・役割面から必要であり，人工知能は，診断をする専門医を置き換えるものではない．

4 人工知能技術を用いたシステムの薬事規制上の位置づけの解決

「AI＝プログラム＋データ」が医薬品医療機器等法の対象となるかが問題である．特に，ビッグデータを背景として用い，科学的知識のように日々進展のあるものでは，医療機器該当性や膨大なデータと学習機能の評価が課題となる．がんの臨床シークエンス研究では，同じ変異情報ファイルを入力しても，1カ月後にはデータが増え，AIシステムが学習しているため，提示される結果に変化がある．1年経つと，トレーニングに当たるエキスパートおよびデータの選択により，個々人のがん患者についての理解の精度がよくなっていることが明らかなことが普通である．

MRIやCT画像，超音波動画，脳や心臓の計測データからより的確な診断をAIを用いて行うものは医療機器として承認する方向で世界的に合致していると考えられる．

一方，米国では2016年12月に The 21st Century Cures Act が上院を通過し，オバマ大統領（当時）の署名で成立した（http://docs.house.gov/billsthisweek/20161128/CPRT-114-HPRT-RU00-SAHR34.pdf）．

この3060条で，医療機関の経営支援用ソフトや電

表1 医薬品医療機器等法の体系

国際医療機器分類 (リスク分類)		医薬品医療機器等法			
		医療機器認証		事業者ライセンス	
		クラス分類	認証	製造販売業	販売業 貸与業
クラスⅣ	侵襲性が高く,生命の危険に直結する恐れ	高度管理医療機器	大臣承認+認証	許可制 (一,二,三種)	許可制
クラスⅢ	人体へのリスクが比較的高い				
クラスⅡ	人体へのリスクが比較的低い	管理医療機器	認証		届出制
クラスⅠ	人体へのリスクがきわめて低い	一般医療機器	届出	低リスクのプログラムは医療機器から除外	—

米国,EU,韓国におけるAI(医療画像を扱わない診断支援ソフトウェア)の定義(クラス分類)

表2 医療機器規制におけるAIの扱い(医療画像を扱う機器を除く)

米国	EU	韓国	日本
・The 21st Century Cures Actにより,臨床決定支援(clinical decision support)ソフトウェアは医療機器規制の対象から除外されている. ・AIはclinical decision supportに該当し,低リスクであるとの判断.	・CE Mark制度により,低リスク製品は事業者の自己責任と判断により,市場への投入が可能. ・AIは低リスク製品(Class Ⅰ)であり,事業者の自主認証により対応.	・2017年に政府がビッグデータ,AI医療機器ガイドラインを作成し,医療情報を検索し治療オプションを表示するソフトウェアは医療機器には該当しないことを明確化. ・AIは,医療機器から除外されるソフトウェアに含まれる.	・現行医薬品医療機器等法では,人体へのリスクがほとんどない低リスクのソフトウェアは医療機器プログラムの対象から除外. ・しかし,AIが低リスクソフトウェアとして医療機器から除外されるのかどうかはまだ明確になっていない.

子カルテなどのこれまでも非医療機器とされていたものに加え,以下のものは医療機器ではないことを明確化している.①患者個人の医療情報(がんの種類やがんのゲノムの変異情報など)やその他の医療情報(論文やパスウェイのデータベースなど)を表示・分析し,②医療関係者に診断,治療等の支援または推奨(recommendation)の提示を行い,③かつ,医療上の判断を下す際に,当該推奨を最初から当てにすることのないように,医療関係者がそれらの推奨の根拠を独自にレビューすることができるようにしているもの.④ただし,画像診断情報や診断機器から信号の分析をするものを除く.これには多少の注釈がついてはいるが,この条項はICT産業によるヘルスケアの促進を担っているともいえる.医療機器分野におけるAIの医療機器規制の各国の対応状況は表1,2に示すとおりである(国際医療機器分類を併記).EUはやや保守的,韓国は走りながら,日本は未定となっている.このような状況がわが国において続くならば,内閣府が実施する戦略的イノベーション創造プログラムにおいて「AIホスピタル」を標榜しても,AI技術のあるICT企業の参入は困難と言わざるを得ない.医療機器やヘルスケアに関するAI分野は各国がスピード感をもって展開を競っている領域であり,迅速に市場展開できる環境を早期に整えなければ,日本は国際競争から脱落する.米国,EU,韓国ではAIは低リスクのソフトウェアであり,医療機器規制の対象からは除外されている.その結果,温度差はあるが,市場における製品展開が進んでいる.

おわりに

　東京大学医科学研究所（医科研）では2001年に研究所附属病院にゲノム診療部が設置され，遺伝カウンセリングを含めゲノム医療がはじまった．その後，2007年ごろから次世代シークエンサーが市場に現れ，シークエンスのコストが激減しはじめた．スパコンの能力も格段に上がってはいたが，シークエンサーの性能は，コンピューター業界の18カ月で倍の性能が達成されるというムーアの法則を大きく凌ぐ勢いとなった．そして個別化ゲノム医療実装の時代が到来した．2011年には世界に少し遅れてはいたが全ゲノムシークエンスに基づくがんのゲノム医療を進めるチームができた．本稿はそのなかで経験してきたビッグデータとの直面，スパコンの課題，人工知能導入の不可避，そして人工知能の薬事規制上の問題などに遭遇してきた．小規模ながら未来はとっくにはじまっているようにも思える．最後に，先端医療研究センター・古川洋一教授，附属病院長・東條有伸教授，ヘルスインテリジェンスセンター・井元清哉教授はじめ多くの方々からのご尽力に感謝申し上げたい．

文献

1) Green ED, et al：Nature, 550：179–181, 2017
2) Bourne PE, et al：Nature, 527：S16–S17, 2015
3) Anderson WP & Global Life Science Data Resources Working Group：Nature, 543：179, 2017
4) Good BM, et al：Genome Biol, 15：438, 2014

＜著者プロフィール＞

宮野　悟：東京大学医科学研究所ヒトゲノム解析センター教授．1977年九州大学理学部数学科卒業．理学博士．九州大学理学部教授を経て'96年より現職．スパコンを駆使したゲノムデータ解析で個別化ゲノム医療を推進中．文部科学省新学術領域研究「システム癌新次元」領域代表．文部科学省ポスト「京」重点課題2「個別化・予防医療を支援する統合計算生命科学」で京コンピューターを駆使してゲノムをはじめとする大規模生命ビッグデータ解析を実施中．2013 ISCB Fellow.

| 第4章 | 技術革新・創薬開発 |

10. ゲノム医療における深層学習

河村大輔，石川俊平

近年，ゲノム情報を含む大量の医療情報がデジタルデータとして蓄積されるようになってきた．これらの大量かつ多種多様なデータを解析するために人工知能技術を用いたアプローチが模索されている．特に深層学習とよばれる機械学習技術が医療を含むさまざまな分野で人間を凌駕する性能を発揮しつつあることから，この技術をゲノム医療に応用しようという試みも徐々にはじまっている．そこで，本稿では，ゲノム医療と深層学習技術とのかかわりについて，技術の概要，現在の活用状況，課題等について述べる．

はじめに

近年，ゲノム情報，医療画像，カルテなど大量の医療情報がデジタルデータとして蓄積されるようになり，それを医療の最適化に活用する試みが世界中で行われている．これらのいわゆる医療ビッグデータは，モダリティもさまざまで，それらの間の関係性も複雑であることなどから，人工知能技術による解析が有望視されている．日本政府も2016年11月に開催された未来投資会議において，安倍首相が「ビッグデータや人工知能を最大限活用し，予防・健康管理や遠隔診療を進め，質の高い医療を実現する」と述べるなど，今後医療ビッグデータを人工知能技術で解析する取り組みが一層進むことが予想される．そこで，本稿では，ゲノム医療と人工知能技術，なかでも特に近年注目を浴びている深層学習技術とのかかわりについて，技術の概要，現在の活用状況，課題等について述べる．

1 深層学習とは

深層学習は多層のニューラルネットワーク（ディープニューラルネットワーク）を用いた機械学習技術である（図1）．深層学習にはさまざまなバリエーションがあるが，医療分野においては教師あり学習[※1]のため

[略語]
CNN：convolutional neural network
（畳み込みニューラルネットワーク）
CPU：central processing unit
GPU：graphics processing unit
TCGA：The Cancer Genome Atlas
WSI：whole slide image

※1 教師あり学習
機械学習は教師あり学習，教師なし学習，強化学習に大別される．教師あり学習では，画像，DNA配列などの入力と，疾患名などの出力のペアを大量に与えると，その間の関係性を自動的に学習する．学習が適切に行われれば，新たな入力データが入ってきたときに，その出力を精度よく推定することができる．

Deep learning for genome medicine
Daisuke Komura/Shumpei Ishikawa：Department of Genomic Pathology, Medical Research Institute, Tokyo Medical and Dental University（東京医科歯科大学難治疾患研究所ゲノム病理学分野）

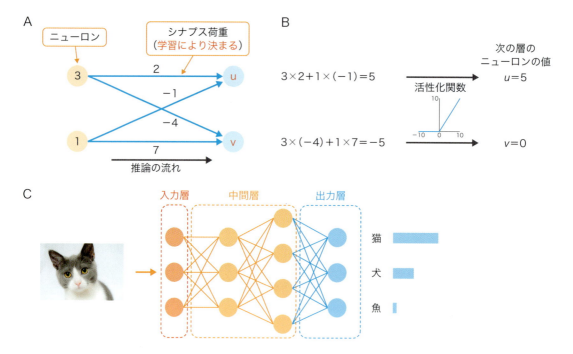

図1　ニューラルネットワーク基本構造と推論の計算
A）ニューラルネットワークはニューロンとその間をつなぐシナプスにより構成される．B）推論計算の例．ある層のニューロンに入る値（u, v）は，前の層のニューロンの値とシナプス荷重の積の総和に，活性化関数という非線形関数を適用することで計算される．ここでは，CNN（後述）で用いられるReLu（0または正の値ならそのままの値，負の値なら0を返す）という活性化関数を用いている．C）深層学習で用いられるディープニューラルネットワークは，中間層が2層以上のものを指すが，計算の基本原理は同じである．

のニューラルネットワークが用いられることが多い．それは，画像やDNA配列などから疾患を予想する診断を目的とすることが多いためである．**図1**に単純なニューラルネットワークにおける推論プロセスの例を示す．ニューラルネットワークといっても，実際はほぼ加算と乗算で推論を行っているだけであるし，深層学習も層が深くなるだけで基本原理は全く同じである．ただし，深層学習は優れた特徴抽出[※2]機能をもつために，多くの場合，他の機械学習技術で重要となる，特徴量の設計を行う必要がない．そのため，画像や音声など特徴量の設計が難しいデータで特に威力を発揮する．

> **※2　特徴抽出**
> 従来の機械学習では，識別に有用と考えられる情報（例えば病理組織画像の識別を行う場合は，核の大きさなど）を人間が考えて抽出する必要があった．深層学習では，学習によってそのような特徴量を自動的に抽出する機能を有している．そのため，生のデータ（画像の画素値など）を直接入力するだけで，精度の高い推論が可能となる．

2　深層学習と計算機

深層学習ではときに学習によって求めるシナプス荷重が1億を超えることもあり，その計算量は膨大である．さらに，学習は通常1回で済むことはなく，ニューロンの数，中間層の数などのハイパーパラメータを変えながら何度も学習を行い最適なネットワークを採用する．ベイズ最適化や強化学習などの高度な手法を用いてハイパーパラメータを最適化するための手法が提案されている[1) 2)]とはいえ，計算量が問題になることに変わりはない．深層学習の学習，推論においては，もともとはリアルタイム画像処理のために設計されたプロセッサであるGPUがCPUに比べて高速であることが知られており[3)]，現在の主流となっている．

また，今後は量子コンピューターの動向にも注目しておきたい．現時点で実用化されている量子コンピューターは，D-Wave社などが採用する量子アニーリング方式がほとんどである．これは組合わせ最適化問題を

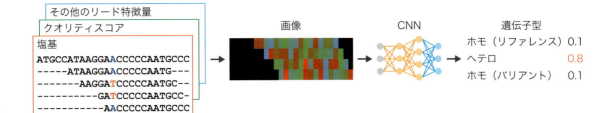

図2　DeepVariantによる変異コールの概要
次世代シークエンサーのリードをリファレンスゲノムにアライメントした後，バリアントの候補となる塩基を中心としたアライメントの画像（塩基配列：赤，クオリティスコア：緑，その他の特徴量：青）を作成し，これをCNNの入力としている．

解くのに適した特殊な量子コンピューターであるが，深層学習への適用は制限付きボルツマンマシンとよばれるような一部の特殊なネットワークにとどまっている．しかし，ネットワークの構造や計算方法を工夫したり，あるいは今後量子ゲート方式などの汎用的な量子コンピューターが普及することで，深層学習の学習・推論が大幅に高速化されるかもしれない[4]．

3 ゲノム医療への応用

ゲノム医療における深層学習のアプリケーションは以下の2つに大別される．
1）ゲノム情報の解析：次世代シークエンサーのデータからゲノム配列の多型や体細胞変異などを検出したり，得られたゲノム情報から診断や治療方針決定に結びつく情報を抽出する．
2）非ゲノム情報の解析によるゲノム医療の補助：医療画像などの非ゲノム情報から治療マーカーとなるゲノム情報を推定したり，非ゲノム情報とゲノム情報を組合わせることで診断や治療方針決定の精度を向上させる．

以下でそれぞれにおける深層学習技術の応用事例を紹介する．

1）深層学習によるゲノム解析

DeepVariant[5]は，次世代シークエンサーのリードとそのPhredスコアなどからSNPやindelなどの多型を推定する手法である．この手法のユニークな点は，リファレンス配列にアライメントされたシークエンスリードを一種の画像とみなして，画像解析で用いられる畳み込みニューラルネットワーク（convolutional neural network：CNN）[※3]を適用している点である（**図2**）．これまでのアルゴリズムの多くは，シークエンスエラーと本物の多型を区別する特徴量を研究者が設計していたが，DeepVariantは深層学習を用いることで自動的に識別に有用な特徴量を抽出していると考えることができる．

COSSMO[6]は，ゲノム配列の多型や変異がスプライシングに与える影響を予測する手法である．CNNを複数用いることで，従来法と比べて大幅な性能向上が得られている．スプライシング異常は，神経疾患をはじめとして多くの疾患に関与していることが知られており，これまでその影響が不明であった変異や多型の一部について，その意義付けが可能となるかもしれない．

2）深層学習によるゲノム医療補助

深層学習が現時点で最も成功しているアプリケーションは画像認識であり，医療データについても例外ではない．例えば約13万枚の皮膚の肉眼・ダーモスコピー画像で学習したCNNを用いて皮膚がんを診断したり[7]，270枚の病理組織画像のwhole slide imageで学習したCNNを用いて乳がんのリンパ節転移を検出する[8]問題などで，それぞれ専門医に匹敵する性能が得られたとの報告が出てきている．

ゲノム医療との関連では，免疫染色画像の解析によ

※3　畳み込みニューラルネットワーク
解析対象の位置不変性，局所性を利用した重みの構造をもつ特殊なニューラルネットワーク．画像においては縦線や横線など特定の局所構造を認識するフィルタを用いることに相当する．もともとは画像認識のために開発されたネットワークであるが，DNA配列など局所構造をもつさまざまな対象物の解析に用いられる．

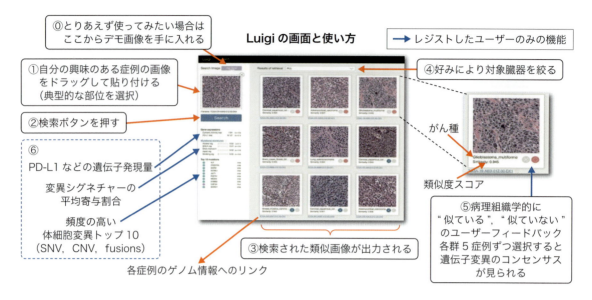

図3 類似病理組織画像検索システムLuigi

るバイオマーカーや腫瘍浸潤リンパ球の評価にCNNを用いた例がある[9]．さらに，より高度なアプリケーションとして，医療画像からがんのゲノム異常を推定しようとする試みもはじまっている．例えば，膠芽腫において*MGMT*遺伝子のメチル化はテモゾロミドという抗がん剤の治療予測因子となることが知られているが，CNNを用いて膠芽腫のMRI画像から*MGMT*遺伝子のメチル化を予測し94.90％の精度を達成している[10]．また，病理組織画像からがんのゲノム異常を推定する試みも行われている[11)12]．それに関連して，われわれは，CNNから抽出した特徴量を用いて，病理組織画像の類似症例検索を行うLuigiというシステムを公開している[13]（図3）．検索対象の症例画像はTCGA[14]に存在する32種のがん種の約6,700症例であり，すべてにがんのゲノム異常の情報が紐付いている．登録ユーザが興味のある症例に類似する症例を複数選択すると，それらに共通するがんゲノム異常が表示される．今後さらにアルゴリズムを改良し，中小規模の医療施設においてルーチンの病理組織検査の画像から背景にあるゲノム異常を推定することで，拠点病院等や自己負担での包括的ゲノム異常解析により治療標的が見つかる確率が高い患者を選び出せる可能性もある．

4 課題

深層学習を用いてゲノム情報を解析する研究は多いが，画像や音声の解析に比べるとインパクトのある研究はまだ少ない．大きな要因の1つは，学習データが不足していることである．一般画像認識や顔認識のタスクではすでに人間を超える性能が得られているが，それは数千万，数億枚といった大量の学習データがあることではじめて達成されたものである[15)16]．医療画像においても先述したように人間に匹敵する精度を出している例では大量の訓練データを用いている[※4]．今後，深層学習の性能を最大限に発揮できるような質のよい訓練データを多施設で協力して集めるなどの工夫が必要だろう．

また，一般に深層学習の推論プロセスはブラックボックスで，どのように判断を下しているのかがわかりにくい．この点は特に医療の分野では問題になると考えられる．画像分類においてはCNNによる推論に重要な領域をピクセル単位で提示するGuided GradCAM[17]

> ※4 病理組織画像の例であげた270枚のWSIは少ないと感じるかもしれないが，1枚のWSIから解析の単位となる画像パッチが数千〜数万枚取れるため，実際の学習データは大量になる．

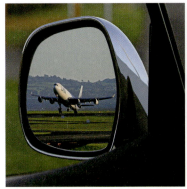 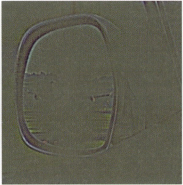 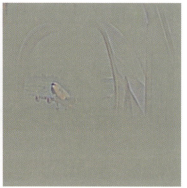

車のミラー　　　　　　　　　　飛行機

図4　Guided GradCAMの一例
中央の画像は，左の画像をCNNが「車のミラー」と判定した場合に重要な領域が強調されている．右は同じ画像を「飛行機」と判定した場合である．この手法によりCNNがどこを見て判断を下したかを可視化することができる．

などの可視化手法があり（**図4**），理解の助けになると考えられる．

おわりに

　深層学習はアプリケーションによっては非常に強力なツールとなりうる．今後データが蓄積するにつれて，これまでできなかった解析が可能になるケースも増えてくるだろう．例えば最近はグラフ構造のデータにもCNNが適用可能となるなど，扱えるデータの範囲も広がってきている．独創的なアイデアで多種多様なゲノム医療関連情報を解析し，ゲノム医療の最適化に貢献する新たな研究が生まれることが期待される．

文献

1) Klein A, et al：arXiv:1605.07079, 2017
2) Zoph B & Le QV：arXiv:1611.01578, 2017
3) Bergstra J, et al：Proceedings of the 9th Python in Science Conference (SciPy 2010), 3-10, 2010
4) Biamonte J, et al：Nature, 549：195-202, 2017
5) Poplin R, et al：bioRxiv：doi: https://doi.org/10.1101/092890, 2018
6) Bretschneider H, et al：Bioinformatics, 34：i429-i437, 2018
7) Esteva A, et al：Nature, 542：115-118, 2017
8) Ehteshami Bejnordi B, et al：JAMA, 318：2199-2210, 2017
9) Chen T & Chefd'hotel C：Deep Learning Based Automatic Immune Cell Detection for Immunohistochemistry Images.「Machine Learning in Medical Imaging」(Wu G, et al, eds), 2014
10) Korfiatis P, et al：J Digit Imaging, 30：622-628, 2017
11) Komura D & Ishikawa S：Comput Struct Biotechnol J, 16：34-42, 2018
12) Coudray N, et al：bioRxiv：doi: https://doi.org/10.1101/197574, 2017
13) Komura D, et al：bioRxiv：doi: https://doi.org/10.1101/345785, 2018
14) THE CANCER GENOME ATLAS．https://cancergenome.nih.gov
15) He K, et al：arXiv:1502.01852, 2015
16) Schroff F, et al：arXiv:1503.03832, 2015
17) Selvaraju RR, et al：arXiv:1610.02391, 2017

＜著者プロフィール＞
河村大輔：2002年東京大学工学部計数工学科卒業．'07年東京大学大学院工学系研究科先端学際工学博士課程修了．同年〜'09年日本電気株式会社．'09年に千葉大学医学部医学科に学士編入学，'13年卒業．初期臨床研修の後，'15年より東京医科歯科大学難治疾患研究所ゲノム病理学分野．現在は，深層学習を用いた病理組織画像解析や，次世代シークエンサーを用いた免疫ゲノム情報の解析などを行っている．

石川俊平：2000年東京大学医学部卒業．東京大学先端科学技術研究センターゲノムサイエンス部門特任助手，東京大学大学院医学系研究科人体病理学・病理診断学分野助教および准教授を経て，'13年より現職．専門はゲノム科学・病理診断学・バイオインフォマティクス．

第4章　技術革新・創薬開発

11. ゲノム医療における*in vivo*イメージング，分子イメージング

柳下薫寛，濱田哲暢

> ゲノム医療の時代となり，標的遺伝子に対する分子標的治療薬の研究開発が加速している．さらに分子標的治療薬の耐性機序解明，克服のためにも前臨床におけるマウスモデルでの評価は重要性を増している．本稿ではマウスモデルでの薬効評価における*in vivo*イメージングのモダリティ，近年注目を浴びている薬剤や遺伝子変異に着目した分子イメージングに関し概説する．分子イメージング技術を用いることで，これまで得られなかった薬物動態や薬剤分布，薬効メカニズムの解明につながると期待される．

はじめに

　近年がんのドライバー遺伝子変異の発見と分子標的治療薬の開発，そして次世代シークエンサーの技術革新により，ゲノム情報に基づいた治療開発がめまぐるしいスピードで進んでいる．ゲノム異常に対する小分子化合物や抗体製剤の開発に加え免疫療法の台頭も相まって，臨床現場では手元にあるゲノム情報と薬剤のなかから適切な患者に対する適切な薬剤の選択の判断をすることがより難しくなっている．このような現状のなか，前臨床での臨床効果予測性の高いモデル構築と標的・薬効評価が重要性を増している．

　本稿ではがん研究，特に抗がん剤研究における分子イメージングと，当研究室が行っている薬剤イメージングについて紹介する．

1 がん研究における *in vivo* イメージングとモダリティ

　旧来よりがん研究では細胞株と細胞株の移植から樹立された担がんマウス（cell line derived xenograft：CDX）モデルを用いて研究，薬効評価が行われてきた．現在これらのモデルよりも臨床効果予測性が高く，元の腫瘍の不均一性など特性を維持した薬効評価モデルとして患者腫瘍移植（patient-derived xenograft：PDX）モデル[※1]が注目されているが，詳細は他項（第4章-14など）に譲る．

　CDXモデルにおける腫瘍増殖，薬効評価として，皮下移植（異所性移植モデル）では評価が簡便であるため必ずしも*in vivo*イメージングは必要でないが，同所性移植モデルや実験的転移モデルでは*in vivo*イメージ

[略語]
MSI：mass spectrometry imaging
PDX：patient-derived xenograft
PET：positron emission tomography

in vivo & molecular imaging for genomic medicine
Shigehiro Yagishita/Akinobu Hamada：Division of Molecular Pharmacology, National Cancer Center Research Institute
（国立がん研究センター研究所分子薬理研究分野）

表1 主な in vivo イメージングのモダリティ

モダリティ	空間分解能	時間分解能	感度	コスト	動物への負担
X線	◎	○	△	◎	△
CT	◎	△	○	△	△
PET/SPECT	△	△	◎	△	△
MRI	◎	△	△	△	○
超音波	◎	◎	△	◎	◎
蛍光/発光イメージング	△	○	◎	△	△
光音響イメージング	◎	◎	○	○	○

ングが有用である．in vivo イメージングのモダリティ（撮画手法）選択においては，空間分解能，時間分解能，定量性，感度，簡便性，コストといった要素から選択され，定量性やスループット，実験動物への侵襲性からIVISに代表される蛍光/発光イメージングが用いられることが多いであろう（**表1**）．PDXモデルでは，多くの場合腫瘍検体を直接免疫不全マウスへ移植するため，CDXモデルにおける蛍光/発光イメージングのような遺伝子導入が難しく，造影剤を用いたCT，PET–CTなどが選択される．さらにPDXの同所性移植（PDOX）モデルの場合には肉眼的な腫瘍増殖の確認がとれないためさらに評価系が難しく，超音波や近年実用化された光音響イメージングなどの非侵襲的に高空間分解能の画像がリアルタイムで取得できるモダリティが有用と考えられる[1]．

分子標的治療薬や抗体製剤が薬剤開発の主体となるまでは，上述のモダリティを用いて腫瘍増殖，薬効評価を行うことがin vivo イメージングの主目的であった．しかしゲノム医療の時代に突入し，薬物動態のイメージング，標的遺伝子のイメージングなどさまざまな分野へ広がりを見せている．

2 ゲノム医療における分子イメージング

in vivo イメージングでの腫瘍評価に加え，生体内で

> **※1 PDXモデル**
> 担がん患者の腫瘍組織を免疫不全マウスへ直接移植するマウスモデル．従来の細胞株由来の担がんマウスと比較し，腫瘍の不均一性や病理組織像を反映するとされ，より担がん患者に類似した薬効評価モデルとして注目されている．

の分子プロセスを可視化する分子イメージング（molecular imaging）は，従来より蛍光イメージングを中心に行われてきた．しかし最近ではPETやSPECT，MRIといった医療用のモダリティを用いて薬物動態，遺伝子変異を有する腫瘍の動態解析などが可能であり，in vivo から実臨床まで同一のモダリティを用いて創薬研究を含めた幅広い分野で用いられている．

1）PETイメージング

さまざまなモダリティのなかでもPETは，生体の状態で評価できる，さまざまな核種が標識化合物（トレーサー）として利用できる，マウスだけでなくヒトにおいても定量測定できる，といった利点をもつことから最も一般的に用いられている．

乳がんはHER2遺伝子増幅が30％前後で認められ，Trastuzumabに代表される抗HER2抗体が治療戦略の要となる．このため1990年代よりHER2抗体をPETのトレーサーとして用いる試みがin vivo イメージング，そして実臨床においても行われてきた[2][3]．当研究室では国立がん研究センター中央病院乳腺腫瘍内科，放射線診断科と共同で^{64}Cu–DOTAを結合したTrastuzumab（^{64}Cu–DOTA–Trastuzumab）をトレーサーとして用い，乳がん患者における脳転移の同定や腫瘍内のHER2発現における集積変化の検討を行っている[4][5]．抗体製剤をトレーサーとして用いることで，薬剤が生体内で腫瘍とどのような位置関係のもと抗腫瘍効果を発揮するかを可視化することが可能となった．

また，Sunらは EGFR 遺伝子変異陽性非小細胞肺がんに対し，^{18}F–MPGを EGFR 遺伝子変異に対するトレーサーとして用い，in vivo，生体での集積評価を行った．その結果，EGFR 遺伝子変異陽性腫瘍に高い

表2 薬剤分布を評価するための分子イメージングのモダリティ

モダリティ	ラベル化	解像度	特異度	感度	定量性	in vivo イメージング	病理組織 との比較	備考
液体クロマトグラフタンデム型質量分析計 (LC-MS/MS)	不要	適用外	＋＋	＋＋	＋＋	不可	不可	薬剤分布の位置関係は不明
ポジトロン断層法 (PET)	必要	1〜2 mm	－	－	－	可能	不可	高コスト・設備が必須
全身オートラジオグラフィー (WBA)	必要	200 μm	－	＋＋	－	不可	不可	測定時間がかかる・アーチファクトが無視できない
ミクロオートラジオグラフィー (MARG)	必要	10〜50 μm	－	＋＋	－	不可	可能	ラベル化が必須
マイクロダイアリシス (MD)	不要	適用外	－	＋＋	＋＋	可能	不可	侵襲性あり・細胞および間質液が平衡関係であること
質量分析イメージング (MSI)	不要	顕微鏡併用：5 μm 一般：50〜100 μm	＋＋	＋/＋＋	＋/＋＋	不可	可能	マトリクス由来ケミカルノイズの混入・イオン化しない薬剤は不可
核磁気共鳴画像法 (MRI)	必要	1〜5 mm	＋＋	－	－	可能	不可	適用困難な薬物あり
蛍光顕微鏡 (FM)	必要	200〜300 nm	－	＋＋	＋	不可	可能	自家蛍光による制限あり

特異性をもって結合し，腫瘍の局在や病勢を反映することを示した[6]．このように，PETイメージングは*in vivo*から実臨床まで同一のトレーサーを用い，薬剤のみならず遺伝子変異の動態評価が行える点から，TRの分野を含めさらなる研究が見込まれる．

2）ゲノム医療における当研究室での薬剤イメージングの取り組み

上述のように，マクロな分子イメージングではPETイメージングが広く用いられているが，当研究室では小分子化合物，抗体製剤の腫瘍内での詳細な分析を目的とし，ミクロなレベルでの分子イメージングの取り組みを行っている．薬剤の腫瘍内移行の評価は，血液試料や腫瘍をホモジェナイズした試料から薬物濃度を測定することで行われてきた．しかしこれらの既存の手法では，腫瘍内の薬剤分布といった空間情報を取得することができない（表2）．このため当研究室では濱田，林らを中心に質量分析イメージング（MSI）[※2]に

よる腫瘍内の薬剤分布の分子イメージングに取り組んでいる．MSIによる分子イメージングは薬物に対するラベル化なしで組織中の薬剤分布を高い解像度で感度，特異度，定量性をもった測定が可能という特徴をもつ（表2）．本法の流れとしては，マトリクス支援型レーザー脱離イオン化（MALDI）法で凍結切片をイオン化し，組織切片上の1点でMS測定した後，これを一定間隔でくり返していく．得られたMSスペクトルから解析対象のシグナル抽出を行い二次元化することで，対象物質や薬剤の局在解析を行うことが可能となる（図）．これまでに当研究室ではAlectinibやErlotinib

---

※2 質量分析イメージング

主にマトリクス支援型レーザー脱離イオン化（MALDI）法を用い，組織切片上の1点でMS測定した後，一定間隔をおいて再度同条件で測定を行う．それをイメージングしたい切片領域内で行い，多数のMSスペクトルから注目するシグナルのみを抽出し，二次元化する手法．

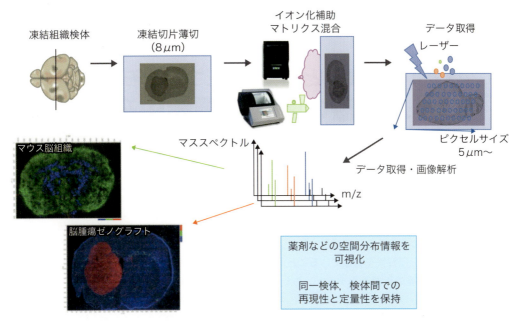

図　質量分析イメージングの流れ

といった小分子化合物の組織内イメージング手法を構築し，神経芽細胞腫のxenograftモデルで組織内分布の不均一性を示した[7)8)]．また，EGFR陽性非小細胞肺がんにおいてErlotinibとBevacizumabの併用療法は臨床的相乗効果が注目されているが，その機序としてErlotinibの腫瘍内濃度がBevacizumabの有無により変化がないことを明らかにした[9)]．このように，質量分析イメージングを用いた薬剤のミクロレベルでの生体分布情報を得ることで，腫瘍内の薬剤不均一性をもたらす因子，それによる耐性機序や薬効機序の解明，早期・臨床開発試験における投与量の最適化，proof of concept評価への臨床応用をめざしている．

さらに現在，抗体製剤の分子イメージングとして新規蛍光標識を用いた評価系を構築しており，本技術でチェックポイント阻害剤や抗体薬物複合体など抗体製剤の腫瘍内分布情報が明らかになることで，基礎研究のみならずTR，reverse TRへの応用も期待される．

おわりに

ゲノム医療の時代になり，in vivoイメージング，分子イメージングは前臨床における薬効評価，標的発現評価，そして臨床においても薬剤や標的遺伝子の発現評価などと基礎研究から臨床へとつながりをもった評価系となっている．さらにミクロレベルの分子イメージングは今後腫瘍内の薬剤分布や薬効機序，耐性機序の解明にも有用と考えられ，今後の技術革新と研究開発が期待される．

文献

1) Diot G, et al：Clin Cancer Res, 23：6912-6922, 2017
2) Kurihara H, et al：Breast Cancer, 23：24-32, 2016
3) Dalm SU, et al：Int J Mol Sci, 18：pii: E260, 2017
4) Kurihara H, et al：EJNMMI Res, 5：8, 2015
5) Sasada S, et al：Eur J Nucl Med Mol Imaging, 44：2146-2147, 2017
6) Sun X, et al：Sci Transl Med, 10：pii: eaan8840, 2018
7) Aikawa H, et al：Sci Rep, 6：23749, 2016
8) Ryu S, et al：Br J Pharmacol, 175：29-37, 2018
9) Nishidate M, et al：Sci Rep, 7：16763, 2017

＜筆頭著者プロフィール＞
柳下薫寛：2007年北海道大学卒業，'16年順天堂大学大学院医学研究科呼吸器内科学博士号取得．'18年1月より国立がん研究センター研究所分子薬理研究分野で濱田博士のもと，創薬研究に携わっております．前臨床での適正な薬効試験のうえ，早期臨床試験へとつなげる一助となれればと思っております．

第4章 技術革新・創薬開発

12. リアルワールドと *in vitro* をつなぐモデル系①
ゲノム医療の時代の患者由来がんモデル

近藤　格

患者由来がんモデルはがん研究の黎明期から用いられてきた．今日では，がんの新しい治療法の開発や選択に役立つツールとして注目されている．しかし，患者由来がんモデルは一般に生体内の腫瘍と異なる分子背景を有していること，ゼノグラフトの場合は樹立に時間がかかり成功率が低いこと，治療効果を予測するツールとして確立されてはいないことなどの課題がある．モデル系における分子背景の特性を理解し，生体内の腫瘍をより正確に反映する画期的な樹立方法を開発したり，ゲノム医療を補完するような臨床的有用性を確立することが，現代の研究者に求められている．

はじめに

　患者由来がんモデルとは，がん患者の生体試料を用いて作製する実験モデルのことである．腫瘍組織・細胞を動物に移植するゼノグラフトや器官培養・細胞培養などが代表的であり，がん研究では黎明期からさまざまな用途で使われてきた（図）．近年，「患者由来がんモデルを治療法の開発や選択に使えるのではないか」との期待から，とりわけ臨床に近い領域で注目されている[1]．この動向は世界的なものであり，例えば米国では2012年に患者由来がんモデルを大規模に作製して配布するプロジェクト（Patient-Derived Models

[略語]
ASCO：American Society of Clinical Oncology
CTOS：cancer tissue originated spheroid
PDMR：Patient-Derived Models Repositry

Repository：PDMR）が開始された．ヨーロッパでは2013年にEurOPDXが結成され，西ヨーロッパ全体でモデル系を共有するしくみがつくられた．2014年には患者由来がんモデルはScience誌の表紙を飾り[2]，2015年にはノバルティス社がゼノグラフト1,000例を作製して抗がん剤の感受性試験を行った結果を報告した[3]．数年前から論文や国際学会での発表も増え，このブームはしばらく続くと思われる．

　本稿では，患者由来がんモデルの可能性と課題について，その変遷や特徴に触れつつ，ゲノム医療の時代における役割について述べる．

1 患者由来がんモデルの種類

　患者由来がんモデルは，大きく2つに分類される．まず，動物に腫瘍組織や細胞を移植して作製するモデル系である（ゼノグラフト）．ゼノグラフトの実験は，

Patient-derived cancer model in the era of genome medicine
Tadashi Kondo：Division of Rare Cancer Research, National Cancer Center Research Institute（国立がん研究センター研究所希少がん研究分野）

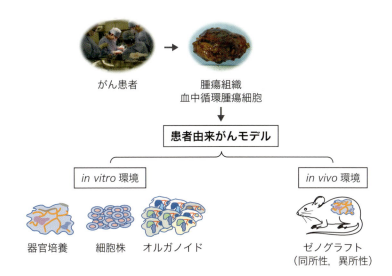

図　患者由来がんモデル作製のワークフロー
診療の過程で得られる残余検体などを用いてモデル系を作製する．腫瘍組織に加え血中循環腫瘍細胞も使用する．モデル系の使用にあたっては，臨床病理情報を積極的に活用する．長年にわたりさまざまなモデル系が開発されてきた．それぞれのモデル系の限界を見極めて最適な用途を探るとともに，生体内腫瘍をより正確に反映するモデル系を開発していくことが必要である．

1960年代に腫瘍組織をマウスの皮下組織に移植するところからはじまり（異所性移植）[4]，やがて腫瘍が発生した臓器も移植の部位となった（同所性移植）[5)6)]．皮下組織への移植は技術的に容易であり，腫瘍の増殖の様子を体外から簡単に観察できるという利点があって普及している．しかし，実質臓器に発生する腫瘍を移植する部位として，皮下組織は最適とは言い難い．実際，腫瘍を皮下に移植した場合，遠隔転移が発生することは稀である[4)7)]．一方，同所性の移植は皮下組織への移植に比べればより生体に近いモデル系を構築できる可能性がある．例えば，同所性に移植された腫瘍は遠隔臓器に高率に転移する[6]．しかし，同所性移植は，部位によっては移植の手技が難しいうえに，腫瘍の増殖を簡便にモニターできないといった欠点がある．マウスのほか，鶏卵に腫瘍を移植するモデルも，古くより血管新生や転移の実験に用いられている[8]．

動物を使わないモデル系として，腫瘍組織や細胞を培養環境に移して維持するものがある．生体内の組織を培養環境下に移す実験は，臓器レベルからはじまった[9]．その後，組織を細胞単位にばらばらにして増殖させる方が扱いやすいため，単層に培養した細胞がもっぱらがん研究に用いられてきた．ここで問題になるのが，培養環境に移した腫瘍組織や細胞は元の形質を喪失してしまうということである（上述のゼノグラフトも同様）．この問題の解決を図るための試みがオルガノイド（第4章-13参照）である．腫瘍細胞を平面ではなく三次元で培養し，さらに非腫瘍細胞や間質と共培養することで，生体内の環境を再現しようとするものである[10)〜12)]．高い成功率で短期間にモデル系を構築できることからオルガノイドは期待されている．本邦からは，細胞をいったんばらばらにするのではなく腫瘍組織から直接オルガノイドを構築するCTOS法（cancer tissue-originated spheroid法）が開発されている[13]．マイクロフルイディクス技術の応用も，がんの研究において多くの可能性を秘めている[14]．

2 治療法の選択や開発のツールとしての患者由来がんモデル

患者由来がんモデルを治療法の選択や開発において使用するという構想は，魅力的ではあるが，現状では挑戦的な課題である．

腫瘍組織を皮下組織に移植する実験は簡便であるものの，上述のように遠隔転移が稀であることに加え，

移植した腫瘍が生着する確率は全般に高くないという問題がある．メラノーマのように生着率が9割近い悪性腫瘍がある一方で，乳がんなど3割程度に留まるものも多く，あらゆる悪性腫瘍で平均すると生着率は5割以下である[15]．生着した症例だけが研究の対象にならざるを得ないので，実験結果には相当なバイアスがかかっている．また，移植した腫瘍が生着するためには数カ月かかるのが普通である．生着率が低く時間がかかることを考えると，個々の症例の治療選択に移植モデルを使用することは現実的ではないだろう．転移再発した場合に備えて原発腫瘍を用いてモデル系を作製しておくという考えもあるが，原発腫瘍と転移腫瘍が抗がん剤に同じように応答するという保証はない．だからといって，成功率の低い実験のために再発時にバイオプシーを施行するのは難しいかもしれない．治療法を選択したり開発したりするためのツールとしてゼノグラフトを使うためには，より生体に近い環境を，迅速に，高い成功率で構築できる手法を開発することが必要である．

　腫瘍組織・細胞を用いて培養環境下で抗がん剤への感受性を調べる実験は，*in vitro* chemosensitivity assayとして30年前から行われている[16]．腫瘍組織そのものを使用する方法や[16]，腫瘍細胞をいったんばらばらにしてコラーゲンで立体的に集積して調べる方法がある[17]．動物への移植に比べれば実験としての成功率ははるかに高く，再発の抑制を含め治療効果との高い相関を報告した論文は多い[18) 19)]．*in vitro*で腫瘍組織に直接ふりかけても効果のない抗がん剤は，患者に投与しても奏効しないというのはうなずける．しかし，過去の報告をメタ解析し，*in vitro* chemosensitivity assayは臨床的な使用には推奨できないという見解も報告されている〔ASCO（American Society of Clinical Oncology）Technology Assessment guideline〕[20) 21)]．前述のCTOS法のような新しい技術を開発しつつ，前向きにランダム化試験をするなどして臨床的に説得力のあるデータを得て有用性を確立することが今後の課題である．これはゼノグラフトの実験も同様である．

3 ゲノム医療の時代の患者由来がんモデルの展望

　「がんをどのようにモデル化するか」は，「がんという生命現象をどのようにイメージするのか」という，研究の根幹にかかわる重要な問題である．振り返ってみると，患者由来がんモデルは過去数十年間にわたり基本的なつくりがほとんど変わっていない．今ほどにがんがわかっていなかった時代につくられたモデルが現在もそのまま使われているということは，無意識のうちにモデルに合わせてがんを都合よく単純化して考えてきたのかもしれない．とはいえ，新技術は旧技術を包摂しながら累積的に進歩するとは限らないので，古くからあるモデル系をゲノム医療の時代に違う角度から見直すのは必ずしもわるくはない．しかし，その行為を以前からある技術の「発展的な回帰」とするためには，「患者由来がんモデルはあの時代に革新的に改善された」と後世において高く評価されるような仕事が必要である．

　そのためのアプローチはいくつか考えられる．まずは以前からの課題を最新の技術で解決することである．今世紀に入りゲノム解析の手法が大いに発展し，網羅的に分子の異常をとらえることができるようになった．この技術を活用して，樹立された患者由来がんモデルの分子背景を明らかにし，その適応を最適化することはゲノム医療の時代ならではの意義のある仕事だろう．いかなる患者由来がんモデルも生体内の腫瘍を完璧に再現することはあり得ない．例えば，腫瘍組織を動物に移植したり培養環境に移したりした途端，ほとんどの遺伝子・タンパク質は発現レベルを変えるだろう．ゼノグラフトにおいて元の腫瘍の変異が保持されているとの報告がある一方で[22]，ゼノグラフトにおいてゲノムの不安定性が増し生体内にはない変異が発生することも報告されている[23]．ゼノグラフトとして生着する確率が高い腫瘍にはどのような特徴があるのか，同じ組織型の腫瘍でも症例によって実験結果が異なるのはなぜか，どのような分子パスウェイがモデル系で保存されているのか，そもそもモデル系は生体内の腫瘍の何をどれくらい反映して何の研究にどのように適しているのか，などの重要な課題が置き去りにされてきた．しかし，ゲノム医療の時代では分子レベルでアプ

ローチすることができる．その嚆矢となる研究はすでにいくつか発表されており，今後の発展が期待される[22)～25)]．

　もう1つのアプローチは，患者由来がんモデルにゲノム医療の時代ならではの臨床的な意義を与えることである．今世紀に入りゲノム情報に基づいて多くの抗がん剤が開発され，開発された抗がん剤の適応を最適化するための医療技術がかつてないほど必要とされるようになった．しかし，当初の期待に反して，変異情報に基づいて治療効果を予測しても恩恵を受ける症例は限られている[26)]．特定の臓器における変異と抗がん剤の奏効性の関係が調べられていないことが多いのだが，変異の分布がロングテールであり臨床試験にリクルートできる症例の数が限られていることを考えると[27)]，変異と抗がん剤の奏効性を一つひとつ臨床試験で調べていくことは現実的ではないだろう．前臨床試験によって変異による治療奏効性の予測精度を高めることが1つの解決策かもしれず，患者由来がんモデルがその目的で有効であることが証明されれば，画期的である．その場合も，古くからある技術を古いままに使うのではなく，ゲノム情報をとり入れる工夫が必要だろう．

おわりに

　ゲノム医療はがんの医療や研究に多大なインパクトを与えつつ，かつてない新しい課題を臨床の現場にもたらしている．科学哲学者トーマス・クーンがその著「科学革命の構造」で述べた「通常科学の矛盾」が，臨床レベルで浮き彫りになりつつある状態である[28)]．ゲノム医療が提起する課題にアプローチできる画期的な患者由来がんモデルを創出することができれば，がん研究における科学革命をもたらすことができるかもしれない．

文献

1）Byrne AT, et al：Nat Rev Cancer, 17：254-268, 2017
2）Couzin-Frankel J：Science, 346：24-27, 2014
3）Gao H, et al：Nat Med, 21：1318-1325, 2015
4）Rygaard J & Povlsen CO：Acta Pathol Microbiol Scand, 77：758-760, 1969
5）Wang WR, et al：Human Colon Tumors in Nude Mice: Implantation Site and Expression of the Invasive Phenotype1.「Immune-Deficient Animals」(Sordat B, ed), pp239-245, Karger, 1984
6）Fu XY, et al：Proc Natl Acad Sci U S A, 88：9345-9349, 1991
7）Hoffman RM：Nat Rev Cancer, 15：451-452, 2015
8）Kain KH, et al：Dev Dyn, 243：216-228, 2014
9）「Organ Culture in Biomedical Research」(Balls M & Monnickendam MA, eds), Cambridge University Press, 1976
10）Lee SH, et al：Cell, 173：515-528.e17, 2018
11）Vlachogiannis G, et al：Science, 359：920-926, 2018
12）Clevers H：Cell, 165：1586-1597, 2016
13）Kondo J, et al：Proc Natl Acad Sci U S A, 108：6235-6240, 2011
14）Tsai HF, et al：J R Soc Interface, 14：pii: 20170137, 2017
15）Izumchenko E, et al：Ann Oncol, 28：2595-2605, 2017
16）Vescio RA, et al：Proc Natl Acad Sci U S A, 84：5029-5033, 1987
17）Kobayashi H, et al：Jpn J Cancer Res, 92：203-210, 2001
18）Hoffman RM & Tanino H：Methods Mol Biol, 1760：93-100, 2018
19）Inoue M, et al：Surg Today, 48：380-387, 2018
20）Samson DJ, et al：J Clin Oncol, 22：3618-3630, 2004
21）Burstein HJ, et al：J Clin Oncol, 29：3328-3330, 2011
22）Drapkin BJ, et al：Cancer Discov, 8：600-615, 2018
23）Ben-David U, et al：Nat Genet, 49：1567-1575, 2017
24）Stewart E, et al：Nature, 549：96-100, 2017
25）Eirew P, et al：Nature, 518：422-426, 2015
26）Massard C, et al：Cancer Discov, 7：586-595, 2017
27）Chang MT, et al：Nat Biotechnol, 34：155-163, 2016
28）「科学革命の構造」(トーマス・クーン/著，中山 茂/訳), みすず書房，1971

＜著者プロフィール＞

近藤　格：1992年に岡山大学医学部を卒業し，当時は概念すらなかったプロテオーム解析を独学ではじめる．2001年から（旧）国立がんセンターでがんのプロテオーム解析，今ではプロテオゲノミクスを推進している．希少がんのプロテオーム解析を通じてモデル系がないとがん研究が進まないことを痛感し，'14年より患者由来がんモデルの構築を開始した．希少がんの細胞株やゼノグラフトを多数樹立して研究者に配布している．'16年から患者由来がんモデルの講演会を毎年企画している．今一番おもしろいと感じているのは，新しいがんモデル系の開発である．

第4章 技術革新・創薬開発

13. リアルワールドと *in vitro* をつなぐモデル系②
患者由来がんオルガノイドによる
表現型駆動のがんゲノム研究

利光孝太，佐藤俊朗

> 近年のがんゲノム研究によりがんの分子病変に関する知見が蓄積しているが，それらが悪性度や抗がん剤耐性といった臨床的表現型に与える影響についてはいまだ研究が進んでいない．近年開発されたオルガノイド培養法により，臨床検体中のがん細胞から高い成功率で培養系を確立することが可能となった．患者由来オルガノイドは元の腫瘍の遺伝型と表現型を保持した *in vitro* モデルであり，がんゲノム研究の知見を臨床・創薬に結びつけるためのプラットフォームとなりうる．本稿では，腫瘍学分野におけるオルガノイド培養法の応用について，最近の話題を紹介する．

はじめに

　近年さかんに行われている大規模ながんゲノムプロジェクトにより，がんに対する理解は深まりつつある．しかしながら基礎研究で得られた知見を治療に応用するにはいまだ大きな障壁があり，多くの臨床試験が失敗に終わっている．その原因として，がん細胞株や動物モデルといった従来の前臨床モデルが患者集団の多様性を反映せず，実際の疾患と乖離していることがあげられる[1]．

　近年開発されたオルガノイド培養法により，ヒトの大腸，胃，膵臓，肝臓，乳腺といった多様な組織の培養系が確立可能となった[2]〜[6]．オルガノイド培養法は，組織幹細胞を基底膜マトリクス（Matrigel）に包埋し，幹細胞性の維持に必要な Wnt3A，R-spondin1，EGF，Noggin といった増殖因子を培地に添加する方法である．この手法で培養された組織幹細胞は自己複製と分化により自律的に臓器様の三次元構造（オルガノイド）を構築し，細胞の不死化処理を行うことなく長期間にわたる継代培養が可能となる．

　患者由来オルガノイドは実際の疾患の遺伝型と表現型を忠実に反映し，基礎研究と実臨床のギャップを埋める有用な実験モデルとなりうる．また *in vitro* モデルであるため遺伝子改変，化合物スクリーニング，イメージングといった実験手法との組合わせが可能であり，組織検体を用いた従来の研究では観察不可能だった表現型も研究対象とすることができる．本稿では基礎腫瘍学とトランスレーショナルリサーチ分野におけ

［略語］
5-FU：5-fluorouracil（5-フルオロウラシル）
EGF：epidermal growth factor（上皮成長因子）

Phenotype-driven cancer genomics using patient-derived cancer organoids
Kohta Toshimitsu/Toshiro Sato：Department of Gastroenterology, Keio University School of Medicine（慶應義塾大学医学部消化器内科）

るオルガノイド培養法の応用について，最近の話題を紹介する．

1 患者由来オルガノイドライブラリー

ヒト正常細胞のオルガノイド培養法を応用することで，手術検体や内視鏡検体に含まれるがん細胞から高い成功率で培養系を確立することが可能となった．オルガノイド培養では，良性病変や希少なサブタイプのがんを含む幅広い種類の腫瘍細胞が培養可能である．オルガノイド培養法により構築された培養細胞ライブラリーは患者集団の遺伝学的多様性を再現し，基礎腫瘍学や創薬研究において幅広い応用が期待される．

現在報告されている患者由来オルガノイドライブラリーを用いた研究を図1に列挙した．いずれにおいても，樹立されたオルガノイドは由来する組織の遺伝型と組織学的特徴を保持することが報告された．さらに，遺伝子変異によりシグナル伝達経路が破綻したがんオルガノイドは，培地中の増殖因子の一部が不要となることが報告されてきた．特に大腸がんにおいてこの傾向は顕著であり，大腸がんオルガノイドの増殖因子要求性は対応するシグナル伝達経路上の遺伝子変異によりおおむね説明された[10]．一方膵臓がんでは，Wntシグナル上の遺伝子変異をもたないにもかかわらずWnt非依存性を示すオルガノイドが数多く存在した[8]．膵臓がんオルガノイドはWnt非分泌型（W⁻），Wnt分泌型（W⁺），Wnt/R-spondin非依存型（WRi）の3種類に分類され，Wnt要求性の段階的な変化に伴う遺伝子発現変動の解析が行われた（図2）．Wnt要求性を規定する遺伝子群の発現は患者の予後と相関し，Wnt非依存性獲得過程においてサイレンシングを受けるGATA6がWnt分泌能獲得の制御因子であることが遺伝子改変実験により確認された．組織検体を用いた過去の研究において，膵管上皮特異的な転写因子の発現が消失し間質様の遺伝子発現を示す予後不良な患者群の存在が報告されていた[14]〜[16]．膵臓がんオルガノイドライブラリーを用いた研究により，間質様の遺伝子発現変化に伴うWnt非依存性の獲得が膵臓がん悪性化に寄与することが示唆された．

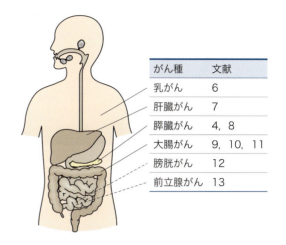

図1　患者由来オルガノイドライブラリー

がん種	文献
乳がん	6
肝臓がん	7
膵臓がん	4，8
大腸がん	9，10，11
膀胱がん	12
前立腺がん	13

2 患者由来オルガノイドを用いた抗がん剤感受性予測

抗がん剤感受性予測は，患者由来オルガノイドの主要な応用分野の1つである．これまでオルガノイドライブラリーを用いた多くの研究により，抗がん剤感受性と遺伝型の関連が報告されてきた[6)9)12)]．しかし，これらの研究は臨床上の治療成績とは切り離されており，患者由来オルガノイドと元の腫瘍の抗がん剤感受性の相関について直接的な評価は行われてこなかった．

Vlachogiannisらは，胃・大腸がん第1/2相臨床試験のco-clinical trialとして，患者由来オルガノイドを用いた化合物スクリーニングを行った[17]．彼らは化学療法前後で複数の転移巣からオルガノイドを樹立し，患者体内における腫瘍縮小効果と in vitro における抗がん剤感受性を比較した．各転移巣の臨床的な治療効果と in vitro の感受性は多くの抗がん剤において相関を示した．例外として，血管新生抑制効果をもつマルチキナーゼ阻害剤レゴラフェニブでは，患者体内と in vitro の結果が乖離した．純粋な上皮細胞の培養系であるオルガノイド培養中でレゴラフェニブは患者体内と異なる効果を示したが，オルガノイドのxenograft※1

> **※1　xenograft**
> 異種移植片．がん研究においては，ヒトのがん細胞を免疫不全マウスに移植した担がんマウスモデルが頻繁に用いられる．

図2　膵臓がん進展過程におけるWnt非依存性の獲得
文献8をもとに作成．

モデルでは患者体内と相関する効果を示した．

Vlachogiannisらの研究により，抗がん剤感受性や腫瘍内微小環境に対する応答性といった表現型がオルガノイド培養中でも保持されることが確認された．また，同一患者に由来する複数のオルガノイド間で表現型が異なることは同時に，単一の生検から樹立したオルガノイドが必ずしも腫瘍全体の表現型を代表しない可能性を示唆している．腫瘍内不均一性への対処は，オルガノイド培養のテーラーメイド医療への応用における課題の1つである．

3 オルガノイドクローニングによる腫瘍内不均一性の解明

腫瘍内不均一性は抗がん剤抵抗性の主要な原因であると考えられている．近年，同一腫瘍内複数箇所からのサンプリング[18]や1細胞トランスクリプトーム解析[19]，抗がん剤感受性の1細胞計測[20][21]といった手法による腫瘍内不均一性の研究が行われてきた．しかしシークエンス実験では細胞を破砕しDNAやRNAを抽出する必要があるため，従来の研究では遺伝子変異や遺伝子発現の不均一性と抗がん剤感受性の不均一性は個別に解析されてきた．

腫瘍内不均一性には，腫瘍幹細胞の分化による表現型の不均一性と，腫瘍増大過程で獲得された遺伝子変異による遺伝学的不均一性の2種類がある．前者については近年，遺伝子改変ヒト大腸がんオルガノイドのxenograftモデルによる腫瘍幹細胞の細胞系譜解析が行われた[22]（図3）．正常大腸と同様に定常的な腫瘍増大過程ではLGR5⁺幹細胞※2を頂点とする幹細胞ヒエラルキーが存在し，inducible caspase-9システム[23]によりLGR5⁺幹細胞を特異的に殺傷することで腫瘍縮小効果が得られた．また，LGR5⁺幹細胞殺傷時に分化細胞がLGR5⁺幹細胞へ脱分化することも明らかとなり，LGR5⁺幹細胞標的治療と既存化学療法の併用が有効であることが示唆された．

腫瘍内の遺伝学的不均一性を解析するための実験的アプローチとして，クローン化オルガノイドを用いることができる（図3）．臨床検体から樹立したオルガノイドは複数のクローンからなる細胞集団であるが，セルソーターを用いることでクローンの単離が可能である．オルガノイドクローンは患者体内の単一の幹細胞に由来すると考えられ，いまだ技術的に困難な1細胞全ゲノムシークエンスの代替手段とすることができる．すでにオルガノイドクローンの全ゲノムシークエンスにより，加齢に伴い正常組織に蓄積する遺伝子変異を解析した研究が報告されている[24]．Roerinkらは，大腸腫瘍内の複数の部位からオルガノイドクローンを樹立し，遺伝子変異・遺伝子発現・DNAメチル化・抗がん剤感受性の腫瘍内不均一性を解析した[25]．遺伝子変異に基づきクローンの系統樹を作成した結果，腫瘍内

> ※2　LGR5⁺幹細胞
> 組織内のすべての分化細胞への分化能と自己複製能をもつ細胞を組織幹細胞とよぶ．腸上皮はターンオーバーが早く，マウス小腸では3～4日でほぼ全細胞が入れ替わるが，これらの細胞はすべて陰窩底部のLGR5⁺幹細胞から分化する．

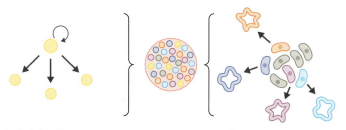

図3　オルガノイドを用いた腫瘍内不均一性の解析

で空間的に近接していたクローンほど類似した遺伝子変異パターンを示した．主要なドライバー遺伝子変異を除く多くの変異は一部のクローンのみに存在し，腫瘍の増大過程で多様な遺伝子変異が獲得されることが確認された．また遺伝子発現・DNAメチル化・抗がん剤感受性のクラスター解析においても，空間的配置に対応するクラスターが得られた．遺伝学的不均一性に関連した分子標的薬に対する感受性の多様性に加え，5-FUのような非分子標的型の抗がん剤に対しても，クローンごとに異なる感受性を示すことが明らかになった．非分子標的型抗がん剤に対する感受性の不均一性が，腫瘍を取り巻く環境との相互作用に依存せず細胞内在的な状態として存在することがはじめて明らかとなった．

おわりに

近年の研究により，オルガノイド培養法が基礎腫瘍学研究・トランスレーショナルリサーチの両分野において有用なツールとなることが実証されてきた．近年のシークエンス技術とバイオインフォマティクスの進歩によりがんの多様性やその分子生物学的背景についての理解が深まりつつあるが，抗がん剤感受性や転移・浸潤能といった臨床的に重要な表現型との関連はいまだ研究が進んでいない．オルガノイド培養法を用いることで基礎腫瘍学研究の成果を臨床的な表現型と結びつけ，テーラーメイド医療や創薬を促進する研究が期待される．

文献

1) Kamb A : Nat Rev Drug Discov, 4 : 161-165, 2005
2) Sato T, et al : Gastroenterology, 141 : 1762-1772, 2011
3) Bartfeld S, et al : Gastroenterology, 148 : 126-136.e6, 2015
4) Boj SF, et al : Cell, 160 : 324-338, 2015
5) Huch M, et al : Cell, 160 : 299-312, 2015
6) Sachs N, et al : Cell, 172 : 373-386.e10, 2018
7) Broutier L, et al : Nat Med, 23 : 1424-1435, 2017
8) Seino T, et al : Cell Stem Cell, 22 : 454-467.e6, 2018
9) van de Wetering M, et al : Cell, 161 : 933-945, 2015
10) Fujii M, et al : Cell Stem Cell, 18 : 827-838, 2016
11) Schütte M, et al : Nat Commun, 8 : 14262, 2017
12) Lee SH, et al : Cell, 173 : 515-528.e17, 2018
13) Gao D, et al : Cell, 159 : 176-187, 2014
14) Bailey P, et al : Nature, 531 : 47-52, 2016
15) Collisson EA, et al : Nat Med, 17 : 500-503, 2011
16) Moffitt RA, et al : Nat Genet, 47 : 1168-1178, 2015
17) Vlachogiannis G, et al : Science, 359 : 920-926, 2018
18) Sottoriva A, et al : Nat Genet, 47 : 209-216, 2015
19) Li H, et al : Nat Genet, 49 : 708-718, 2017
20) Dubach JM, et al : Nat Chem Biol, 13 : 168-173, 2017
21) Stevens MM, et al : Nat Biotechnol, 34 : 1161-1167, 2016
22) Shimokawa M, et al : Nature, 545 : 187-192, 2017
23) Kemper K, et al : Apoptosis, 17 : 528-537, 2012
24) Blokzijl F, et al : Nature, 538 : 260-264, 2016
25) Roerink SF, et al : Nature, 556 : 457-462, 2018

<筆頭著者プロフィール>
利光孝太：2015年慶應義塾大学薬学部薬科学科卒業後，慶應義塾大学大学院医学研究科へ進学．'17年に修士号を取得し，現在博士課程2年．日本学術振興会特別研究員（DC1）．オルガノイド培養のポテンシャルに魅力を感じ，研究をはじめた．がんオルガノイドのゲノム・トランスクリプトームデータと日々格闘中．

第4章 技術革新・創薬開発

14. リアルワールドと *in vitro* をつなぐモデル系③
臨床応用を目的とした ヒトがんを再現するマウスモデル

大島正伸

> ヒトがん組織移植モデル（PDX），遺伝子改変マウスモデル（GEMM），GEMM に発生する腫瘍の移植モデル（GDA）を用いて，がんの治療や臨床試験を並行して実施するマウスホスピタル構想が提唱され，実施されはじめている．一方で，ヒトがんの多様性が明らかになり，それに応じて個別のがんを分子発生機序から外挿したモデルが開発されている．われわれの研究室では，大腸がんドライバー遺伝子の複雑な組合わせによる悪性化形質の誘導や，腫瘍オルガノイド移植による転移能獲得について個体レベルで研究を推進している．これらの新規モデル開発は，マウスホスピタルにおける臨床応用だけでなく，新規標的分子の探索に重要なツールとなる．

はじめに

　ゲノム情報が明らかにされた現在，ヒトのがんの分子発生機構を再現し，病理組織学的特性の類似したモデルの開発が進められている．よく使われるモデルとして，遺伝子改変マウス（GEMM[※1]）や患者由来がん組織移植マウス（PDX[※2]）が知られている．最近では，ヒト正常幹細胞にゲノム編集でドライバー変異を導入した人工がん細胞や，GEMM 腫瘍から樹立したオルガノイドを移植したモデル（GDA[※3]）などが開発され，がんモデル動物の進化は目覚ましい．本稿では，これらのモデルの利用によるマウスホスピタル構想と，治療標的探索をめざした GEMM，GDA による大腸がん

[略語]
EMT：epithelial-mesenchymal transition
　　　（上皮間葉転換）
GDA：GEMM-derived allogfaft
GEMM：genetically-engineered mouse model
PDX：patient-derived xenograft

※1　GEMM
ES 細胞における相同組換え，またはゲノム編集により，特定の遺伝子に任意の変異を導入したマウス．ヒトと同じ型の変異の導入が可能．

※2　PDX
ヒトがん患者由来のがん組織を，NOG マウスなどの免疫不全マウス皮下に移植したモデル．もとのがん組織の多様性を維持し，病理組織像も類似することを特徴とする．

※3　GDA
GEMM に発生した腫瘍組織を同系統あるいは免疫不全マウスに移植したモデル．同所移植や血管内への移植が行われる．免疫反応を伴うことを特徴とする．

Innovative mouse models for clinical application
Masanobu Oshima：Division of Genetics, Cancer Research Institute, Kanazawa University（金沢大学がん進展制御研究所腫瘍遺伝学研究分野）

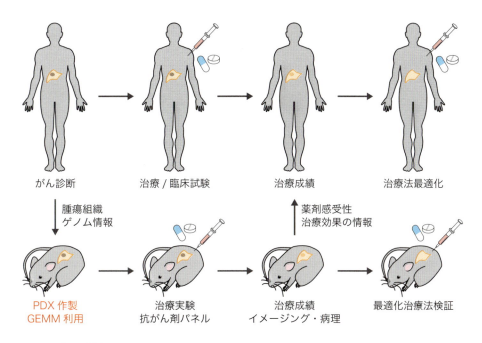

図1　マウスホスピタル構想図
がん患者から採取した腫瘍組織でPDXを作製し，ゲノム情報をもとに分子機構を外挿するGEMMを選択し，マウスモデルを用いた抗がん剤パネルによる治療実験，あるいは新規薬剤の臨床試験を，ヒトの治療と並行して実施する．マウスモデルの治療効果だけでなくイメージング等の情報をもとに，ヒトの治療成績と総合的に比較解析し，治療方法の最適化を行う．

モデル開発について紹介する．

1 マウスホスピタルによる臨床試験構想

ゲノム情報が明らかとなり，同じ臓器のがんは遺伝情報の違いによりサブクラスに分類され，サブクラス間の抗がん剤に対する感受性の違いも明らかになってきた．Pandolfiらは，ヒトのがんの多様性に対応した臨床試験を，より効果的かつ迅速に推進するために，GEMMやPDXを利用したマウスホスピタル構想を提唱している[1]．この構想では，がん患者の個別化治療や臨床治療を開始する際に，患者のがん組織から作製したPDXと，がん組織で認められる遺伝子変異を再現したGEMMに対しても治療を並行して行う（**図1**）．マウスモデルの利用により，同じがんに対して異なる治療方法の検討が可能となり，その結果ヒトの治療成績と統合することで治療方針を最適化することを目的としている．一方で，がんの多様性はきわめて複雑であり，個別化したがんを再現しうるモデル開発はいまだ不十分な状況にあるが，2017年にヒト大腸がんのドライバー遺伝子を組合わせで導入した，腫瘍オルガノイド[※4]を同所移植したGDAモデルが相次いで報告され，これらを用いた臨床応用も進められている[2)～5)]．

2 新規大腸がんGEMM，GDAモデル開発

1）multipleドライバー変異モデル

ゲノム解析により，ヒト大腸がんで高頻度に変異が認められる遺伝子が明らかとなった[6)]．*APC*, *KRAS*, *TGFBR2*, *TP53*, *FBXW7* などの遺伝子が含まれるが，われわれもこれらのドライバー遺伝子に着目し，ヒト大腸がん悪性化を外挿するモデル開発研究を推進した．

> **※4　腫瘍オルガノイド**
> がん組織から採取した腫瘍細胞をマトリゲル中で三次元培養した細胞塊．腺管構造と多様性を維持する点で，株化がん細胞よりも生体内に近い．

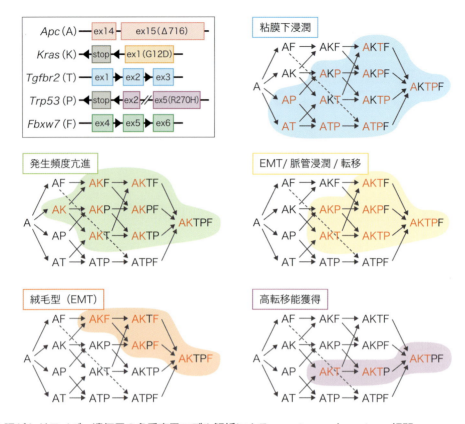

図2 大腸がんドライバー遺伝子の多重変異モデル解析によるgenotype-phenotype相関
用いたGEMMのゲノム情報を左上に示す（各遺伝子変異を頭文字で示す）．赤字で示した遺伝子変異の組合わせは，それぞれの表現型を誘導する．

そのため，5種類のドライバー遺伝子変異（それぞれ頭文字のA，K，T，P，Fで表記する）をもつマウスモデルの交配により，さまざまな遺伝子変異の組合わせをもつマウスを作製し，腫瘍の表現型を解析した（図2）[7]．

2) genotype-phenotype相関

作製したモデルの病理解析により，ドライバー変異の組合わせ（genotype）に相関した腫瘍悪性度（phenotype）が以下のように明らかになった[7]．

AK：*Apc*と*Kras*変異を含むマウスでは発生腫瘍頻度が有意に増加した（図2左中）．*Apc*遺伝子変異により腫瘍化した上皮細胞の生存には，周囲にCOX-2発現誘導による微小環境形成を必要とする．活性化Krasは，下流でCOX-2発現を誘導して腫瘍細胞の生存を亢進したと考えられる．しかし，AKマウス腫瘍は組織学的に良性であり，悪性化形質誘導には不十分である．

AT・AP：*Apc*と*Tgfbr2*あるいは*Trp53*変異を含むマウスでは，腫瘍細胞の粘膜下浸潤が認められた（図2右上）．TGF-β経路は粘膜上皮細胞の分化誘導活性があるため，その抑制は未分化な細胞を増殖させ，腺管の伸長による浸潤が誘導される[8]．また，R270H変異型のp53はクロマチン構造変化を誘導し，安定化した転写因子のβ-cateninやNF-κBの活性化を誘導し，異常な分岐を伴う腺管構造形成と浸潤能獲得を誘導する[9]．大腸腫瘍細胞が粘膜下に浸潤するためには，このいずれかの分子機構が必要と考えられる．

AKT・AKP：上記の二重変異に加えて*Kras*変異を導入した三重変異を含むマウスでは，粘膜下に浸潤したがん細胞が腺管構造を崩して，細胞塊，あるいは単独細胞として認められ，上皮間葉転換（epithelial-mesenchymal transition：EMT）が誘導された（図2右中）．さらに，リンパ管内への脈管浸潤も同様のマウ

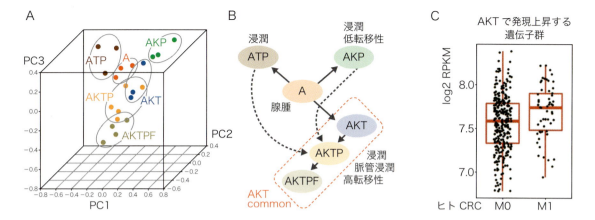

図3　大腸がんドライバー遺伝子の多重変異腫瘍オルガノイドを用いた遺伝子発現解析結果
A) 主成分解析結果．高転移性を示す，AKT，AKTP，AKTPFは特徴的な発現プロファイルをもつ．B) 主成分解析結果の模式図．非転移性ATP，低転移性AKP，および高転移性AKT commonはそれぞれ特徴的な発現を示す．C) AKT-commonで発現誘導する遺伝子群は，転移を伴うヒト大腸がんでも有意に発現上昇している（文献6との比較）．文献7より引用．

ス腫瘍で認められる．
AKF：この変異だけでは腫瘍細胞に粘膜下浸潤する能力がない．しかし，*Kras*と*Fbxw7*変異の組合わせにより，腫瘍組織型が腺管型から絨毛構造に劇的に変化し，粘膜内の腫瘍組織にEMTの誘導が認められる（**図2左下**）．

　興味深いことに，多重変異によっても自然転移は認められないので，転移にはドライバー変異以外のイベントが必要と思われる．そこで，各遺伝子型の腫瘍オルガノイドを脾臓に移植したGDAを作製し，肝転移を解析した．
AKT・AKPオルガノイド移植：原発巣で悪性化形質を示したこれらの三重変異オルガノイドで，門脈経由による肝転移巣形成を認めた．興味深いことに，AKPよりもAKTを含む腫瘍，すなわちAKT，AKTP，AKTPFで高頻度に転移が観察された（**図2右下**）．

　以上のGEMMやオルガノイド移植によるGDAを用いた薬剤感受性試験により，特定の遺伝子変異の組合わせに有効な治療方針が明らかにされることが期待される．

3）大腸がん悪性化と間質反応・免疫反応

　AKT，AKPマウスでのEMT変化は，粘膜下浸潤組織や肝転移巣で，線維芽細胞による間質増生を伴う場合に誘導されており，間質反応に乏しい粘膜内腫瘍ではみられない．すなわち，線維性微小環境が悪性化形質誘導に関与していると考えられた．最近の報告でも，間質の線維化を伴う大腸がんは，転移性が高く予後が悪いことが報告されている[10]．したがって，EMTなどの悪性化形質は，ドライバー遺伝子変異の蓄積した腫瘍細胞が線維性微小環境に曝露されたときに誘導される，微小環境ネットワークの関与が考えられる．

　また，最近の報告では，AKTPマウス大腸がん細胞の移植モデルで，免疫抑制活性のあるTGF-β経路を薬理学的に阻害すると，宿主の腫瘍免疫の活性化を伴う腫瘍形成抑制が認められた[11]．これは，遺伝子変異数の限られた大腸がん細胞に対しても腫瘍免疫が働く可能性を示している．興味深いことにわれわれの転移性を示したモデルでは，マウス原発巣腫瘍組織でリンパ球浸潤は認められないが，腫瘍オルガノイドの移植により成立した肝転移巣にはCD4陽性およびCD8陽性T細胞浸潤が認められた．すなわち，転移組織で形成される微小環境が免疫誘導に関与する可能性が考えられる．

4）発現プロファイルからの分子標的探索

　開発した大腸がんGEMMおよびGDAモデルは，薬効評価だけではなく大腸がん浸潤転移に対する薬剤標的分子の探索に応用できる．今回の研究で高い転移能を示すAKT変異を含む腫瘍オルガノイドは，低い転移

能を示すAKPおよび転移能を獲得していないATPと異なる特徴的な発現プロファイルを示しており，発現上昇した遺伝子群は，転移を伴うヒト大腸がんにおいても有意な発現上昇を認めた（**図3**）[7]．これらの遺伝子群を対象としたスクリーニングにより，転移再発による悪性化進展を抑制する分子標的の特定が期待される．

おわりに

PDX，GEMM，GDAの技術革新により，ヒトのがんを再現するモデルが開発され，これらはマウスホスピタル構想による臨床試験や患者の治療方針最適化への応用が期待されている．一方で，最近のゲノム解析によりヒトのがん組織の複雑な多様性が明らかになり，現状ではそのすべてをカバーするモデルの開発には至ってない．しかし，最近の技術革新により新規モデルは次々と開発されており，これらのモデルを用いた研究の推進により，がんの悪性化進展機構の解明，および新規治療薬開発の糸口となることが期待される．

文献

1）Clohessy JG & Pandolfi PP：Nat Rev Clin Oncol, 12：491–498, 2015
2）Boutin AT, et al：Genes Dev, 31：370–382, 2017
3）Roper J, et al：Nat Biotechnol, 35：569–576, 2017
4）O'Rourke KP, et al：Nat Biotechnol, 35：577–582, 2017
5）Fumagalli A, et al：Nat Protoc, 13：235–247, 2018
6）Cancer Genome Atlas Network：Nature, 487：330–337, 2012
7）Sakai E, et al：Cancer Res, 78：1334–1346, 2018
8）Oshima H, et al：Cancer Res, 75：766–776, 2015
9）Nakayama M, et al：Oncogene, 36：5885–5896, 2017
10）Lambert AW, et al：Cell, 168：670–691, 2017
11）Tauriello DVF, et al：Nature, 554：538–543, 2018

＜著者プロフィール＞

大島正伸：北海道大学獣医学部卒業．万有製薬研究所にて*Apc*遺伝子変異マウスを作製し，それ以来，胃がん・大腸がんを対象とした研究を推進．米国メルク社研究所を経て，2000年より京都大学大学院医学研究科，'05年より金沢大学がん研究所（現・がん進展制御研究所）において，胃がんマウスモデル（Ganマウス）や，多重変異導入による悪性化大腸がんモデル（AKTPマウス）の開発，およびそれらを用いた研究や治療実験を研究室員と進めている．

第4章　技術革新・創薬開発

15. 治療薬開発のための がん遺伝子スクリーニングプログラム

土原一哉

> 腫瘍個々のゲノム異常プロファイルをもとに分子標的薬，免疫チェックポイント阻害薬などを選択することが現在のがん薬物療法の基本である．一方，共通の治療対象分子に対して臓器横断的な治療開発の取り組みも進んでいる．ゲノムバイオマーカーベースの治療開発には，大規模な患者集団を対象に広範にゲノム変異をスクリーニングし複数の臨床試験への組入れが可能なシステム構築が必須となっている．国内では肺がん，消化器がんを対象にしたSCRUM-Japanによる1万例規模の症例集積が進み，治療薬の早期承認への道筋を開いている．

はじめに

　がん分子標的薬はドライバー分子の制御により抗腫瘍効果をもたらす．従来の化学療法では治療に難渋していたHER2陽性乳がんやEGFR変異陽性非小細胞肺がんの予後が劇的に改善するなど，分子標的薬の成功例では治療薬と標的分子の活性化変異の間に「鍵と鍵穴」の関係があり適切な治療薬が選択されたときに奏効が得られる一方，合致しなかったときにはより効果がある治療の機会を患者から奪う有害な（deleterious）結果を招いてしまう．

　網羅的ながんゲノム解析が進み，これまで臓器単位，組織型単位で診断されてきたがんが，多様なドライバー変異により細分化されることが明らかになった．東アジアの肺腺がん症例では約半数にEGFR変異が認められ，KRAS変異，ALKの遺伝子融合もそれぞれ10％程度存在する．さらにBRAF変異，ERBB2変異，ROS1融合遺伝子，MET遺伝子のスプライスバリアント，RET融合遺伝子などが報告された．新規に発見された遺伝子異常の頻度はいずれも低く，非小細胞肺がん全体に占める割合は1％未満のものも多い[1]．しかしながら，変異遺伝子産物がそれぞれの肺がん細胞のなかでRas-MAPK経路を活性化する唯一の存在であるときは，これらを狙った分子標的治療の効果が期待できる．非小細胞肺がんではEGFR阻害剤に加えALK，ROS1，BRAFの阻害剤が承認されており，METやRETの阻害剤についても臨床試験が進んでいる．

[略語]
MMR：mismatch repair（ミスマッチ修復）
MSI：microsatellite instability（マイクロサテライト不安定性）

1 臓器横断的治療開発の流れ

　Ras-MAPK経路の活性化は多くの固形がんに共通に

Cancer genome screening programs for drug development
Katsuya Tsuchihara：Division of Translational Informatics, Exploratory Oncology Research and Clinical Trial Center, National Cancer Center（国立がん研究センター先端医療開発センタートランスレーショナルインフォマティクス分野）

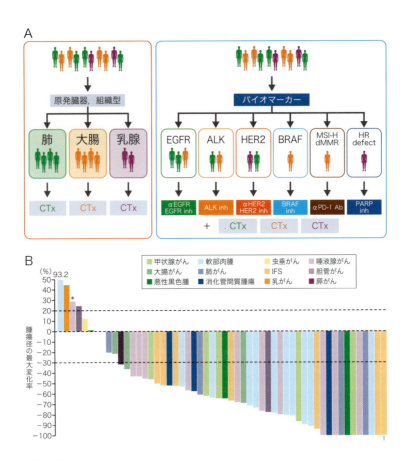

図1 臓器横断的な治療選択
A）原発臓器の種類や組織型によって決められてきた薬物療法のレジメンから，治療標的分子の活性化を指標とするバイオマーカーによって薬剤の選択を行うように変化し，さらに臓器横断的な適応が期待されるようになった．B）臓器横断的に行われたlarotrectinibの臨床試験ではNTRK融合遺伝子陽性の固形がんに一様に顕著な抗腫瘍効果が観察された．IFS：infantile fibrosarcoma.

認められる[2]．変異体KRASを標的とする治療法は確立していないが，その上流の受容体型チロシンキナーゼや下流のRAF，MEKに対する阻害剤は複数のがん種で承認されている．臓器は異なっても同じドライバー変異によってがん化が誘導されていれば，その標的薬も同様の効果を示すのではないかと期待され，臓器横断的な治療開発（tumor-agnostic development）（※1参照）が近年注目されている（図1）．

NTRK1，*NTRK2*，*NTRK3*にコードされるトロポミオシン受容体キナーゼTRKは，頻度はきわめて低いが，さまざまながん種において染色体転座により強い発がん能を示すことが示されてきた．年齢，がん種に関係なく*NTRK*融合遺伝子陽性の固形がんに対してTRK阻害剤（larotrectinib）の安全性と治療効果を探索するバスケット型臨床試験※2が行われ，年齢が4カ月から76歳の17種の進行固形がん症例に対する奏効率は75％であった（図1）[3]．米国食品医薬局（FDA）は2018年5月にlarotrectinibの優先審査を発表し，年内の審査完了をめざしている．臓器横断型の治療薬開発の先行例には，マイクロサテライト不安定性

> **※1 臓器横断的開発**
> 非臨床研究の結果などから良好な抗腫瘍効果が期待され標的となるドライバー変異が各がん種において一定の比率で観察される場合に，特定の臓器にかかわらず抗がん剤の安全性と有効性を探索していく手法．
>
> **※2 バスケット型臨床試験**
> 同一のバイオマーカーをもつ症例を臓器，組織型を問わず組入れ，同一のプロトコールで治療する臨床試験．

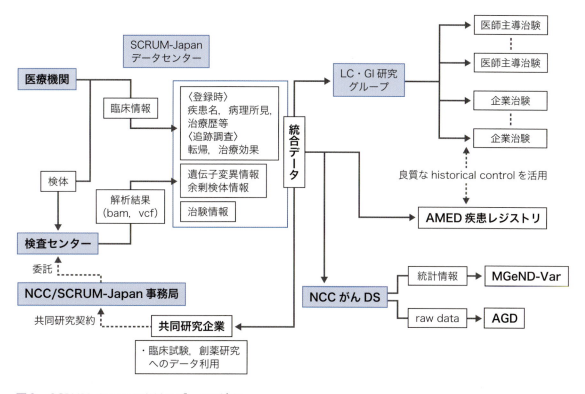

図2　SCRUM-Japanにおけるデータの流れ
全国250以上の医療機関から症例が登録される．データセンターには登録時および定期的な追跡調査時の臨床情報が蓄積され，検査センターで実施されたゲノム解析の結果と統合される．統合データは共同研究に参加する製薬企業およびアカデミアの研究者に共有され，臨床試験の患者選択に用いられるほか，さまざまな臨床研究に活用が可能である．また公的なデータベースにデータの一部が寄託され，より広く利用が可能となる予定である．DS：データストレージ，AGD：Amed Genome group sharing Database，MGeND-Var：Medical Genomics Japan Variant Database．

（MSI-H）またはミスマッチ修復欠損（dMMR）を伴う固形がんに対する抗PD-1抗体薬pembrolizumabがある．抗PD-1抗体はTリンパ球の抑制的レセプターの阻害によりがん細胞への攻撃を活性化する．がん細胞ゲノム変異により生じたアミノ酸置換を伴うタンパク質は，細胞表面で"neoantigen"として免疫系に非自己と認識され攻撃の引き金となる．MSI-H/dMMRの腫瘍では1症例あたりのアミノ酸置換変異が原発臓器にかかわらず数百個以上でありneoantigenの出現率が高く，免疫チェックポイント療法の効果が期待できる．大腸がんにおいてMSI-H/dMMRが治療効果を予測することが示され，これに続きミスマッチ修復欠損を伴う12のがん種，80例を対象にした第2相試験でも53％の奏効率が確認された[4]．この結果をもとに2017年5月にFDAははじめての臓器横断的な適応を伴う治療薬としてpembrolizumabの適応拡大を迅速承認し，日本でも2018年6月に厚生労働省が「条件付き早期承認制度」を適用した．

一方，同じ標的薬が臓器によって異なる効果を示した例もあり，分子標的薬を標準的な治療として確立していくためには，少なくとも肺がんや大腸がんなど臓器別の母集団が大きながん種については今後も臨床試験による有効性の確認は依然必要と考えられる．

2 大規模ゲノムスクリーニングが臨床開発に与えるインパクト

上記のように，分子標的薬の臨床応用にはゲノムバイオマーカーによる層別化が不可欠であり，新薬開発には大規模スクリーニングが必要となる．RET融合遺

表　登録が終了したSCRUM-Japan関連臨床試験の一覧

臓器	標的	薬剤	相	スポンサー	n	奏効率	薬事承認
非小細胞肺がん	RET	vandetanib	II	医師主導治験（国がん東）	17	53%	申請準備中
非小細胞肺がん	RET	lenvatinib	II	エーザイ	25	16%	—
非小細胞肺がん	BRAF	dabra+trame	II	Novartis	57	63%	承認
非小細胞肺がん	ROS1	crizotinib	II	Pfizer	127	77%	承認
非小細胞肺がん	HER2	T-DM1	II	医師主導治験（岡山大）	15	7%	—
非小細胞肺がん	KRAS	abemaciclib	III	Lilly			OS 未達成
非小細胞肺がん	ROS1	DS6051b	I	第一三共			NR
非小細胞肺がん	ROS1/ALK	PF06463922	I	Pfizer			NR
非小細胞肺がん	MET	AZD6049	I	AZD			NR
非小細胞肺がん	HER2	trastuzumab	II	医師主導治験（北大）			NR
固形がん	HER2	DS8201a	I	第一三共	24	43%	第II相試験実施中
固形がん	MET	merestuinib	I	Lilly			NR
固形がん	FGFR	DS1123	I	第一三共			NR
固形がん	MET	merestuinib	I	Lilly			NR
固形がん	PI3K/AKT/mTOR	BYL719	I	Bayer			NR
固形がん	FGFR	BGJ398	I	Novartis			NR
固形がん	FGFR	ASP5878	I	アステラス			NR

NR：not reported, OS：overall survival.

伝子陽性非小細胞肺がんの分子疫学を明らかにする LC-SCRUM-Japanは，1,536例の*EGFR*変異陰性の非小細胞肺がん症例から34例の*RET*融合遺伝子陽性例を同定した．うち19例がvandetanibの医師主導治験に登録され，適格17例中9例に奏効を認め主要評価項目を満たした[5]．

　系統的なデータ収集は耐性機序の解析にも有用である．vandetanibによる部分縮小ののち増悪が認められた1例で治療前には認められなかった新たな変異が同定された．この変異はアロステリック効果によってキナーゼ活性の上昇と薬剤結合の低下を誘導し耐性の原因となることが示唆され，これまでキナーゼ阻害剤の主要な耐性機構であるゲートキーパー変異とは異なるメカニズムが臨床例から示されたことも意義深い[6]．

　肺がんのLC-SCRUM-Japanと消化器のGI-SCREEN-Japanが協調し，全国規模で臓器横断的ながんゲノムスクリーニングを行っているのがSCRUM-Japanである（**図2**）．全国250以上の医療機関は，次世代シークエンサー（NGS）を用いた患者検体の解析により161遺伝子の変異，増幅，転座の情報を入手で

きる．研究事務局は国内で実施中の治験の情報を各施設に提供し，ゲノム解析の結果をもとに治療選択，治験参加の可能性を担当医と患者が判断する助けとしている．データセンターではゲノム解析結果と登録時および登録後の治療経過，転帰情報を統合しLC-SCRUMおよびGI-SCREENの研究者および共同研究参加企業にリアルタイムで提供し，症例リクルートや臨床開発の基礎データとしての利用を促進している．

　2018年5月現在，非扁平上皮非小細胞肺がん，肺扁平上皮がん，大腸がん，大腸がん以外の消化器がんあわせて9,590例を登録している．ゲノム解析結果をもとに組入れ可能な治療はのべ42試験あり，これまでに300あまりの症例が治験に参加している．17試験は目標とした症例登録が完了した（**表**）．*BRAF*変異陽性肺がんに対するdabrafenibとtrametinibの併用療法と*ROS1*融合遺伝子陽性肺がんに対するcrizotinib単剤療法は，これらの結果をもって国内でも薬事承認された．一方で*RET*融合遺伝子肺がんに対する試験では，上述のvandetanibが主たる評価項目である奏効率を満たしたのに対し，lenvatinibはエンドポイントを満

たさなかった．ドライバー変異と候補薬剤を盲目的に組合わせるだけでは有効な治療とならないことも改めて知らされる結果である．

おわりに

新規解析技術への対応はSCRUM-Japanの課題である．リキッドバイオプシーをスクリーニングに取り入れたアンブレラ型臨床試験[※3]が開始されているほか，免疫チェックポイント療法のバイオマーカー研究も進行している．ゲノム医療を実地診療にどのように導入するかも重要な課題である．2018年4月より全国をカバーするがんゲノム医療中核拠点病院および連携病院のシステムがスタートした．検体の質保証，遺伝カウ

※3　アンブレラ型臨床試験

同一臓器，組織型の腫瘍に対し，バイオマーカーで層別化を行い異なる薬剤の臨床試験を並行して実施する臨床試験．

ンセリング体制，試験的治療実施時の医療安全，関連職種の人材育成など，包括的なゲノム医療体制となっており，今後産官学が一体となって取り組むことが期待される．

文献

1) Saito M, et al：Cancer Sci, 107：713-720, 2016
2) Zehir A, et al：Nat Med, 23：703-713, 2017
3) Drilon A, et al：N Engl J Med, 378：731-739, 2018
4) Le DT, et al：Science, 357：409-413, 2017
5) Yoh K, et al：Lancet Respir Med, 5：42-50, 2017
6) Nakaoku T, et al：Nat Commun, 9：625, 2018

<著者プロフィール>

土原一哉：1993年金沢大学医学部卒業，2000年東京医科歯科大学大学院修了，'00〜'05年オンタリオがん研究所博士研究員，'05年国立がんセンター東病院臨床開発センター室長，'13年国立がん研究センター早期・探索臨床研究センター分野長，'18年より現職．外科の初期研修の後，ウイルスやマウスモデルを相手にした基礎研究を経て，クリニカルシークエンスと疾患レジストリで臨床と基礎の架け橋を構築中．

第4章 技術革新・創薬開発

16. がんゲノムにおける国際連携体制の構築

中川英刀

> がんのゲノムおよび表現型はきわめて多様であり，がんのゲノム情報を解釈し診断や治療につなげていくには多数のサンプルについてデータベースを構築していかなければならない．ICGC/TCGAにはじまり，国際連携にてがんのゲノム情報と臨床情報を収集し（データベース構築），データシェアにてがんゲノムの解釈が進められている．これらビッグデータを管理し解析を行うには，クラウド技術と倫理的規制の問題がある．がんゲノムビッグデータの解析を通して，さまざまな予測アルゴリズムが人工知能上にて確立され，がんゲノムのactionabilityの向上，がんのPrecision Medicineが加速するものと期待される．

はじめに

　次世代シークエンサーとIT技術を用いて，ヒトの全ゲノム情報を包括的に解析することが可能になってきている．がんは，ゲノム変異が蓄積することで発生し進行する"ゲノムの病気"であり，がんの網羅的ゲノム解析，その情報に基づく薬の開発，治療の個別化が精力的に行われている．がんゲノム医療として，数十〜数百のがん関連遺伝子のターゲットシークエンス，エクソームシークエンス，全ゲノムシークエンスが行われてきている．それに伴い，これまでの探索的ながんゲノム研究だけでなく，がんゲノムのデータは臨床の場においても，ますます集積してきている．ヒトのゲノム情報および表現型情報（がんの場合は，病理，予後，治療反応性など）はきわめて多様であり，ゲノム情報からがんを理解しそれを診断や治療につなげていくには，きわめて多数のサンプルについてデータベースを構築し，同じ部位のがんであっても，人種，発がん要因，治療反応性の多様性を踏まえた，個々のがんゲノムの解釈を行っていかなければいけない．また，がんゲノム医療にて数十〜数百の遺伝子の変異探索を行っても，いわゆるactionableな変異が見つかるのは5〜20％ほどであり，多くの変異が臨床的に解釈不能，action（治療選択）もできないものであり，このactionabilityの向上を図るには，国内，そして世界とデータを共有しながら，臨床試験の情報を含めたがんゲノム情報の基盤を構築していく必要があり（図），2008年ごろより国際連携にてゲノムデータを共有するプロジェクトが立ち上がってきている．

[略語]
VUS：variants of unknown［またはuncertain］significance（意義不明のバリアント）
WGS：whole genome sequence（全ゲノムシークエンス）

International collaboration and data sharing for cancer genome
Hidewaki Nakagawa：RIKEN Center for Integrative Medical Sciences, Laboratory for Cancer Genomics（理化学研究所生命医科学研究センターがんゲノム研究チーム）

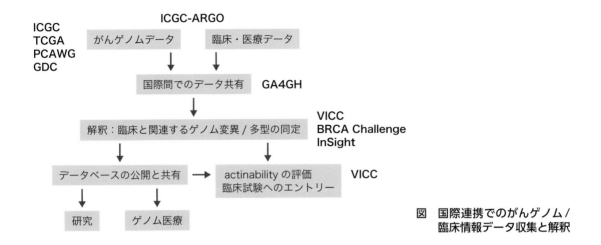

図　国際連携でのがんゲノム/臨床情報データ収集と解釈

1 ICGC（International Cancer Genome Consortium）/TCGA（The Cancer Genome Atlas）

　2008年，がんのゲノム変異の全貌解明と包括的なデータベース構築をめざし，国際がんゲノムコンソーシアム（ICGC）が発足した．ICGCの各メンバーは，倫理的対応，データ収集・解析に関する共通基準のもと，1種類のがんについて500症例のゲノムシークエンス解析を行い，データベースに登録して世界中に公開するものである[1]．現在，ヨーロッパ，南北アメリカ，アジア，オーストラリアの16カ国およびEUの機関が参画し，70個以上のがん腫についての大規模ゲノム研究とデータ公開が進められている．同時期に米国のがんゲノムプロジェクトTCGAが開始され，22種類以上のがん腫についてゲノムシークエンス解析およびRNA/メチル化DNA/タンパク質解析の情報を加えた多層オミックスのデータの公開が行われており，がん研究分野にて広く共有して使われている．現在，ICGC/TCGA一体となって，2018年に2万症例分のエクソーム，全ゲノムのデータの集積と共有が完了する予定である．これらのデータは，カナダのOICRが中心となって開発したプラットフォームにて国際共有され，ICGCのポータルサイトで公開されており（https://dcc.icgc.org/），世界中のがん研究，ゲノム研究に活用されてきている．細かい臨床データや生殖細胞変異のデータを含む生データは，controlledアクセスにて管理され，それらのデータを使った研究を行うためには，審査および承認を受けなければならない．

　2014年にICGC/TCGAにおいて，全ゲノムシークエンス（WGS）解析のデータを集積してICGC・TCGAの共同作業にてpan-cancer解析（がん腫横断的解析）を行うPCAWG（Pan-Cancer Analysis of Whole Genomes）が立ち上がった．当時，ICGC/TCGAには〜3,000症例のさまざまながん腫のWGSデータが蓄積されてきており，これまでのエクソームと比べて，WGSではデータ量として10倍以上，解析するゲノム領域については50倍以上と，より複雑で大量のビッグデータを扱うこととなる（raw dataとして1ペタバイト弱）．WGSでは，エクソームでは解析できない構造異常や非コード領域変異の解析を行うことができ，真の意味でのがんの網羅的ゲノム解析のプロファイルが明らかになる．技術的には，下記の4つの事項を技術的に重視している．①最大3,000症例（がんと正常で6,000 WGS）を同一のアライメントとパイプラインにて解析を行う．②同一のIT環境となるようVM（仮想マシン）を用いて10施設のデータセンターをクラウド化し，各データセンターがもつデータを相互に同期することで，同一環境で同一データを用いて多様な解析を実施する[2]．③10以上のワーキンググループにてさまざまな視点からがんゲノムビッグデータの下流解析（解釈）を行う．④WGSの変異データセットおよびWGS解析のパイプラインを公開して，がん全ゲノムデータセットおよび解析手法の標準となるようにする．ICGCのなかのワーキンググループから，WGS解析のパイプライン比較が行われ，将来のがんの臨床WGSで

の標準化の問題についても取り組んでいる[3].

2 ICGC-ARGO（Accelerating Research in Genomic Oncology）

ICGC・TCGAにおいて，数万以上のがん症例の網羅的ゲノムデータが構築されてきたが，最大の問題は臨床情報（表現型情報）の不足であった．同じがん腫や組織型であっても多様性に富み，個々の症例によって臨床経過や治療反応性が異なるため，発症・病状の予測という臨床応用に結びつけるには，ゲノムデータに加えてリンクする詳細な臨床データの蓄積が必要である．臨床データとゲノムデータがリンクした大量のデータベースが確立されることによって，Precision Medicineに値する関連が見出せるものと期待される．2018年で終了するICGCの次の国際連携がんゲノムプロジェクトとしてICGC-ARGOが企画され，臨床情報が豊富な臨床試験（過去のサンプルが保存されている臨床試験も含む）のゲノム・臨床データの蓄積とデータシェアを図る国際連携研究が提案されている．フランス，英国，韓国，中国の臨床試験グループや製薬会社らが参加表明しており，2028年までに10万件の網羅的ゲノム/臨床データを収集することを目標としている．

3 GDC（Genomic Data Commons）

米国NCIでは，シカゴにGDCの構築が行われ，TCGA，TARGET（Therapeutically Applicable Research to Generate Effective Therapies），CGCI（the Cancer Genome Characterization Initiative）などのNCI拠出のがんゲノム研究のデータおよび，民間/病院の臨床にて解析されてきたがんゲノムのデータ，そしてこれらの臨床情報のデータシェアリングが試みられようとしている．全米の大量のゲノム解析および臨床データを1つのコンピューターに集中させ，それらをクラウドとしてビッグデータ解析を行わせようというものである．今後のゲノム解析においては，①ビッグデータベース，②データシェアリング，③クラウドがキーワードになっている．2018年で，3万2千件以上のがんのゲノムデータが収集され共有されている．

4 VICC（Variant Interpretation for Cancer Consortium）

がんの変異の多くは，いわゆるパッセンジャー変異（がん化には影響を与えず，がんの進行に伴って受動的に入った変異）であるが，それらの臨床的，生物学的意義は不明であり，がんゲノム医療にてがん遺伝子の変異を同定できても，その解釈ができず（VUS），また，それに対応したactionも限られている．VICCでは，国際連携にて，がんの変異情報の解釈のための知識ベース（knowledgebases）を構築し，それら解釈できる変異と結びつく臨床試験のデータベース構築および変異にマッチする臨床試験の探索方法の開発を目標としている．これら知識ベース構築のためのデータの標準化やソフトウェアの開発も国際連携にて行っている．

5 BRCA Challenge

遺伝性乳がん・卵巣がんの原因遺伝子である*BRCA1/2*遺伝子の生殖細胞変異情報は，米国Myriad社が遺伝子診断受託を通して集積し，10万人以上もの*BRCA1/2*のゲノムデータと臨床データのデータベースを保有しており，これにて*BRCA1/2*の変異の遺伝子診断と解釈を行っている．しかし，これらのデータは公開されておらず，*BRCA1/2*の遺伝子そのものの特許性が認められなくなった現在，さまざまな企業や大学が*BRCA1/2*の遺伝子診断を行っており，*BRCA1/2*のvariantsの解釈を公開の場で行うことが求められている．BRCA Challengeは，後述のGA4GH内で2014年より開始され，世界中にある*BRCA1/2*のvariantsとその表現型の情報を統合して公開し，そのvariantsの解釈（病的か否か）ができるようにすることを目的としている．現在，2万近い*BRCA1/2*のvariants情報が収集されて公開されている．

6 InSiGHT（International Society for Gastrointestinal Hereditary Tumor）

2005年に結成された消化器関連の遺伝性腫瘍に関連するゲノムデータの収集を行っており，Lynch症候

群の原因遺伝子である*MLH1/MSH2/MSH6/PMS2*遺伝子のvariantsなどを国際連携にて収集し，それらの解釈を行って公開してきている[4]．がんゲノム医療の二次的所見として，*BRCA1/2*や*MLH1/MSH2/KSH6/PMS2*などのgermline variantsが見つかる場合が～10％もあり，これらのデータベースを用いて解釈（病的か否か）を行い，遺伝カウンセリングを行い，二次がん発生や家族内でのがんの発生リスクを評価することが重要である．

7 GA4GH（Global Alliance for Genomics and Health）

GA4GHは，2013年にゲノム/臨床データのデータシェアリングのための国際的な枠組みやガイドラインを確立するために設立された国際共同団体である．2018年で71カ国の500以上の大学，病院，企業，公的機関が参画して，国をまたいでゲノム/医療情報のデータシェアするためのしくみについて議論を行っている．技術的なワーキンググループに分かれて活動をしており，①臨床データの扱い，②ゲノムデータの扱いおよびAPI，③データシェアリングの倫理社会的側面，規制条項の整理，④セキュリティー関連，⑤クラウドなどの項目が議論され，それぞれのデータシェアのための方法や技術の開発が国際連携で行われている．また，実際にデータシェアを行うドライバープロジェクトとして，前述のICGC-ARGO，GDC，VICSS，BRAC ChallengeなどがGA4GHで開発されたデータ共有のためのツールを使用して，国際連携でのゲノムデータの共有を図ろうとしている．

8 臨床ゲノムデータベース事業（Medical Genomics Japan Variant Database：MGeND）

ゲノム医療の多くは海外での出来事であり，日本においては，さまざまな問題のため進んでいなかった．これまで厚生労働省の研究班を中心に，ゲノム医療を小規模に実装して，その問題点を明らかにしてきた経験があった．2016年度よりAMEDにて，ゲノム医療の実装と臨床ゲノムデータベースの構築のためのプロジェクトが開始された．ゲノム医療の最も進んでいるがん医療の領域においても，複数のグループや医療機関にてがんゲノム医療の実践とそのデータの収集が行われており，今後，日本においても，ゲノム医療の実装が進展していくことが期待される．がんゲノム医療の実装と保険収載に伴い，日本のがんゲノム医療にて産出されたゲノム情報と臨床情報の集約化も加速しようとしており，これにより日本でのがんゲノム医療の効率化と標準化が進むものと期待される．

おわりに

がんゲノムデータはICGC/TCGAのデータベースから派生して，国際連携によりさらに巨大化しており，ゲノム医療の普及により，さらにデータが蓄積されていく．GA4GHに示されるデータシェアリングの普及に伴って，研究機関だけにとどまらず，医療レベルでのがんゲノムデータ/医療情報の集積が進むことが期待され，巨大ながんゲノム/臨床ビッグデータが国際間で構築されることが期待される．これらビッグデータを管理し解析を行うには，クラウド技術と倫理的規制が必要になる．そして，がんゲノムビッグデータの解析を通して，さまざまな予測アルゴリズムが人工知能（AI）上にて確立され，がんゲノムのactionabilityの向上，がんのPrecision Medicineが加速するものと期待される．

文献

1) International Cancer Genome Consortium, et al：Nature, 464：993-998, 2010
2) Stein LD, et al：Nature, 523：149-151, 2015
3) Alioto TS, et al：Nat Commun, 6：10001, 2015
4) Thompson BA, et al：Nat Genet, 46：107-115, 2014

＜著者プロフィール＞
中川英刀：1991年，大阪大学医学部卒業．8年間外科医として臨床に従事し，大学院にてがんゲノム研究の基礎を学ぶ．'99～2003年，オハイオ州立大学Human Cancer Genomics Programのポスドクとして，遺伝性大腸がんのゲノム研究と臨床に従事．'03年より東京大学医科学研究所ヒトゲノム解析センター，'08年より理化学研究所に移り，NGSを用いたがんの全ゲノムシークエンス解析およびがんのゲノム医療への応用に取り組んでいる．

索 引

数 字

10X Chromium ……… 185, 187
10X Genomics ……………… 185
2-HG ……………………… 104
3省4ガイドライン ………… 155

和 文

あ

アイソフォーム特異的PI3K阻害剤
……………………………… 87
アクショナブル変異 ………… 30
アノテーション ……………… 32
アリストロキア酸 …………… 53
アロステリックインヒビター … 76
アンプリコンシークエンス法… 160
アンブレラ型臨床試験 ……… 233
意義不明変異 ………………… 41
一細胞多層オミクス解析 …… 176
遺伝カウンセラー … 16, 23, 148, 150
遺伝カウンセリング ………… 135
遺伝子関連検査 ……………… 154
遺伝子再構成 ………………… 180
遺伝子パネル検査 …… 30, 32, 33,
159, 162
遺伝情報差別禁止法 ………… 155
遺伝性腫瘍 ……………… 22, 135
遺伝性腫瘍診療 ………… 138, 139
遺伝性乳がん卵巣がん …… 45, 93
医薬品医療機器等法 ………… 204
印刷業関連胆道がん ………… 52
インフォームドコンセント… 23, 141
エキスパートパネル ………… 23
エキスパートパネル会議 …… 31
エピゲノム …………………… 168
エピゲノムシークエンス …… 17
エピゲノム制御 ……………… 119
エピ変異 ………………… 169, 173

エンハンサー ………………… 169
オルガノイド ……… 217, 220, 221,
222, 223, 224, 225, 227
オンコメタボライト ………… 119
オンデマンドバッチジョブ形式… 166

か

解析ワークフローのシェアリング
……………………………… 165
化学発がん …………………… 51
核酸抽出 ……………………… 161
獲得耐性 ……………………… 63
家系図 ………………………… 136
画像認識 ……………………… 209
家族歴 ………………………… 46
活動基準原価計算 …………… 57
がん遺伝子依存性 …………… 93
がん遺伝子検査 ……………… 55
がん遺伝子スクリーニング …… 229
がん遺伝子パネル …………… 21
がん幹細胞 ……… 105, 116, 131
がんゲノム医療支援者 ……… 150
がんゲノム医療中核拠点病院 … 11, 12
がんゲノム医療連携病院 …… 12
がんゲノム情報管理センター … 12, 13
がん抗原 ……………………… 179
がん個別化医療 ……………… 58
間質細胞 ……………………… 15
患者由来オルガノイド …… 220, 221
患者由来がんモデル ……… 216, 217,
218, 219
がん組織 ………………… 117, 118
がん代謝 ……………………… 114
間葉上皮移行 ………………… 132
がん予防 ……………………… 48
機械学習 ……………………… 28
機能獲得型変異 ………… 73, 75
逆位 …………………………… 184
キャプチャーシークエンス法… 160
急性リンパ性白血病 ………… 185

教師あり学習 ………………… 207
クラウド ………………… 155, 202
クラウド利用 ………………… 164
クラスターマシン …………… 166
クリニカルアノテーション …… 22
クリニカルシークエンス……… 20,
97, 159
グルコース …………………… 116
グルタミノリシス …………… 118
クロマチン ……… 169, 171, 172
形態病理学 ………………… 25, 26
ゲートキーパー変異 ………… 63
ゲノム医療コーディネーター … 16
ゲノムデータ ………………… 142
ゲノム予防 …………………… 54
現病歴 ………………………… 46
抗がん剤感受性 ……… 221, 222, 223
抗がん剤感受性予測 ………… 221
抗がん剤抵抗性 ……………… 222
抗原受容体レパトア ………… 179
合成致死 ……………………… 93
国際連携 ………………… 234, 235
国民医療費 …………………… 59
個人識別符号 …………… 142, 154
個人情報 ……………………… 142
個人情報保護法 ……………… 154
コンパニオン診断薬 ………… 20

さ

鎖間架橋 ……………………… 96
鎖間架橋（interstrand crosslink：
ICL）修復機構 ……………… 97
鎖内架橋 ……………………… 96
シークエンス ………………… 159
シグナル経路 ………………… 14
自己抗原 ……………………… 183
次世代シークエンサー … 11, 19, 59,
159, 161, 202
次世代シークエンス技術……… 58
自然言語処理技術 …………… 39

※**太字**は本文中に『用語解説』があります

質調整生存年……………………… 58
質量分析イメージング…… **214**, 215
腫瘍オルガノイド…… 224, **225**, 227
腫瘍内不均一性…………… 222, 223
上皮間葉移行……………………… 131
上皮間葉移行状態………………… 81
シングルセル解析………………… 15
シングルセル・シークエンス… 181
人工知能………… 17, 38, 203, 207
人材育成…………………………… 147
深層学習…………………………… 207
膵臓がん………………………… 116
スーパーエンハンサー…… 169, 171
スーパーコンピューター……… 202
制御性T細胞……………………… 72
静止期追い出し療法…………… 111
生殖細胞系列ゲノム……………… 22
生殖細胞系列変異………… 45, 46
精密医療…………………………… 11
精密がん医療……………………… 30
精密がんゲノム医療……………… 31
ゼノグラフト………… 216, 217, 218
全エクソーム解析………………… 13
全ゲノム解析……………… 13, 17
全ゲノムデータの収集プロジェクト
………………………………… 165
臓器横断的開発………………… **230**
早期がんスクリーニング……… 189
臓器特異性…………… 79, 189
相同組換え………………………… 92
増分費用効果比…………………… 56
ソルベントフロント変異………… 63
存在診断…………………………… 189

た・な

ターゲットシークエンス……… 159
大規模ゲノムスクリーニング… 231
体細胞変異……………… 22, 42
耐性変異…………………………… 63
大腸がん………………… 117, 118
大腸がんドライバー遺伝子
………………………… 226, 227
多遺伝子パネル「検査」
…………… 11, 12, 13, 16, 17
ダイナミック・コンセント… 145

代理計算………………………… 156
畳み込みニューラルネットワーク
……………………………… **209**
知識データベース………………… 22
知識ベース………………………… 36
中枢神経系病変…………………… 65
長鎖DNAシークエンシング
………………………… 184, 186
チロシンキナーゼ………………… 73
チロシンホスファターゼ………… 73
データシェアリング……………… 164
転座……………………………… 184
統合的病理診断…………………… 27
特徴抽出………………………… **208**
匿名化…………………………… 154
ドライバー遺伝子… 11, 225, 226, 227
ドライバーがん遺伝子…… **19**, 30
ドライバー変異…………………… 10
トランスポゾン挿入……………… 184
二次的遺伝子変異………………… 63
二次的所見………… 34, 97, 136, 139,
147, 148, 149, 150, 151
乳酸……………………………… 116
ニューラルネットワーク……… 207
ヌクレオソーム…………………… 52

は

バイオインフォマティクス解析
………………………… 161, 162
バイオインフォマティクス・
パイプライン ………… 193, 194
バイオインフォマティシャン…… 23
ハイスループット機能解析……… 44
パイプライン…… 193, 194, 195, 197
バスケット型臨床試験………… **230**
白血病幹細胞…………………… 104
発現プロファイル……………… 227
バッチエフェクト……………… **176**
ヒストンアセチル化酵素……… 101
ヒストン脱アセチル化酵素…… 102
ヒストン脱メチル化酵素……… 102
ヒストンメチル化酵素………… 101
ヒストンユビキチン化酵素…… 101
非相同末端結合………………… 95
ビッグデータ…………………… 202

ヒトゲノム・遺伝子解析研究に
関する倫理指針………… 141, 154
人を対象とする医学系研究に
関する倫理指針…………… 141
非負値行列因子分解……………… 50
秘密計算………………………… 156
費用研究…………………………… 56
費用対効果分析…………………… 56
病的バリアント………… **135**, 138
病理診断…………………………… 26
病理標本評価…………………… 161
ピロリ菌…………………… 73, 75
フィードバック機構……………… 78
不均一性………………………… 188
複製タイミング…………………… 52
プライバシー保護……………… 153
プラチナ製剤……………………… 96
分子イメージング………… 213, 214
分子動力学シミュレーション…… 34
分子標的治療……………………… 55
分子標的薬…………… 229, 231
分子病理学……………… 25, 28
ヘパラン硫酸…………………… 183
ヘルスケア………………………… 48
変異アレル頻度………………… 162
変異シグネチャー………………… 48
ポリコーム抑制複合体………… 104
ホルマリン固定パラフィン包埋
………………………………… 159

ま・や

マイクロ・コスティング………… 56
マイクロホモロジー媒介末端結合
………………………………… 95
マウスホスピタル……………… 225
マウスモデル…………………… 224
マクロファージ活性化症候群… 129
マルチオミクス………………… 117
マルチプレックス遺伝子パネル［検査］
…………………… 11, 55
メチル化…………… 168, 169, 172
メチル化DNA ………………… 172
免疫系細胞………………………… 15
免疫ゲノム解析………………… **179**
免疫細胞………………………… 115

索引

免疫チェックポイント…76, 121, 124
免疫チェックポイント機構………15
免疫チェックポイント阻害剤…115
免疫チェックポイント阻害薬
　…………………………121, 123
免疫療法……………………115
モダリティ……………213, 214
薬剤イメージング……………214
融合遺伝子……101, 184, 185, 186
ユビキチン・プロテアソーム系…107
要配慮個人情報………………142

ら・わ

ライブラリー作製………………161
リキッドバイオプシー…17, **22**, **188**
硫酸化グリコサミノグリカン…183
硫酸化糖鎖……………………183
領域欠損………………………184
量子コンピューター……………208
臨床シークエンス………194, 196
臨床的解釈付け…………………36
類似症例の検索…………………157
レジストリーデータベース………12
レパトア…………………………**179**
ワールブルグ効果………………**115**

欧　文

A・B

Abl ………………………………76
actionable 変異…………………30
ACVR1 …………………………70
AI ………………………………17
Akt ……………………………86
Akt 阻害剤………………………89
ALK-2 …………………………70
ALK 阻害薬……………………62
ALK 融合遺伝子………………62
B2M ……………………………123
batch effect …………………**176**
betaglycan ……………………70
BMP ……………………………67
bortezomib ……………………108
BRACAnalysis 診断システム……97

BRAF non-V600 変異……………79
BRCA ……………………………91
BRCA1・2 ………………………93
BRCA の遺伝学的検査…………98
BRCA Challenge ………………236
BRD4 ……………………………102

C・D

CagA ……………………73, 76
CAR ……………………………127
carfilzomib ……………………108
CAR-T 細胞療法 ………………127
C-CAT …………………………12
CDR (complementarity
　determining Region) 領域…**182**
cfDNA …………22, 188, 189, 191
Chromium ……………………174
cisCall …………………………197
cisInter …………………………198
ClinGen …………………………37
ClinVar ……………………37, 202
CLIPTAC ………………………111
COSMIC …………………37, 202
CRISPR スクリーニング ………82
CRS………………………………129
CSC………………131, 133, 134
ctDNA ……………189, 190, 191
CTLA-4 …………………………124
dbTMM ………………………156
DNA 一本鎖切断 ………………92
DNA 損傷応答 …………………92
DNA 損傷修復機能 ……………92
DNA 二本鎖切断 ……………92, 94
DNA メチル化 …………168, 169
DNA メチル基転移酵素 ………103
DNMTs …………………………103

E～G

EGFR ……………………………14
EGFR チロシンキナーゼ阻害薬…62
EGFR 変異………………………62
EGFR-TKI ……………………62
EMT …………68, 131, 132, 133, 134
Erk MAP キナーゼ ……………74
ETL………………………………166

EZH2 ……………………………70
Ezh2 ……………………………104
FFPE …………………………159
FFPE 検体 ……………………161
FFPE 試料 ……………………32
field cancerization ……………172
Foundation Medicine …194, 195
fresolimumab (GC1008) ………71
GA4GH ………………156, 237
galunisertib (LY2157299) ………71
GAP ……………………………74
GARP …………………………**72**
GDA ……………………………**224**
GDC ……………………………236
GEMM …………………………**224**
Genomon ………………………203
genotype-phenotype 相関……226
GINA ……………………………155
GI-SCREEN-Japan………………232
GPU ……………………………208

H・I

HBOC …………………………45, 93
hereditary breast and ovarian
　cancer………………………93
heterogeneity …………64, **188**, 191
Hi-C 法 ………………………187
Hippo 経路 …………………**75**
HLA ……………………………123
HRD (homologous recombination
　deficiency) score ……………**97**
Human Cell Atlas コンソーシアム
　……………………………177
ICER ……………………………56
ICGC-ARGO ……………………236
ICGC/TCGA ……………………235
IDH…………………168, 169, 170
imputation ……………………176
incidental findings ……………16
IF ………………………………16
INPP4B …………………………86
InSiGHT …………………………236
in vivo イメージング ……212, 213
ISO-Seq ………………………185

L〜N

LC–SCRUM–Japan ⋯⋯⋯⋯ 232
LGR5⁺幹細胞 ⋯⋯⋯⋯⋯ **222**
liquid biopsy ⋯⋯⋯⋯⋯⋯ **64**
LKB1 ⋯⋯⋯⋯⋯⋯⋯⋯ 86
Lynch症候群 ⋯⋯⋯ 69, 172, 173
M7824 ⋯⋯⋯⋯⋯⋯⋯⋯ 72
MANO法 ⋯⋯⋯⋯⋯⋯ 43, 44
MAPKシグナル ⋯⋯⋯⋯⋯ 78
MET ⋯⋯⋯⋯⋯ 132, 133, 134
MGeND ⋯⋯⋯⋯⋯⋯ 37, 237
MLH1 ⋯⋯⋯⋯⋯⋯ 172, 173
MLN4924 ⋯⋯⋯⋯⋯⋯ 109
MSK–IMPACT ⋯⋯⋯⋯ 195, 196
mTOR ⋯⋯⋯⋯⋯⋯⋯⋯ 86
mTOR阻害剤 ⋯⋯⋯⋯⋯⋯ 89
multigene panel検査 ⋯⋯ 136, 139
Mutographs of Cancer ⋯⋯⋯⋯ 53
NCCオンコパネル ⋯ 22, 31, 32, 59
NCC oncopanel ⋯⋯⋯⋯⋯ 196
NGS ⋯⋯⋯⋯⋯ 11, 17, 159
Noonan症候群 ⋯⋯⋯⋯⋯⋯ 75

O〜Q

Olaparib ⋯⋯⋯⋯⋯⋯ 91, 96
OncoKB ⋯⋯⋯⋯⋯⋯⋯⋯ 37
one–carbon代謝 ⋯⋯⋯⋯ **115**
on–target off–tumor toxicity⋯ 129
Oxford Nanopore Technologies
⋯⋯⋯⋯⋯⋯⋯⋯⋯⋯⋯ 185
Pacific Biosciences⋯⋯⋯⋯⋯ 185
Pan–Cancer Atlasプロジェクト
⋯⋯⋯⋯⋯⋯⋯⋯⋯ 42, 43
Pan–PI3K阻害剤 ⋯⋯⋯⋯⋯ 87
Pan–PI3K・mTOR二重阻害剤 ⋯ 87
paradoxical activation ⋯⋯⋯ 79
Parafibromin ⋯⋯⋯⋯⋯⋯ 75
PARP修復酵素活性 ⋯⋯⋯⋯ 95

PARP阻害剤 ⋯⋯⋯⋯⋯⋯ 91
PARP trapping ⋯⋯⋯⋯⋯⋯ 95
PCAWG ⋯⋯⋯⋯⋯⋯⋯ 235
PD–1 ⋯⋯⋯⋯ 73, 76, 124
PD–L1 ⋯⋯⋯⋯⋯⋯⋯ 122
PDX ⋯⋯⋯⋯⋯ 105, **224**
PDXモデル ⋯⋯⋯⋯⋯⋯ **213**
PETイメージング ⋯⋯⋯⋯ 213
PI3K ⋯⋯⋯⋯⋯⋯⋯⋯ 84
PRC⋯⋯⋯⋯⋯⋯⋯⋯⋯ 104
precision cancer medicine ⋯⋯ 30
Precision Medicine⋯⋯⋯ 11, 181
private clone ⋯⋯⋯⋯⋯⋯ 182
PRL3 ⋯⋯⋯⋯⋯⋯⋯⋯ 77
PROTAC ⋯⋯⋯⋯⋯⋯⋯ 111
PTEN ⋯⋯⋯⋯⋯⋯⋯⋯ 85
PTP4A3 ⋯⋯⋯⋯⋯⋯⋯ 77
PTPN11 ⋯⋯⋯⋯⋯⋯⋯ 73
public clone ⋯⋯⋯⋯⋯⋯ 182
PubMed⋯⋯⋯⋯⋯⋯⋯ 202
QALY ⋯⋯⋯⋯⋯⋯⋯⋯ 58

R・S

Ras ⋯⋯⋯⋯⋯⋯⋯⋯⋯ 74
RDF ⋯⋯⋯⋯⋯⋯⋯⋯ 39
re–biopsy ⋯⋯⋯⋯⋯⋯⋯ 64
Repertiore⋯⋯⋯⋯⋯⋯⋯ **179**
replication asymmetry ⋯⋯⋯ 51
Resource Description Framework
⋯⋯⋯⋯⋯⋯⋯⋯⋯⋯⋯ 39
RNA–Seq ⋯⋯⋯⋯⋯⋯ 184
*ROS1*融合遺伝子 ⋯⋯⋯⋯ 63
SCRUM–Japan⋯⋯⋯⋯ 231, 232
secondary finding ⋯⋯⋯ 16, 97
SF ⋯⋯⋯⋯⋯⋯⋯⋯⋯ 16
SH2ドメイン ⋯⋯⋯⋯⋯ **74**
SHM ⋯⋯⋯⋯⋯⋯⋯⋯ **180**
SHP099 ⋯⋯⋯⋯⋯⋯⋯ 76

SHP2 ⋯⋯⋯⋯⋯⋯⋯⋯ 73
Smad ⋯⋯⋯⋯⋯⋯⋯⋯ 68
SMAD4 ⋯⋯⋯⋯⋯⋯⋯ 69
SMRTシークエンシング⋯⋯⋯ 185
somatic hypermutation ⋯⋯ **180**
SOS⋯⋯⋯⋯⋯⋯⋯⋯⋯ 74
Sprouty ⋯⋯⋯⋯⋯⋯⋯ 74
Src ⋯⋯⋯⋯⋯⋯⋯⋯⋯ 76

T・U

T790M変異 ⋯⋯⋯⋯⋯⋯ 63
T細胞リンパ腫 ⋯⋯⋯⋯⋯ 124
TβRI ⋯⋯⋯⋯⋯⋯⋯⋯ **68**
TβRII ⋯⋯⋯⋯⋯⋯⋯ 68, 69
TET ⋯⋯⋯⋯⋯⋯⋯⋯ 103
TEW–7197 ⋯⋯⋯⋯⋯⋯ 71
TGF–β ⋯⋯⋯⋯⋯⋯⋯ 67
TGF–βI型受容体 ⋯⋯⋯⋯ **68**
thalidomide ⋯⋯⋯⋯⋯⋯ 111
The 21st Century Cures Act ⋯ 204
TIL ⋯⋯⋯⋯⋯⋯⋯⋯⋯ 127
TOP–GEAR ⋯⋯⋯⋯ 196, 197
TOP–GEAR 1 ⋯⋯⋯⋯⋯ 195
TOP–GEAR 2 ⋯⋯⋯⋯⋯ 198
transcriptional asymmetry ⋯⋯ 51
ubiquitin–proteasome system⋯ 107
UPS⋯⋯⋯⋯⋯⋯⋯⋯⋯ 107

V〜Y

VAF⋯⋯⋯⋯⋯⋯⋯⋯⋯ 162
variants of uncertain significance
⋯⋯⋯⋯⋯⋯⋯⋯⋯⋯⋯ **139**
VICC ⋯⋯⋯⋯⋯⋯⋯⋯ 236
VUS ⋯⋯⋯ 23, 41, 42, 46, **139**
Watson ⋯⋯⋯⋯⋯⋯⋯ 203
Watson for Genomics ⋯⋯⋯ 203
whole slide image ⋯⋯⋯⋯ 209
xenograft ⋯⋯⋯⋯⋯⋯ **221**
YAP/TAZ ⋯⋯⋯⋯⋯⋯⋯ 75

索引

◆ 監修者プロフィール

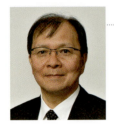

中釜 斉（なかがま ひとし）

1982年，東京大学医学部卒業．'90年，同第三内科助手．'91年より米マサチューセッツ工科大学がん研究センター・研究員（指導教官 Prof. David Housman）．'95年，以降国立がんセンター研究所発がん研究部室長，生化学部長，副所長，所長を歴任し，2016年4月より国立がん研究センター理事長・総長．ヒト発がんの環境要因および遺伝的要因の解析とその分子機構に関する研究に従事してきた．分子腫瘍学，がんゲノム，環境発がんが専門．

◆ 編者プロフィール

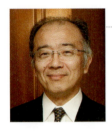

油谷浩幸（あぶらたに ひろゆき）

1980年，東京大学医学部卒業．東京大学第三内科助手を経て，'88年，マサチューセッツ工科大学がん研究センターに留学し，分子遺伝学の研究を行う．'94年より第三内科助手，'99年，東京大学先端科学技術研究センター助教授としてゲノムサイエンス研究室を開設し，2001年より同教授．ゲノム技術を用いたゲノム多様性，エピゲノムの解析を通して生命現象の解明をめざしている．

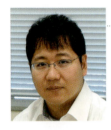

石川俊平（いしかわ しゅんぺい）

2000年東京大学医学部卒業．東京大学先端科学技術研究センターゲノムサイエンス部門特任助手，東京大学大学院医学系研究科人体病理学・病理診断学分野助教および准教授を経て，'13年より現職．専門はゲノム科学・病理診断学・バイオインフォマティクス．

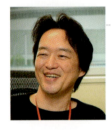

竹内賢吾（たけうち けんご）

1996年東京大学医学部卒業．2000年に大学院博士課程修了，助手を経て，'04年に癌研究会癌研究所（現・がん研究会がん研究所）病理部研究員となり，'18年より部長．病理専門医として病理診断一般を，血液病理医としてリンパ腫症例コンサルティングを担当．新疾患 lymphomatoid gastropathy を発見．固形がんでは，ALK肺癌のコンパニオン診断薬を開発し保険承認を得た．その他，*KIF5B-RET*融合遺伝子をはじめ約30種の融合遺伝子を新規同定している．

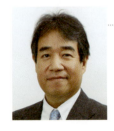

間野博行（まの ひろゆき）

1984年東京大学医学部医学科を卒業．東京大学医学部第三内科助手，自治医科大学ゲノム機能研究部教授等を経て，2013年より東京大学大学院医学系研究科細胞情報学分野教授，'16年より国立がん研究センター研究所所長 兼 がんゲノム情報管理センター長．紫綬褒章，慶應医学賞，武田医学賞等受賞多数．最新のゲノミクスと機能スクリーニングを統合したアプローチによる発がん原因の解明を行うとともに，クリニカルシークエンス技術の開発も行っている．

実験医学　Vol.36　No.15（増刊）

動き始めた がんゲノム医療
深化と普及のための基礎研究課題

監修／中釜　斉　編集／油谷浩幸，石川俊平，竹内賢吾，間野博行

実験医学 増刊

Vol. 36　No. 15　2018〔通巻623号〕
2018年9月15日発行　第36巻　第15号
ISBN978-4-7581-0373-2
定価　本体5,400円＋税（送料実費別途）

年間購読料
　24,000円（通常号12冊，送料弊社負担）
　67,200円（通常号12冊，増刊8冊，送料弊社負担）
郵便振替　00130-3-38674

© YODOSHA CO., LTD. 2018
　Printed in Japan

発行人　　　一戸裕子
発行所　　　株式会社　羊　土　社
　　　　　　〒101-0052
　　　　　　東京都千代田区神田小川町2-5-1
　　　　　　TEL　　03（5282）1211
　　　　　　FAX　　03（5282）1212
　　　　　　E-mail　eigyo@yodosha.co.jp
　　　　　　URL　　www.yodosha.co.jp/
印刷所　　　株式会社　平河工業社
広告取扱　　株式会社　エー・イー企画
　　　　　　TEL　　03（3230）2744㈹
　　　　　　URL　　http://www.aeplan.co.jp/

本誌に掲載する著作物の複製権・上映権・譲渡権・公衆送信権（送信可能化権を含む）は（株）羊土社が保有します．
本誌を無断で複製する行為（コピー，スキャン，デジタルデータ化など）は，著作権法上での限られた例外（「私的使用のための複製」など）を除き
禁じられています．研究活動，診療を含み業務上使用する目的で上記の行為を行うことは大学，病院，企業などにおける内部的な利用であっても，
私的使用には該当せず，違法です．また私的使用のためであっても，代行業者等の第三者に依頼して上記の行為を行うことは違法となります．

JCOPY ＜（社）出版者著作権管理機構　委託出版物＞
本誌の無断複写は著作権法上での例外を除き禁じられています．複写される場合は，そのつど事前に，（社）出版者著作権管理機構（TEL 03-3513-
6969，FAX 03-3513-6979，e-mail：info@jcopy.or.jp）の許諾を得てください．

アメリエフ株式会社

がんゲノム医療を支えるデータサイエンス

埼玉県立がんセンター　腫瘍診断・予防科　赤木 究 博士
アメリエフ株式会社　代表取締役　山口 昌雄 氏
アメリエフ株式会社　取締役 CTO　三澤 拓真 氏

同じ臓器から発症したがんでも、個々のがんで遺伝子の変化が異なることが明らかになり、遺伝情報であるゲノムの検査結果を診断や治療に利用する「がんゲノム医療」に注目が集まっている。背景には、特定の分子を調節する分子標的薬や抗体医薬が続々と登場し、ゲノム情報がその選択のための重要なバイオマーカーとなるためである。しかしながら、臨床的にエビデンスのあるゲノム情報は全く不足しており、今後はゲノム情報、診療情報を収集・統合し、それらの情報を利活用することが望まれる。このようながんゲノム医療時代を迎えるにあたり、遺伝子の疫学的・機能的情報、データマイニング、患者の個人情報管理など、倫理的にも技術的にも多くの課題を解決していかなければならない。アメリエフ株式会社の経営陣 2 人が、がんゲノム医療開発プロジェクトに携わる埼玉県立がんセンター　腫瘍診断・予防科の赤木 究 博士と対談し、意見交換を行った。

がんゲノム医療で必要な遺伝子情報とは？

山口　最初に、埼玉県立がんセンターにおけるがんゲノム医療の取り組みについての概略を伺えますか？

赤木　一言でいえば、ゲノム情報を治療戦略に生かすことです。はじめは肺がんや大腸がんの体細胞遺伝子変異のタイプから各種分子標的治療薬の効果予測をしていましたが、近年では、体細胞だけでなく生殖細胞系列の遺伝子変化から治療効果を予測するような分子標的治療薬も出現してまいりました。そのため現在では、体細胞レベルのみならず生殖細胞系列レベルの遺伝子変化も調べています。しかし個々でできることには限界があるので、調べた遺伝子の情報を社会で共有する取り組みも行っています。
例えば、最近注目されているがん免疫療法とも深くかかわる遺伝性腫瘍症候群の1つであるリンチ症候群に関しては、遺伝子解析データを多くの施設と協力して収集し、日本人のデータベース構築を試みております。こうしたデータベースが整備されることが、がん診療を円滑に進める上で大変重要になってきます。
また、最近承認されました PARP 阻害薬の適応判定には、遺伝性乳がん卵巣がん症候群の遺伝子診断を行うことになり、BRCA1/2 遺伝子のバリアントに関する充実したデータベースが診療上必要です。こうしたことも含め、当施設におけるがんゲノム診療体制整備にも取り組んでおります。

三澤　アメリエフ社では、がんゲノム医療情報の収集・蓄積・利活用が重要と考え、情報の利活用にフォーカスした AmeliCure（アメリキュア）［図 1］を 2015 年より開発し、5 箇所の医療機関に導入させていただきました。
使用する遺伝子検査パネルも様々で、膨大な遺伝子情報が得られるため、医療機関によってニーズが多様です。

多様化する遺伝情報にどう対応すべき？

山口　高価にはなりますが、数百個の遺伝子を調べるパネル検査や全遺伝情報を調べる全ゲノム解析（以下 WGS）でゲノム変異情報を調べるという手段もあると思うのですが、ご検討はされていますか？

赤木　確かに、次世代シーケンサーを使えば膨大な遺伝情報が得られますが、現在、実臨床で利用できる遺伝子は 限られています。そのため、私たちは、量より質を大事にしています。調べる遺伝子の数が絞り込まれているため、レポートされているバリアントは合理的で正しいか、情報が足りているか、見落としがないかを直接自分たちの目で検証するようにしています。一度にたくさんの遺伝子をみると、見落としてしまうリスクが増えることをむしろ懸念しています。時間と費用対効果を考え、具体的には保険適応の薬剤を念頭に遺伝子数を絞り、後から知りたいゲノム情報が出てきた場合は、研究目的として追加で調べることを考えています。その際には WGS もありうるかと思います。
今はまだ、バリアントと薬の感受性・副作用との相関に関するエビデンスとなる知見を集めなくてはならない段階です。頻度の少ない遺伝子バリアントの情報を得るためには、世界規模で情報を蓄積し、共有をはかる必要があります。

山口　情報の集約という点では、やはり国が主導すべきとお考えですか？

赤木　診療に利用するわけですから、十分な情報量があり、継続性のあるしっかりとしたデータベースでなければいけませんので、国が主導すべきでしょう。現状では、国立がん研究センター内に「がんゲノム情報管理センター」が開設され、がんゲノム医療中核拠点病院を中心に情報共有が進められると聞いています。中核拠点や連携病院以外の医療機関においても、アノテーションやフォーマットの統一が重要だと思います。

山口　がんゲノム医療を推進するためには、DNA の配列情報だけでなく、RNA やタンパク質など多様な情報も必要になっていくのでしょうか。

赤木　はい、DNA レベルでは判定できない場合もあります。ゲノム上のバリアントが発現やスプライシングにどう影響しているのかは、実際に RNA を調べないとわかりません。もちろん DNA の配列から予測することは可能ですが、診療に用いる情報ですので、可能な限り検証する必要があると思います。実際、私たちはエクソン内の 1 塩基置換がスプライシングの異常を起こしているケースを複数見出しており、これは RNA と DNA を同時に解析し、評価しない限り見つけることはできなかったと思われます。

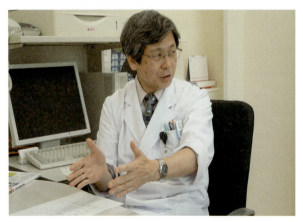

[図1] AmeliCure とは

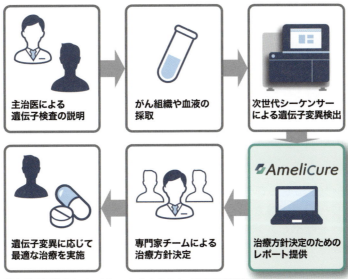

遺伝子変異情報を AmeliCure に入力すると、臨床研究や薬剤・治験データベース、さらに、腫瘍専門医向けデータベースと照合されます。照合結果は、生命情報学の専門家によるキュレーションを経て、報告書として出力されます。

山口 DNA と RNA の配列情報から高精度に遺伝子変異やスプライシング異常を予測・同定する解析パイプラインの開発は、2017 年より共同研究で進めているテーマですね。

データサイエンスに求められることとは？

山口 がんゲノム医療を進め、新しい医療の形として発展させて行くにはどのような課題があると考えていらっしゃいますか？

赤木 今後、人工知能を用いた予測などを考えると、大量のゲノム情報を解析・収集することよりも、数は少なくても、より正確で詳細な質の高い情報を多く集めることに重きを置くべきではないかと考えます。従って、現段階では遺伝子パネル検査においても数よりも質の高さを求めるべきではないかと思います。また、解析にかかる費用を考えると、「本当に患者さんのためになっているのか」を考える必要がありますね。本当に使える情報を創出するために、情報解析を担当してくれる研究機関や受託会社などが医療機関と連携を取りやすい体制を整備すべきかと思います。

三澤 今後は、レポート機能だけでなく、データ蓄積と分析の機能を実装していきたいと考えています。AmeliCure でアノテーションされる情報は常に最新のデータベースを参照するようにしていますが、海外での症例に基づくデータベースが大半で、日本人のエビデンスとしては弱いのが現状です。医療機関ごとに過去のがん患者さんの情報が蓄積され、分析されることで日本人としてのがんゲノム医療情報や治療情報が蓄積され、より精度の高い診断や治療に結びつけることができればと考えています。

赤木 複雑化する情報を有機的に結びつけて患者さんのための医療を提供するためにも、いろいろな立場の専門家が集まって議論する必要がありますし、情報共有のための全国的なコミュニティーを形成する必要があると思います。そのような活動に対して、産官学の共同研究を国としても後押ししていただきたいですね。

山口 ありがとうございました。

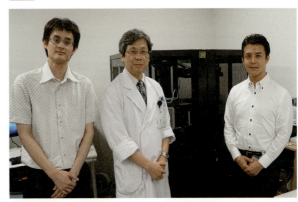

左から三澤氏、赤木博士、山口氏

【プロフィール】
- 埼玉県立がんセンター 腫瘍診断・予防科 赤木 究 博士
  1986 年、宮崎医科大学医学部卒業。熊本大学第二内科を経て、92 年熊本大学大学院医学研究科修了。専門は遺伝子診断学、腫瘍遺伝学、分子腫瘍学。日本家族性腫瘍学会評議員、臨床遺伝専門医・指導医、臨床検査管理医。
- 代表取締役社長 CEO 山口 昌雄
  大学では生化学を専攻し、バイオインフォマティクス業界へ。趣味は読書とドライブ。解析システムの構築を得意とする。2000 年 理化学研究所 遺伝子多型研究センター 入所、その後 2004 年〜2006 年 パリ第 6 大学 留学、創薬ベンチャー企業を経て、2009 年アメリエフ設立。
- 取締役 CTO 三澤 拓真
  2013 年私立北里大学医療衛生学部を卒業ならびに臨床検査技師の資格を取得。横浜市立大学生命医科学研究科博士後期課程に進学。筆頭著者の研究論文が 3 報受理。退学後、アメリエフに入社。2018 年 7 月ゲノム医療の発展に貢献するため取締役 CTO に就任。

お問い合わせ先　アメリエフ株式会社
〒108-0014　東京都港区芝 4-12-2 クロスサイド田町ビル 6 階
TEL：03-6459-4508　FAX：03-6459-4506　URL：http://amelieff.jp/

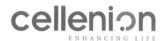

シングルセル分注システム
cellenONE

CellenONEは、シングルセルを分注する高精度ディスペンサーです。ガラスキャピラリーの光学像から細胞を高速に検出し、ピエゾディスペンサーよってシングルセルだけを吐出し、非接触で分注します。シングルセルの正確性・極少量の吐出液量・低侵襲な分注による高リカバリー率が特長です。

コロニー・組織
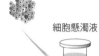

細胞懸濁液

シングルセル全自動分注
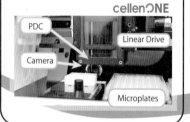
PDC / Linear Drive / Camera / Microplates

単離シングルセル
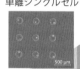
500 μm

RNA-Seq
PCR
mAb
Screening
…

- キャピラリー内の光学像で高速画像解析
- 直径・真円度・伸長度で細胞を指定可能
- 複数の細胞やデブリを確実に排除
- 吐出した細胞の画像をすべて自動保存可能

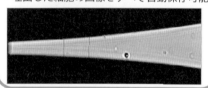

- 直径2〜45μmの単一粒子に対応
  ⇨多様な細胞種やスフェロイド
  ⇨抗体ビーズや固相合成ビーズ

- 高精度ピエゾディスペンサー
- 液滴を非接触でウェル分注
- 数100pLの超微量な液滴
  ⇨反応試薬の大幅な削減
- 細胞に低侵襲な吐出

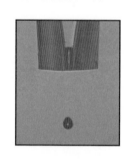

- あらゆるフォーマットに分注
  ⇨PCRチューブ
  ⇨96/384/1536プレート
  ⇨Siチップ上の微小ウェル

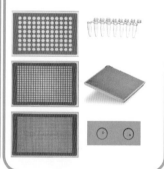

弊社ラボにて実機によるデモンストレーションを実施中です。お気軽にご相談ください。

cellenion 日本販売総代理店

Quantum Design Japan
日本カンタム・デザイン株式会社

〒171-0042 東京都豊島区高松 1-11-16 西池袋フジタビル 2F
TEL : 03-5964-6620　　FAX : 03-5964-6621
info@qd-japan.com　　http://www.qd-japan.com/